LARINGOLOGIA PEDIÁTRICA

LARINGOLOGIA PEDIÁTRICA

HENRIQUE OLIVAL COSTA

Otorrinolaringologista, Cirurgião de Cabeça e Pescoço.
Doutor em Otorrinolaringologia pela Faculdade de Medicina da Universidade de São Paulo.
Professor Assistente do Departamento de Otorrinolaringologia da Santa Casa de São Paulo.
Professor Assistente Doutor do Programa de Pós-graduação em Fonoaudiologia da Pontifícia Universidade Católica de São Paulo.
Professor do Curso de Especialização em Voz das Faculdades São Camilo.
Responsável pelo Setor de Laringe do Departamento de Otorrinolaringologia da Santa Casa de São Paulo.

ANDRÉ DE CAMPOS DUPRAT

Otorrinolaringologista.
Professor Instrutor do Departamento de Otorrinolaringologia da Santa Casa de São Paulo.
Mestre em Otorrinolaringologia pela Santa Casa de São Paulo.
Doutorando em ORL pela Santa Casa de São Paulo.

CLAUDIA ALESSANDRA ECKLEY

Otorrinolaringologista.
Professora Instrutora do Departamento de Otorrinolaringologia da Santa Casa de São Paulo.
Mestre em Otorrinolaringologia pela Santa Casa de São Paulo.
Doutoranda em ORL pela Santa Casa de São Paulo.
Responsável pelo Setor de ORL do Hospital São Luiz Gonzaga – Santa Casa – São Paulo.

ROCA

ISBN: 85-7241-277-8

Dados Internacionais de Catalogação na Publicação (CIP)
(Câmara Brasileira do Livro, SP, Brasil)

Costa, Henrique Olival
Laringologia pediátrica / Henrique Olival Costa, André de Campos Duprat, Claudia Alessandra Eckley. – São Paulo : Roca, 1999.

Bibliografia.
ISBN 85-7241-277-8

1. Otorrinolaringologia pediátrica I. Duprat, André de Campos. II. Eckley, Claudia Alessandra. III. Título.

CDD-618.9222
98-5307 NLM-WV 100

Índices para catálogo sistemático:

1. Laringologia pediátrica : Medicina 618.9222

1999

Todos os direitos para a língua portuguesa são reservados pela

EDITORA ROCA LTDA.
Rua Dr. Cesário Mota Jr., 73
CEP 01221-020 – São Paulo – SP
Tel.: (011) 221-8609 – FAX: (011) 220-8653
e-mail: edroca@uol.com.br

Impresso no Brasil
Printed in Brazil

Prefácio

A Santa Casa de Misericórdia de São Paulo é uma instituição filantrópica de quase 5 séculos e sólida tradição de assistência e ensino voltados à saúde. Nesse ambiente, abriga a Faculdade de Ciências Médicas da Santa Casa de São Paulo, onde graduaram-se médicos o Prof. Dr. Henrique Olival Costa e um expressivo número dos demais colaboradores deste livro. Abriga também o Departamento de Otorrinolaringologia, onde a maioria dos autores e colaboradores adquiriram formação e experiência em Otorrinolaringologia ou Fonoaudiologia.

A Santa Casa tem sido, nos últimos anos, a recordista em atendimentos ambulatoriais e em cirurgias realizadas aos pacientes do Sistema Único de Saúde (SUS) de nosso país. Isto dá uma dimensão dos inúmeros doentes que a ela recorrem diariamente e a conseqüente experiência gerada nos profissionais que a eles atendem, principalmente nos que participam de grupos bem organizados cientificamente, onde há melhores possibilidades de se manter e aproveitar os ensinamentos fornecidos.

Pois bem, graças à capacidade gerencial do Prof. Dr. Otacilio Lopes Filho, diretor então do Departamento de Otorrinolaringologia, e por uma série de felizes coincidências, veio o Dr. Henrique, em 1993, a ser contratado para assumir o comando dos atendimentos do Grupo de Laringologia que já vinha se formando por preciosa iniciativa do Prof. Dr. Lídio Granato e com a inestimável e voluntária colaboração do Prof. Dr. Osíris de Oliveira Camponês do Brasil.

O Dr. Henrique, com dedicação diária para tal, com seu cunho pessoal e suas qualidades de empreendedor entusiasmado, inovador irrequieto, ótimo pesquisador e professor, atraiu, incentivou e cativou um grande número de médicos e fonoaudiólogos e os têm liderado no Setor de Laringologia do departamento.

Os Drs. André de Campos Duprat e Cláudia Alessandra Eckley, co-autores do livro, são ex-residentes e atuais doutorandos do Departamento de Otorrinolaringologia da Santa Casa, muito devendo de sua formação em Laringologia ao Dr. Henrique. Destacam-se pela integridade na atuação profissional em todos os seus sentidos e vêm desenvolvendo com brilhantismo suas carreiras. Já haviam participado como colaboradores do livro "Voz Cantada", recentemente lançado, de autoria do Dr. Henrique e da fonoaudióloga Dra. Marta Assumpção de Andrada e Silva. A co-autora, agora, é mais uma prova de consolidação na especialidade.

Os colaboradores, também autores ou co-autores de excelentes capítulos, demonstraram porque mereceram tal incumbência. A maior parte deles também pertence ao Departamento de Otorrinolaringologia da Santa Casa, onde formam um grupo bastante coeso, dedicado ao estudo da Laringologia. Como conseqüência, tem sido tremendamente produtivo, gerando, além da diferenciada assistência aos pacientes, incessantes publicações de trabalhos científicos de ótima qualidade. E este livro é, a meu ver, o ponto mais alto até agora alcançado em tais publicações. Não se encontra similar na área de Laringologia Pediátrica em nosso país e talvez seja, cronologicamente, o segundo do mundo a ser editado nessa especialidade. Por ser inovador, ocupa uma lacuna, é completo e preciso, mostra experiência e, ao mesmo tempo, lança os co-autores e a maioria dos colaboradores.

Por tudo isto, tenho a satisfação e a honra de apresentar e recomendar este livro que torna-se uma fundamental fonte de aprendizado para estudantes e profissionais que tenham interesse na Laringologia Pediátrica.

PROF. DR. CARLOS ALBERTO HERRERIAS DE CAMPOS

Apresentação

O livro Laringologia Pediátrica é uma realização do Setor de Laringologia do Departamento de Otorrinolaringologia da Santa Casa de São Paulo. Vem a ser a concretização de um velho sonho, pois representa a transposição para o papel do trabalho desenvolvido em nosso ambulatório de laringe, onde trabalham médicos, residentes, fonoaudiólogos, especializandos em voz e pós-graduandos em Otorrinolaringologia da Santa Casa. Devido à própria característica de atendimento de nosso Hospital, com um grande volume de pacientes da faixa etária entre o primeiro e décimo ano de vida, temos tido a oportunidade de vivenciar um ambulatório com uma enorme riqueza de entidades nosológicas.

Na procura de esclarecimento de dúvidas surgidas na prática diária, percebemos que havia uma lacuna na literatura nacional quanto a livros sobre o assunto específico da laringologia para esta faixa etária. Daí, não foi difícil decidirmos por iniciar esta tarefa bastante ousada de, com um esforço coletivo de revisão bibliográfica associada a nosso próprio entendimento dos assuntos relacionados à laringe, elaborar esta obra que tem nos deixado bastante satisfeitos e esperamos ser de utilidade tanto para o Otorrinolaringologista quanto para o Fonoaudiólogo e Pediatra.

Procuramos incorporar ao texto os assuntos mais variados, de matérias básicas como embriologia, anatomia, anatomia comparada e fisiologia da laringe, até problemas práticos como infecções, estenoses, alterações funcionais, refluxo gastroesofágico, deglutição e seus distúrbios, distúrbios hormonais, alterações congênitas, paralisias e tumores.

Os autores são todos médicos e fonoaudiólogos relacionados com nosso ambulatório, com algumas exceções que se fizeram necessárias, seja pela maior experiência que estes convidados tinham no assunto, como também pela grande afinidade que os unia ao departamento.

Entendemos que esta obra é bastante abrangente e que, com o grande número de figuras, esquemas e quadros utilizados, tenhamos conseguido atingir o objetivo de ajudar a sanar as possíveis dúvidas e lacunas existentes no atendimento ao paciente infantil, mas sabemos que não é e nem pode ser um trabalho definitivo. Com o desenvolvimento das fibras ópticas e do material de videofilmagem, além do surgimento de diversas novas técnicas de avaliação das funções laríngeas como laboratórios computadorizados de voz e deglutição, muitos dos conceitos que carregávamos conosco como verdades imutáveis têm se desintegrado com um piscar de olhos e acreditamos que, com o interesse renovado no estudo das matérias infantis dentro da Otorrinolaringologia e Fonoaudiologia, muito vai ser acrescentado e modificado. Fica, portanto, aqui uma sugestão e uma promessa de mais e mais estudarmos e publicarmos na área que, além de empolgante, é fonte de imenso aprendizado das funções laríngeas em todas as idades.

HENRIQUE OLIVAL COSTA
CLAUDIA ALESSANDRA ECKLEY
ANDRÉ DE CAMPOS DUPRAT

Agradecimentos

Agradeço a todos os colegas que estiveram ao nosso lado durante estes anos de aprendizado na Área da Laringologia e à Santa Casa de São Paulo pela carinhosa acolhida após o pequeno período que estive afastado.

Agradeço especialmente ao Prof. Dr. José Eugênio de Rezende Barbosa, pelo exemplo sempre presente de como atuar com dignidade e com imensa humanidade.

Agradeço ao Prof. Dr. Otacilio Lopes Filho pela confiança depositada e por oferecer todas as condições necessárias para a consolidação do Setor de Laringe no Departamento de ORL da Santa Casa.

Agradeço ao Prof. Dr. Osíris de Oliveira Camponês do Brasil pela paciente tutoria ministrada em todos estes anos de trabalho conjunto.

Agradeço à Profª Drª Vera Cardim pelo gentil empréstimo de material no capítulo sobre Insuficiência Velofaríngea e pelas sugestões sempre lúcidas e sensatas oferecidas.

HENRIQUE OLIVAL COSTA

Colaboradores

Alcione Ramos Campiotto
Mestre em Fonoaudiologia pela Pontifícia Universidade Católica de São Paulo – Especialista em Voz pelo CFFa – Especialista em Motricidade Oral pelo CFFa.

Alessandro Ferre Fernandes
Otorrinolaringologista – Professor Instrutor do Departamento de ORL da Santa Casa de São Paulo – Mestrando em ORL pela Santa Casa de São Paulo.

Ana Paola Forte
Fonoaudióloga do Hospital Beneficiência Portuguesa com Curso de Aperfeiçoamento em Reabilitação Fonoaudiológica a Pacientes Oncológicos de Cabeça e Pescoço da Santa Casa de Misericórdia de São Paulo e com Curso de Especialização de Distúrbios da Comunicação Humana da UNIFESP.

Ana Paula Zarzur
Otorrinolaringologista – Instrutora do Serviço de Otorrinolaringologia do Hospital Benificiência Portuguesa.

Anael Marinho
Otorrinolaringologista – Voluntária no Ambulatório de Laringologia do Deparatamento de ORL da Santa Casa.

André de Campos Duprat
Otorrinolaringologista – Professor Instrutor do Departamento de Otorrinolaringologia da Santa Casa de São Paulo – Mestre em Otorrinolaringologia pela Santa Casa de São Paulo – Doutorando em ORL pela Santa Casa de São Paulo.

Bianca M. Liquidato
Otorrinolaringologista – Professora Instrutora e Mestranda em ORL do Departamento de ORL da Santa Casa de São Paulo.

Celina Siqueira Pereira
Otorrinolaringologista – Professora Instrutora do Departamento de Otorrinolaringologia da Santa Casa de São Paulo – Mestre em Otorrinolaringologia pela Santa Casa de São Paulo – Doutoranda em ORL pela Santa Casa de São Paulo.

Claudia Alessandra Eckley
Otorrinolaringologista – Professora Instrutora do Departamento de Otorrinolaringologia da Santa Casa de São Paulo – Mestre em Otorrinolaringologia pela Santa Casa de São Paulo – Doutoranda em ORL pela Santa Casa de São Paulo. Responsável pelo Setor de ORL do Hospital São Luiz Gonzaga – Santa Casa – SP.

Henrique Olival Costa
Otorrinolaringologista, Cirurgião de Cabeça e Pescoço – Doutor em ORL pela FMUSP – Professor Assistente do Departamento de ORL da Santa Casa de São Paulo – Professor Assistente Doutor do Programa de Pós-graduação em Fonoaudiologia da PUC-SP – Professor do Curso de Especialização em Voz das Faculdades São Camilo – Responsável pelo Setor de Laringe do Departamento de ORL da Santa Casa de São Paulo.

Herman Lind
Anestesista do Hospital Associação de Assistência à Criança Defeituosa (AACD).

José Speck Filho
Otorrinolaringologista – Preceptor de Ensino do Deparatamento de ORL do Hospital do Servidor Público Estadual – SP.

Leonardo da Silva
Otorrinolaringologista – Professor Instrutor do Departamento de Otorrinolaringologia da Santa Casa de São Paulo – Mestre em Otorrinolaringologia pela Santa Casa de São Paulo.

Lídia D'Agostino
Fonoaudióloga Responsável pelo Setor de Fonoaudiologia do Instituto de Cirurgia Plástica Santa Cruz – Especialista em Motricidade Oral pelo CFFa.

Liliane Pereira Machado
Especialização em Distúrbios da Comunicação Humana pela Universidade Federal de São Paulo da Escola Paulista de Medicina – Mestranda em Distúrbios da Comunicação Humana pela Universidade Federal de São Paulo da Escola Paulista de Medicina.

Luciane de Paula e Silva Freitas
Otorrinolaringologista – Professora Instrutora do Departamento de Otorrinolaringologia da Santa Casa de São Paulo – Mestre em Otorrinolaringologia pela Santa Casa de São Paulo.

Maria de Fátima Carvalho
Otorrinolaringologista – Professora Instrutora e Mestranda em ORL do Departamento de ORL da Santa Casa de São Paulo.

Marta Assumpção de Andrada e Silva
Fonoaudióloga Clínica – Doutoranda em Comunicação e Semiótica pela PUC-SP – Mestre em Fonoaudiologia pela PUC-SP – Responsável pelo Setor de Voz da DERDIC-PUC-SP. Professora da Faculdade de Fonoaudiologia da PUC-SP – Professora do Curso de Especialização em Voz do CEFAC.

Osmar Mesquita Neto
Otorrinolaringologista – Professor Instrutor e Mestrando em ORL do Departamento de ORL da Santa Casa de São Paulo.

Rejane Aparecida de Lima
Especialista em Motricidade Oral pelo CFFa – Fonoaudióloga do Núcleo de Plástica Avançada do Hospital Beneficiência Portuguesa-SP – Supervisora dos Estagiários de Fonoaudiologia na Disciplina de Prótese Buco-maxilo-facial do Departamento de Cirurgia, Prótese e Traumatologia Maxilofaciais da Faculdade de Odontologia da USP.

Renata M. Soneghet
Fonoaudióloga do Hospital Israelita Albert Einstein com Especialização em Voz pelo CEV e com Curso de Aperfeiçoamento em Reabilitação a Pacientes Oncológicos de Cabeça e Pescoço da Santa Casa Misericórdia de São Paulo.

Rita de Cássia Soler
Otorrinolaringologista – Mestranda em ORL pela Santa Casa de São Paulo.

Wagner Kenji Kouno
Anestesista – Assistente do Serviço de Anestesiologia da Santa Casa de São Paulo e do Hospital Associação de Assistência à Criança Defeituosa (AACD).

Wanderlene Anelli
Fonoaudióloga Clínica – Especialista em Voz pela CFFa – Responsável pelo Setor de Fonoterapia do Departamento de ORL da Santa Casa de São Paulo.

Índice

1. **Embriologia do Aparelho Deglutofonatório** 1
Leonardo da Silva

2. **Anatomia Comparada do Aparelho Deglutofonatório** 7
Henrique Olival Costa

3. **Fisiologia Laríngea** 13
Henrique Olival Costa
André de Campos Duprat

4. **Disfonias e Alterações Hormonais** 23
Anael Marinho

5. **Entendendo a Muda Vocal** 39
Wanderlene Anelli

6. **Pólipos e Nódulos das Pregas Vocais na Criança** 45
André de Campos Duprat

7. **Lesões Histoestruturais das Pregas Vocais** 53
Henrique Olival Costa

8. **Malformações Congênitas da Laringe** 61
André de Campos Duprat

9. **Abordagem Fonoaudiológica das Disfonias Infantis** 73
Alcione Ramos Campiotto

10. **Insuficiência Respiratória Alta na Infância** 87
Maria de Fátima Carvalho

11. **Paralisia Laríngea na Infância** 113
Claudia Alessandra Eckley

12. **Laringites na Infância** 127
Bianca M. Liquidato

13. **Papilomatose Respiratória Recorrente** 141
Claudia Alessandra Eckley

14. **Estenose Laringotraqueal em Crianças** 153
Rita de Cássia Soler

15. **Traqueostomia** 175
Henrique Olival Costa

16. **Refluxo Gastroesofágico em Crianças** 181
Alessandro Ferre Fernandes

17. **Insuficiência Velofaríngea** 203
Ana Paula Zarzur

18. **Abordagem Fonoaudiológica nas Fissuras Labiopalatinas e Inadequações Velofaríngeas** 223
Rejane Aparecida de Lima
Liliane Pereira Machado
Lídia D'Agostino

19. **Distúrbios da Deglutição na Criança** 235
André de Campos Duprat
Celina Siqueira Pereira

20. **Desordens da Deglutição na Infância: Enfoque Fonoaudiológico** 253
Ana Paola Forte
Renata M. Soneghet

21. **Corpo Estranho na Laringe** 271
Luciane de Paula e Silva Freitas

22. A Criança Cantora/A Voz Cantada na Infância 277
Marta Assumpção de Andrada e Silva

23. Cistos e Fístulas Cervicais Congênitas 281
José Speck Filho

24. Anestesia em Procedimentos de Laringe na Criança 287
Wagner Kenji Kouno
Herman Lind

25. Processamento Comunicativo Central 297
Henrique Olival Costa
Osmar Mesquita Neto

Glossário 317

Índice Remissivo 319

Capítulo 1

Embriologia do Aparelho Deglutofonatório

LEONARDO DA SILVA

Foram muitos os autores que estudaram a embriologia e o desenvolvimento do trato vocal e digestivo alto. Dentre eles se destacam SOULIÉ & BARDIER, em 1907, que, através de observações precisas e grande criatividade, formaram a base do conhecimento embriológico que ajudou a pesquisadores como TUCKER & O'RAHILLY a desempenharem um papel fundamental na concepção embriológica do aparelho deglutofonatório.

O trato respiratório começa a se formar já na 3ª semana após a fecundação, a partir de uma pequena saliência longitudinal na parede anterior do intestino primitivo. Ela se transforma rapidamente em uma goteira que será o primeiro esboço do trato respiratório (FIG. 1.1).

Na 4ª semana de vida intra-uterina, a porção mais caudal da goteira se divide em dois brotos branquiais. Neste momento, um septo epitelial começa a se desenvolver no sentido caudocefálico e será responsável pela separação entre a traquéia e o esôfago. O único local que permanecerá conjugado será a fenda glótica primitiva na extremidade superior da goteira (FIG. 1.2).

Finalmente, já no início da 5ª semana, aparece uma condensação mesenquimatosa na periferia da parte mais superior da goteira que formará as duas aritenóides. Entre estas duas saliências surge um espessamento endodérmico que, ao se elevar, criará a mucosa da região retrocricofaríngea.

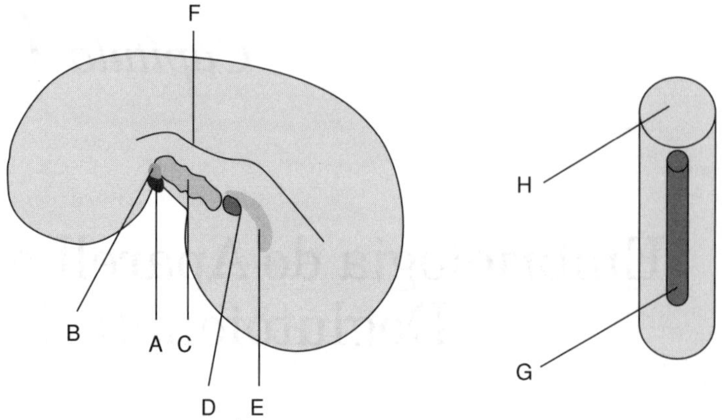

FIGURA 1.1 – *À esquerda*, desenho esquemático mostrando o corte sagital de embrião de 4 semanas. **A**) Estomodeu. **B**) Membrana bucofaríngea. **C**) Fendas branquiais. **D**) Esboço laringotraqueal. **E**) Esôfago. **F**) Notocorda. *À direita*, vemos a condensação endodérmica que dará início à diferenciação da laringe – lâmina epitelial laríngea (**G**), começando a se salientar da parede do intestino primitivo (**H**).

Como na porção anterior da glote primitiva, uma elevação mesenquimatosa também começa a se delimitar (eminência hipobranquial), a fenda glótica toma uma forma de "Y" com a perna posterior, determinada pelas duas saliências aritenóideas e a saliência anterior que será responsável pela formação da epiglote (FIG. 1.3).

Entretanto, a fenda glótica será rapidamente obstruída por proliferação epitelial.

Poucos dias mais tarde, entre o 32º e 35º dias, dois canais vão se desenhar, projetando-se no interior do mesênquima periglótico. O primeiro é o canal vestibulotraqueal, que é proveniente

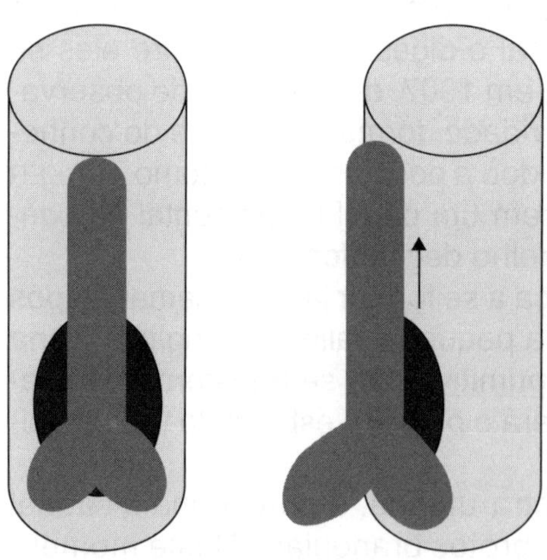

FIGURA 1.2 – A goteira laringotraqueal se salienta do intestino primitivo e produz uma bifurcação caudal. Entre ela e o intestino começa a se inserir o septo traqueoesofágico, o qual separará as duas estruturas.

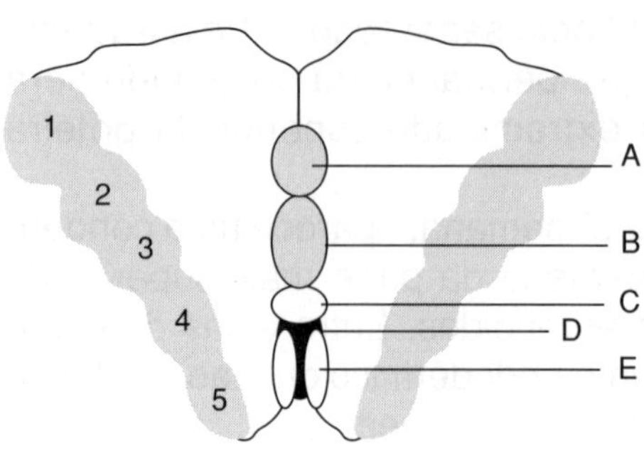

FIGURA 1.3 – Visão póstero-anterior de um desenho representando o intestino primitivo aberto com os arcos branquiais representados de 1 a 5. **A**) Tubérculo ímpar. **B**) Eminência hipobranquial. **C**) Elevação epiglótica. **D**) Orifício laríngeo. **E**) Saliências aritenóideas.

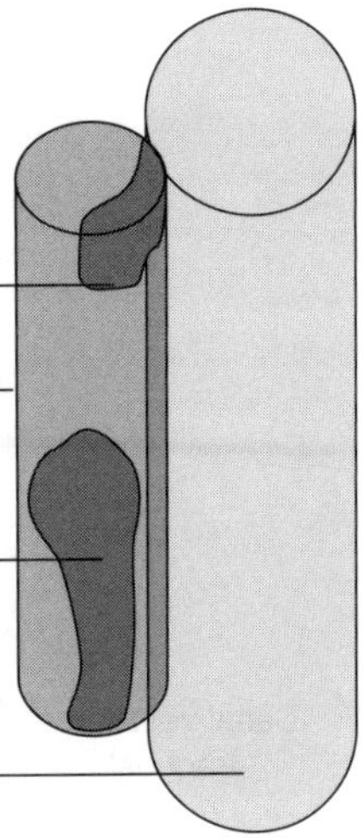

FIGURA 1.4 – Esquema do desenvolvimento dos canais vestibulotraqueal (**A**) e faringotraqueal (**C**), por dentro do espaço mesenquimatoso da goteira laringotraqueal (**B**). O intestino primitivo também está representado (**D**).

da região mais alta da hipofaringe e forma uma cavidade acima da fenda glótica primitiva. O segundo vem da porção caudal da goteira, produzindo um tubo que se estende da parte mais inferior até proximamente à fenda glótica. É chamado de canal faringotraqueal e sua parte mais superior está perto da fissura interaritenóidea (FIG. 1.4).

Neste momento, todo o aparato laríngeo se encontra protruído na cavidade hipofaríngea, formando em suas laterais as duas canaletas que serão chamadas de seios piriformes.

Os tecidos mesenquimatosos do 2º, 3º, 4º e 5º arcos branquiais, responsáveis pela futura musculatura, pelo arcabouço cartilaginoso e pela inervação, começam a se proliferar no curso da 6ª semana.

Ao final do 3º mês, todas as estruturas laríngeas já estão formadas e, a partir daí, há apenas modificações quanto ao comprimento e volume de suas formas.

Dessa maneira, a laringe se estabelece a partir de dois tecidos: a lâmina endodérmica proveniente do intestino primitivo, ímpar, e o tecido mesenquimatoso proveniente dos arcos branquiais, par.

A lâmina epitelial é considerada a principal indutora da diferenciação do mesênquima branquial em tecido laríngeo, e sua inoperância no devido tempo pode ser causa de distúrbios do desenvolvimento laríngeo (FIG. 1.5).

Também é do endoderma que provém o epitélio de revestimento da laringe. Inicialmente do tipo poliédrico embrionário, progressivamente ele vai se espessando e, ao curso do 3º mês, recebe seus primeiros cílios na região do ventrículo. No 6º mês o epitélio já é pavimentoso e estratificado tanto nas pregas vocais como nos ventrículos, pregas vestibulares e superfície laríngea da epiglote. As glândulas começam a ser vistas entre o 3º e 5º mês de vida intra-uterina. Estão dispostas nas pregas vestibulares, ventrículos e subglote.

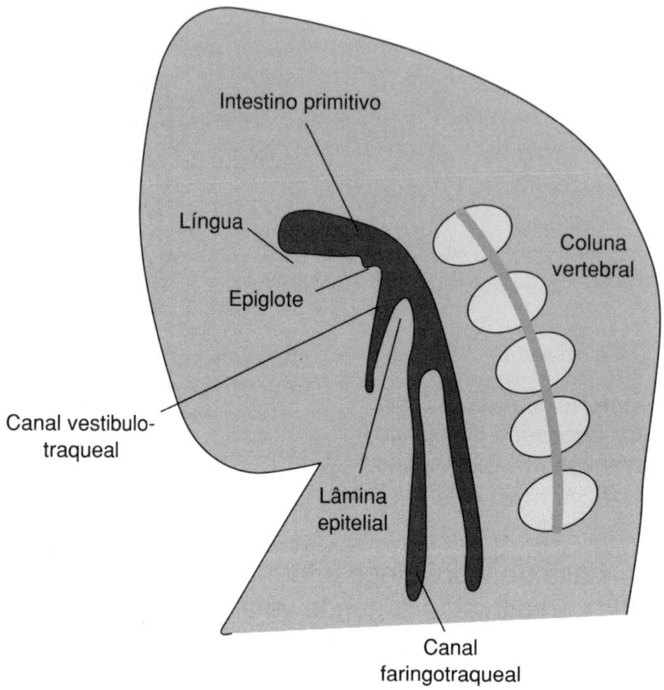

FIGURA 1.5 – Corte sagital de embrião mostrando a saliência que a lâmina epitelial faz para dentro do intestino primitivo.

Algumas podem ter seus canalículos excretores na porção superior das pregas vocais.

A cartilagem tireóide se desenvolve a partir do 4º arco, bilateralmente, formando duas lâminas que se projetam anterior e superiormente. Entre as duas existe o nódulo intermediário que será responsável pela formação do ligamento, o qual servirá de inserção para os músculos tireoaritenóideos na comissura anterior. Este nódulo vai perdendo densidade até desaparecer ao nascimento, provocando a fusão das duas lâminas (FIG. 1.6).

Enquanto isto, o 3º arco vai se condensando no osso hióide que, até o 6º mês, estará fundido à porção superior da cartilagem

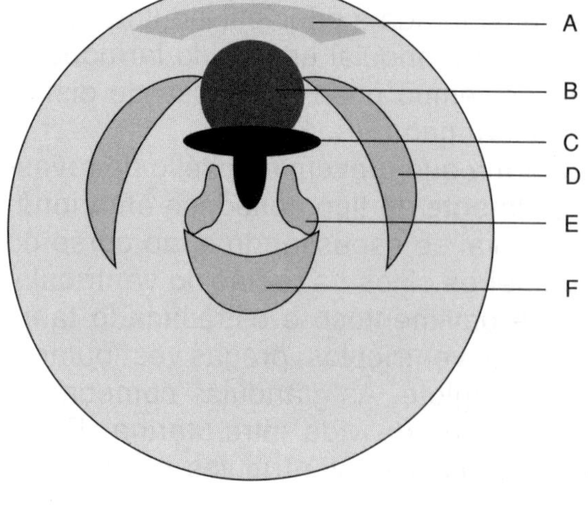

FIGURA 1.6 – Visão coronal da laringe do embrião de 3 meses. **A**) Representando o osso hióide. **B**) Nódulo intermediário. **C**) Canal vestibulotraqueal. **D**) Lâmina da cartilagem tireóide. **E**) Aritenóide. **F**) Anel da cricóide.

tireóide. Esta fusão desaparece próximo ao nascimento, o que provoca a incisura da cartilagem tireóide.

O anel cricóideo começa a se formar no 40º dia a partir do 5º arco branquial e tem sua porção anterior completa antes que a posterior, a qual vai depender do septo traqueoesofágico e deverá terminar no final do 2º mês. A junção do septo mais o 5º arco fará com que a parte posterior do anel seja mais espessa (castão). A luz na região subglótica será bastante estreita até o término da migração do canal faringotraqueal, que só será considerada terminada no final do 3º mês.

As cartilagens aritenóides são provenientes do 5º arco e, juntamente com a articulação cricoaritenóidea, só vão estar completas no final do 4º mês.

A epiglote que, apesar de ter desenvolvimento ímpar nos estágios mais precoces de sua formação, tem aspecto bífido, inicia-se na eminência hipobranquial e vai, aos poucos, diferenciando-se da base da língua. No final do 5º mês está completa.

A musculatura laríngea é proveniente do 4º e 5º arcos branquiais. Inicialmente, um músculo constritor externo, desenvolvido a partir do 4º arco, acaba por envolver os esboços laríngeos iniciais. Daí serão formados o músculo constritor inferior da faringe e o cricotireóideo, ambos inervados pelo nervo laríngeo superior, também proveniente do 4º arco.

Mais tarde, um músculo constritor interno, vindo do 5º arco branquial, mais interno que o 4º arco, vai formar os músculos interaritenóideos, cricoaritenóideos posterior e lateral, e os músculos tireoaritenóideos. Todos serão inervados pelo nervo laríngeo recorrente, nervo do 5º arco.

Tanto os nervos como os músculos estarão a postos já na 6ª semana de desenvolvimento.

Bibliografia

NARCY, P. *et al.* – *Le Larynx de l'Enfant.* Paris, Arnette, 1979.

O'RAHILLY, R. & TUCKER, J. – Early development of the larynx in staged human embryon. *Ann. Otol. Sup.*, **7**:3-27, 1973.

SOULIÉ, A. & BARDIÉRE, E. – Recherche sur le development du larynx chez l'homme. *J. de l'Anatomie et la Physiologie Normale et Pathologique*, **43**:137-238, 1907.

Capítulo 2

Anatomia Comparada do Aparelho Deglutofonatório

HENRIQUE OLIVAL COSTA

Uma das matérias mais gratificantes e elucidativas no estudo dos aspectos anatomofisiológicos do aparelho deglutofonatório diz respeito ao seu possível desenvolvimento através da evolução das espécies.

O pioneiro no estudo anatômico comparado foi Sir Negus. Médico da rainha da Inglaterra, que tinha enorme interesse na relação entre morfologia e função nos diversos animais.

Em nossa atuação profissional na lida diária com os atos laríngeos, costumamos nos preocupar quase que exclusivamente com sua função mais nobre e desenvolvida que é a voz, mas não devemos nos esquecer que as funções primordiais e, talvez, mais importantes sejam outras.

Para melhor compreender como foram se estabelecendo cada uma destas funções, é interessante rever os momentos e maneiras em que cada um dos aspectos evolutivos se instalou.

Dentre todas as espécies animais conhecidas, a primeira a ter um esboço do que viria a ser a laringe foi o Bichir, um peixe que habita as bordas enlameadas do rio Nilo e que tem como seu equivalente o peixe da lama da Amazônia (FIG. 2.1).

Tanto um como o outro não possuem exatamente uma laringe. Na verdade, o que existe é um anel circular que separa as vias digestivas das respiratórias.

Apesar de rudimentar, este anel é um marco, pois, anteriormente, mesmo havendo peixes pulmonados, não havia qualquer estrutura de defesa contra o enxarcamento dos pulmões.

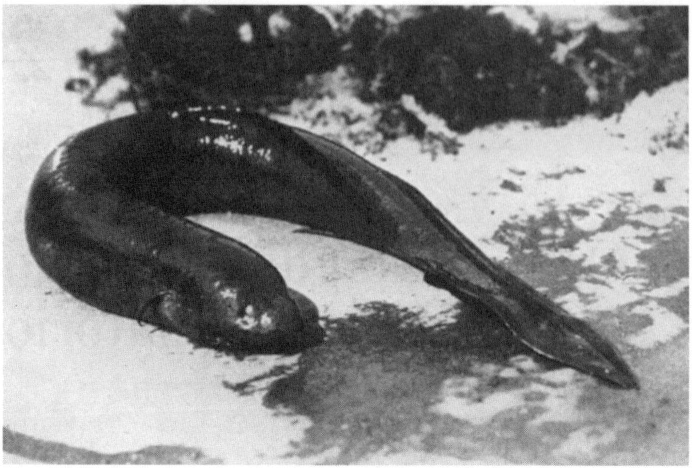

Figura 2.1 – O *Lepidosiren*, peixe da lama do Amazonas, respira ar ambiente quando a água onde vive seca na época da vazante.

Partindo deste anel sem função muscular constritora identificável, percebemos que houve uma modificação progressiva e paulatina no sentido da especialização do órgão. Inicialmente, notamos a presença de musculatura circular em torno do anel, formando um esfíncter que favorece enormemente o fechamento do apêndice respiratório, mas não dá condições apropriadas para sua abertura.

Em seguida observamos o surgimento de músculos transversais que servem para a retração lateral do anel, facilitando a respiração (Fig. 2.2).

Esta musculatura é encontrada inicialmente em alguns peixes que, diferentemente dos peixes pulmonados eventuais, encontram-se em situações de ventilação unicamente pulmonar de forma sistemática e por períodos de tempo muito extensos. Este é o caso dos protópteros (peixes da lama dos rios Nilo e Amazonas) que, devido ao excesso de algas e lama existentes nas poças d'água formadas nas várzeas destes grandes rios, acabam ficando impossibilitados de respirar pelas guelras, pois estas entopem. Nestes peixes, há a necessidade de maior abertura do esfíncter respiratório pulmonar e o mecanismo de abertura é essencial.

Entretanto, após aberto, o esfíncter tem que ser sustentado nesta posição por um determinado espaço de tempo. O que pode ser uma demanda muscular excessiva. Para suplantar esta dificuldade, encontramos o arcabouço osteocartilaginoso laríngeo já em algumas espécies de peixes e répteis.

Este, acreditamos, foi o passo seguinte no desenvolvimento da laringe: a aquisição de cartilagens de sustentação muscular. Esta era uma necessidade, pois quanto mais os animais permaneciam em solo seco, mais tempo exigiam das vias respiratórias abertas, criando um esforço exagerado na musculatura abdutora. As cartilagens vieram para sustentar a laringe em abdução sem que fosse necessária a atuação tão desgastante da musculatura (Fig. 2.3).

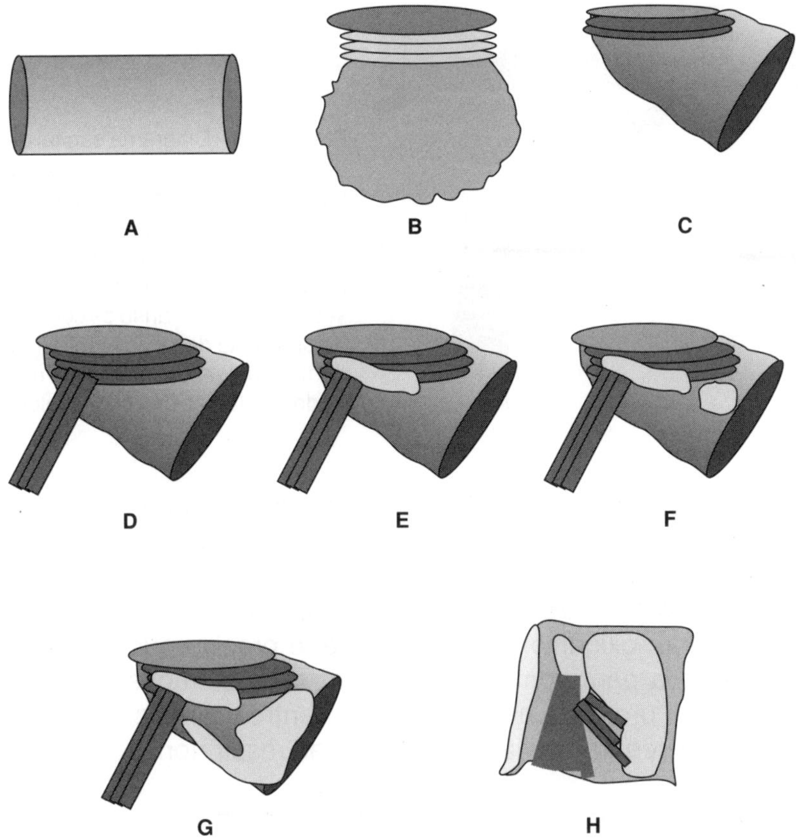

FIGURA 2.2 – Esquema mostrando diversos tipos de sistema de proteção glótica em espécies diferentes. **A**) Peixes não pulmonados, portanto sem comunicação aereodigestiva. **B**) Peixes pulmonados, sem esfíncter de fechamento ou mecanismo de abertura (Bichir). **C**) Peixes pulmonados e alguns répteis com mecanismos ativos de fechamento. **D**) Répteis com mecanismos de fechamento e de abertura, porém sem cartilagens de sustentação. **E** e **F**) Salamandra, onde já encontramos cartilagens incipientes. **G**) Jacaré com cartilagens de sustentação bem desenvolvidas. **F**) Homem.

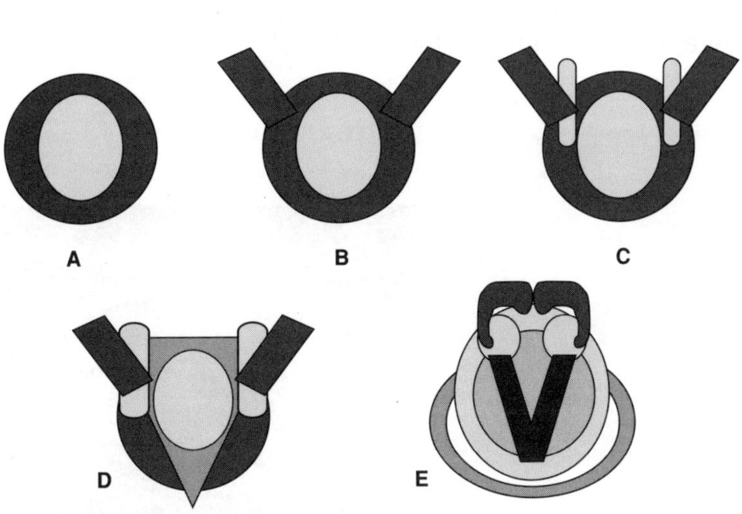

FIGURA 2.3 – Esfíncter com válvula de fechamento muscular dos peixes pulmonados esporádicos (**A**); musculatura transversal para abertura de válvula dos protópteros (peixes da lama) (**B**); musculatura inserida nas cartilagens de sustentação de alguns répteis (**C**) e anfíbios (jacaré) (**D**); esquema da laringe humana (**E**).

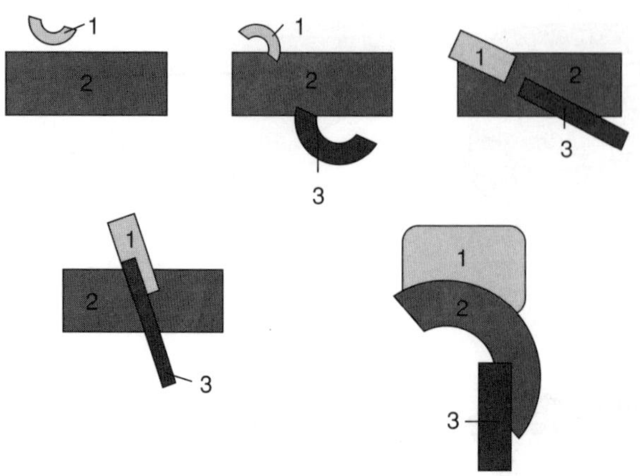

FIGURA 2.4 – Diagrama sagital de sistemas deglutofonatórios (1 – nariz; 2 – via digestiva; 3 – laringe) de algumas espécies animais e do homem. *De cima para baixo e da esquerda para a direita*, peixes não pulmonados, sem contato entre os sistemas; peixes pulmonados; anfíbios com mecanismos de protrusão das vias respiratórias através do tubo digestivo; mamífero marinho com os dois sistemas cruzados (baleia); homem.

Além de manter as vias respiratórias abertas, as cartilagens passaram a se prestar para o direcionamento do ar das vias superiores para as inferiores.

Nos répteis, como o jacaré, que vivem dentro d'água, mas que necessitam extrair oxigênio do ar ambiente, é preciso que quando abram a boca para comer não tenham seus pulmões alagados. Para tanto, projetam a epiglote para dentro do nariz, criando um tubo que separa as vias digestivas das respiratórias (FIG. 2.4).

A epiglote longa não é privilégio dos répteis. Nos herbívoros, principalmente nos que pastam de cabeça baixa, também a epiglote se projeta superiormente e repousa atrás da úvula. Este artifício oferece condições para a deglutição e respiração ocorrerem simultaneamente. Isto é de grande valia na defesa contra os grandes predadores, pois enquanto pastam podem observar o que acontece à sua frente e dos dois lados e, ficando de costas para o vento, conseguem comer e sentir o cheiro de seus inimigos se, sorrateiramente, vierem por trás (FIG. 2.5).

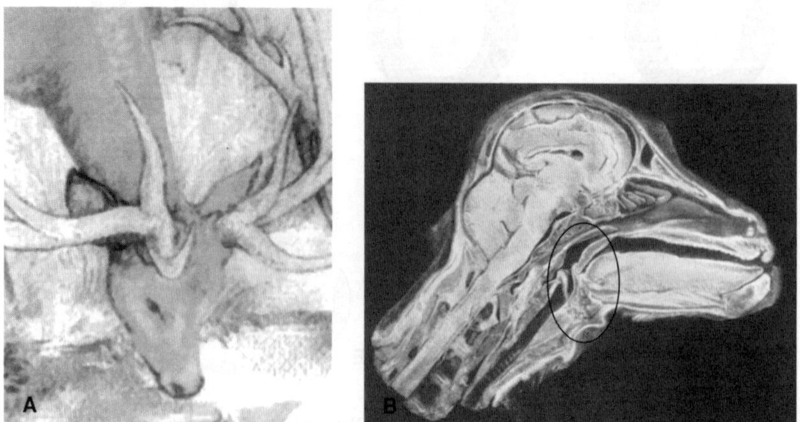

FIGURA 2.5 – **A**) Herbívoro se alimentando com a cabeça baixa. **B**) Sua representação em corte anatômico sagital mostrando a posição da epiglote atrás e acima da úvula, dentro do círculo.

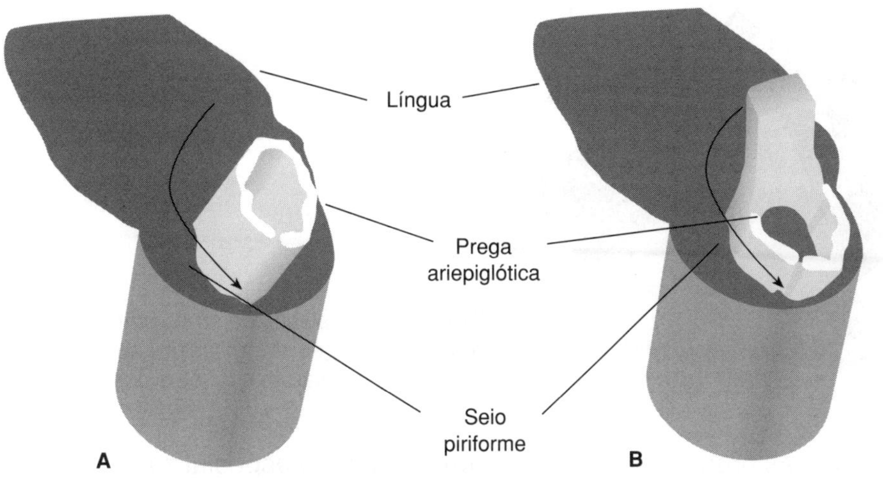

FIGURA 2.6 – **A**) Diagrama mostrando a passagem de alimento (*seta*) pelo seio piriforme do homem adulto. **B**) Representação da profundidade maior das calhas dos seios piriformes de crianças e herbívoros (*seta*).

Ainda falando dos herbívoros, comparando suas pregas ariepiglóticas com as dos animais que se alimentam com dietas de maior consistência, nota-se que são muito mais salientes e altas, ajudando na formação de uma calha profunda nos seios piriformes e diminuindo a chance de aspiração (FIG. 2.6).

As crianças pequenas, que mantêm uma dieta baseada em líquidos e que mamam diretamente dos seios da mãe, têm o seu aparato deglutofonatório muito semelhante ao dos animais herbívoros e répteis. Sua laringe, por não haver ainda a lordose cervical que ocorrerá nos próximos meses de vida, está localizada muito alta no pescoço, próxima à base da língua (FIG. 2.7).

Com isso, a epiglote fica por trás e acima da úvula, facilitando a passagem de ar do nariz para a laringe. Enquanto isso, os alimentos que entram pela boca acabam por ser direcionados para as laterais, em direção aos seios piriformes, evitando o vestíbulo laríngeo. Desta maneira, a alimentação pode ocorrer ao mesmo tempo que a respiração, não necessitando de paradas nas mamadas.

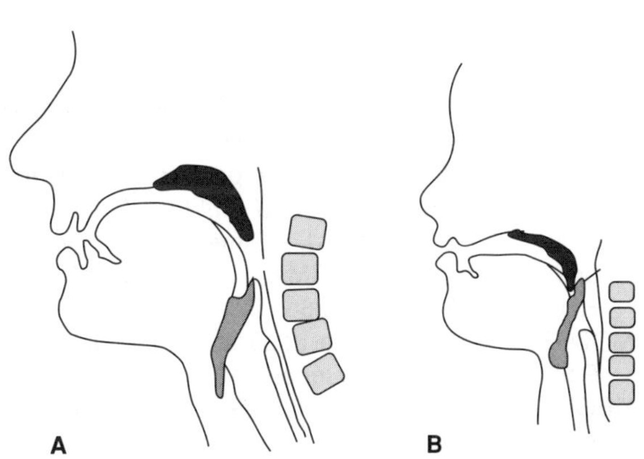

FIGURA 2.7 – Desenho esquemático de corte sagital de cabeças de adulto (**A**) e criança (**B**). Percebemos que a lordose cervical ocorrida no adulto acaba por posicionar a laringe em uma posição mais baixa no pescoço.

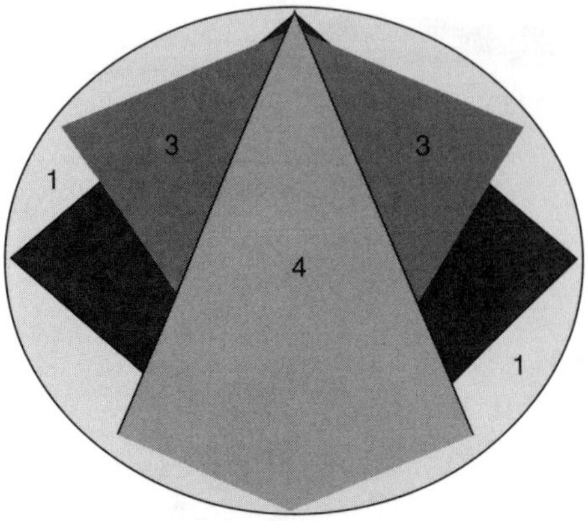

FIGURA 2.8 – Relação de áreas entre a traquéia (1) e o vestíbulo laríngeo de diversas espécies animais (2 – gazela; 3 – pássaros) e o homem (4).

Também as pregas ariepiglóticas têm uma certa especialização para a deglutição infantil, uma vez que são altas e evitam, como verdadeiros diques, o escape do líquido dos seios piriformes em direção à laringe.

No que se refere à respiração, também existem diferenças e adaptações de espécie para espécie.

A relação entre a parte membranosa e a cartilaginosa é diferente de acordo com as atividades de cada animal. Os mamíferos, que necessitam de maior resistência física, têm a parte cartilaginosa igual à membranosa, o que dá uma maior eficiência de abertura glótica, oferecendo menor obstáculo ao fluxo aéreo (FIG. 2.8).

Esta relação vai se modificando de acordo com a necessidade de cada espécie. Animais que têm muita velocidade e pouca resistência, não têm a mesma demanda de O_2 de fácil aquisição que os de velocidade moderada e grande resistência.

O aumento da parte cartilaginosa em detrimento da membranosa prejudica a função sonora deixando pouca área vibrátil nas pregas vocais.

A laringe da criança tem uma relação porção membranosa/porção cartilaginosa de 1:1, deixando a função de fonte sonora em segundo plano. Por outro lado, as características de histoarquitetura das pregas vocais, de certa forma, favorecem a função vibrátil, como veremos no capítulo sobre Fisiologia Laríngea.

Bibliografia

BOSMA, J. – The larynx. **In**: BOSMA, F. *Anatomy of Infant Head.* Baltimore, John Hopkins Univ. Press, 1986.

COTE, C. & TODRESS, I. – The pediatric airway. **In**: RYAN, J. *et al. A Pratice of Anesthesia for Infants and Children.* Orlando, Grune & Straton, 1985.

KLOCK, L. & BECKWITH, J. – Dimensions of the human larynx during infancy and childhood. **In**: BOSMA, F. *Anatomy of Infant Head.* Baltimore, John Hopkins Univ. Press, 1986.

MOORE, K. – The branchial apparatus. **In**: MOORE, K. *The Developing Human.* Philadelphia, W.B. Saunders, 1977.

NEGUS, V. – Modifications for respiration. **In**: NEGUS, V. *Mechanisms of the Larynx.* St. Louis, C.V. Mosby, 1929.

Capítulo 3

Fisiologia Laríngea

HENRIQUE OLIVAL COSTA
ANDRÉ DE CAMPOS DUPRAT

ATIVIDADE MUSCULAR

Todos os músculos laríngeos são pareados e têm sua ação feita em comunhão com o parceiro contralateral. Estes músculos podem ser divididos em grupos segundo sua atividade. A grande divisão se dá quanto à capacidade de abrir e fechar a glote, mas também possuímos músculos que se alongam e dão tensão, e mesmo músculos que diminuem a tensão na região do vestíbulo.

Ação da Musculatura Adutora da Laringe

Com esta função encontramos os músculos que aproximam as aritenóides na linha média da porção posterior da glote. São os músculos interaritenóideos, divididos em transversos e oblíquos, que por sua contração diminuem o espaço entre as duas cartilagens, mas que podem exercer efeitos diferentes de acordo com a preponderância da ação de um ou outro grupo.

Se os músculos oblíquos estão mais acionados, as aritenóides têm uma tendência a bascular sua porção superior em direção à linha média, enquanto que o uso preponderante dos transversos causa uma movimentação horizontal, sem báscula (FIG. 3.1).

A movimentação em direção à linha média pode ocorrer de maneira assimétrica, o que pode levar à inclinação de uma

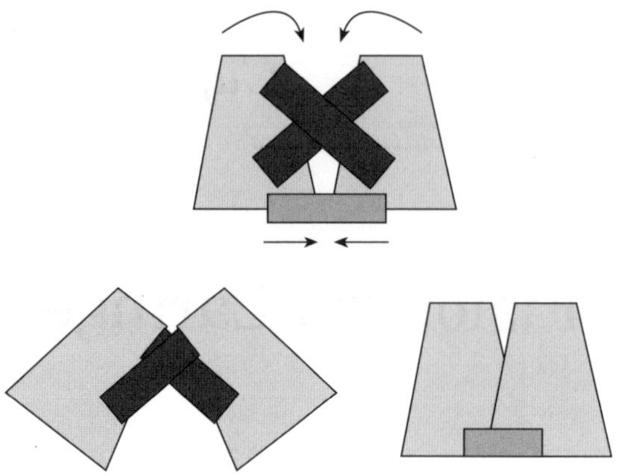

FIGURA 3.1 – Representação gráfica da vista posterior da articulação cricoaritenóidea com os músculos interaritenóideos (transversos e oblíquos) em ação. *Na parte inferior do diagrama*, vemos que há uma báscula medial da porção superior das aritenóides ao mesmo tempo que as duas são aproximadas em bloco.

aritenóide sobre a outra, o que chamamos de articulação cruzada (FIG. 3.2).

Este tipo de situação é muito encontrado nos casos de assimetria glótica e em alguns indivíduos portadores de incompetência ou insuficiência velofaríngea, fato não completamente explicado, mas que pode ser devido a uma utilização exagerada de músculos digástrico e genioglosso no processo de compensação para oclusão de rinofaringe, ocasionando desequilíbrio na movimentação glótica.

Também os músculos cricoaritenóideos laterais têm por objetivo fechar a glote. Sua inserção, saindo da porção mais posteromedial das aritenóides e chegando à borda látero-superior da cartilagem cricóide do mesmo lado favorece, com sua contração, a rotação látero-anterior da borda mesoposterior da aritenóide. Como as aritenóides estão fixas à cartilagem cricóide pela articulação cricoaritenóidea, acabam por sofrer a ação de pivô central como em um peão rodando sua porção anterior (processo vocal) em direção à linha média (FIG. 3.3).

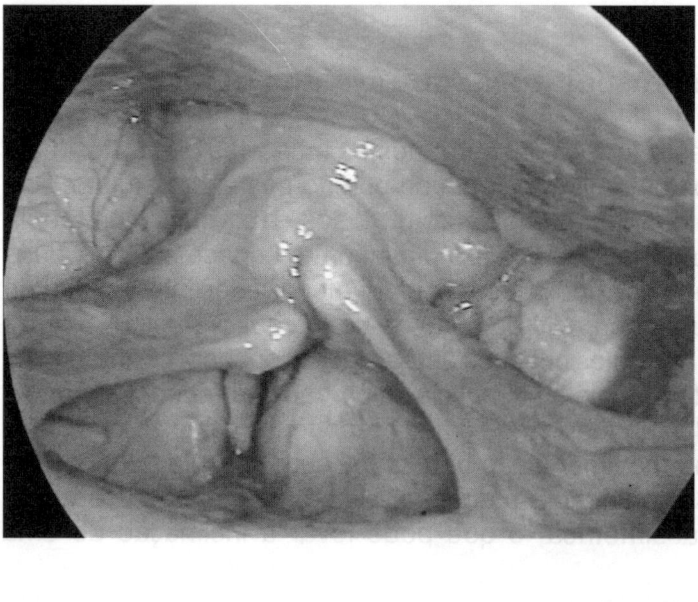

FIGURA 3.2 – Laringe em adução mostrando a articulação cruzada da aritenóide esquerda em relação à direita.

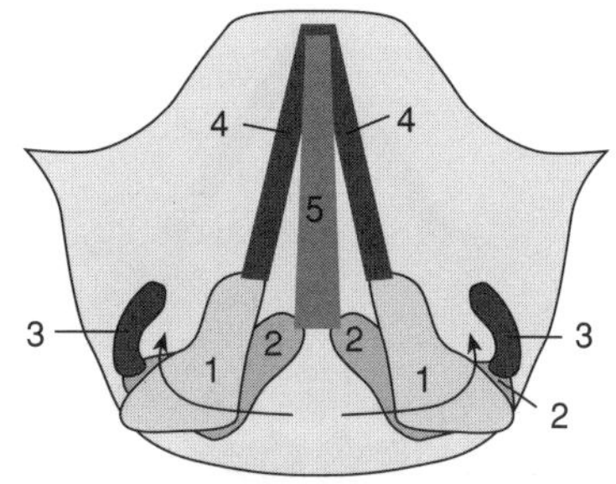

FIGURA 3.3 – Observamos a representação esquemática das cartilagens aritenóides em repouso (1) e seu posicionamento na linha média (2) quando os músculos cricoaritenóideos laterais (3) são contraídos. Observamos as pregas vocais abduzidas (4) e as aduzidas (5) pela ação dos músculos cricoaritenóideos laterais.

Os músculos cricoaritenóideos laterais são os principais adutores da laringe durante a fonação, uma vez que os interaritenóideos podem sofrer limitações em sua função em algumas configurações glóticas que dificultam a aproximação das aritenóides, levando à presença de fenda triangular posterior, principalmente em mulheres (FIG. 3.4).

Ação da Musculatura Abdutora da Laringe

Um segundo grupo de músculos laríngeos é composto por músculos que acabam por abrir a glote. Seu principal representante é o músculo cricoaritenóideo posterior. Inseridos de maneira oblíqua na região posterior da laringe, saindo da borda ântero-lateral das aritenóides de cada lado e inserindo-se na linha média do castão da cricóide, sua contração ocasiona a rotação inversa à dos músculos cricoaritenóideos laterais. Sua principal função é levar as pregas vocais a uma posição mais lateral que a da ocorrida quando do repouso dos músculos laríngeos. Por isso, tem grande utilização nos momentos de maior demanda respiratória, onde a abertura laríngea faz diferença para o fluxo de ar.

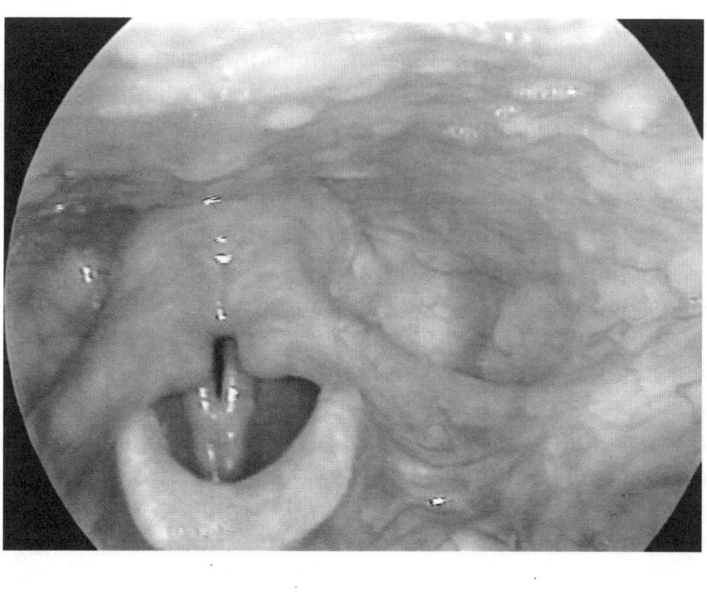

FIGURA 3.4 – Laringoscopia em mulher com fenda triangular posterior.

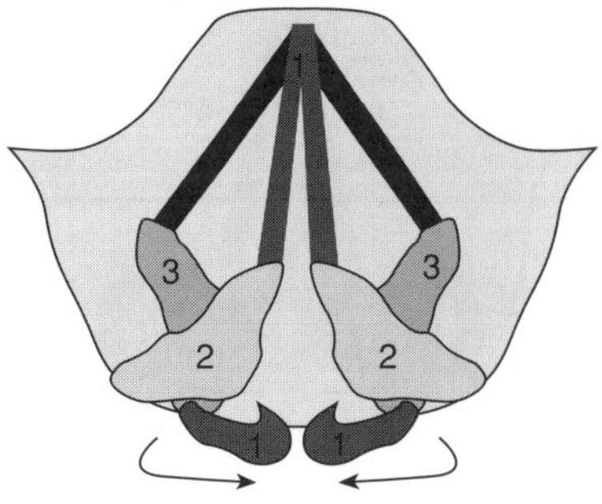

FIGURA 3.5 – Esquema mostrando a ação dos músculos cricoaritenóideos posteriores (1) quando contraídos. As cartilagens aritenóides saem do repouso (2) e tomam uma posição abduzida (3).

Alguns autores consideram que uma leve contração dos músculos cricoaritenóideos posteriores seja responsável pela manutenção das aritenóides em sua posição durante a contração intensa dos músculos tireoaritenóideos e tireoaritenóideos superiores, uma vez que ofereceria um ponto de ancoragem mais resistente à tração no sentido anterior (FIG. 3.5).

Ação da Musculatura Modificadora do Tônus da Laringe

Um terceiro grupo de músculos é aquele que modifica as condições do tônus e comprimento das pregas vocais. Dentre eles estão os músculos tireoaritenóideos (TA), cricotireóideos e tireoaritenóideos superiores.

Os músculos tireoaritenóideos são os principais modificadores da tensão das pregas vocais. Têm uma distribuição de fibras bastante complexa que acaba por modificar de maneira específica e qualitativa os diversos segmentos das pregas vocais. De maneira geral, sua ação provoca encurtamento e enrijecimento das pregas. Alguns autores consideram como uma de suas ações mais importantes a medialização do terço médio da glote (TITZE; ZEMLIN).

Quando o indivíduo está emitindo algum som vocal, os músculos tireoaritenóideos podem estar em diversas condições de tensão. Geralmente, durante emissões de sons muito graves, no registro basal, os TA estão bastante relaxados. Já nos sons intermediários, registro modal, os TA vão paulatinamente aumentando sua atividade até a região mediana do registro, quando passam a perder tônus até quase desaparecer sua atividade na zona de passagem do registro modal para o de cabeça ou falsete.

Os músculos cricotireóideos estão localizados externamente à cartilagem tireóide, originando-se na borda inferior de sua lâmina de cada lado e terminando no terço médio da face anterior da cartilagem cricóide. As fibras do músculo cricotireóideo estão desenhadas em dois sentidos do espaço, projetando-se verticalmente para baixo e transversalmente para frente, produzindo dois tipos de vetores de força em cada uma destas direções. Esta

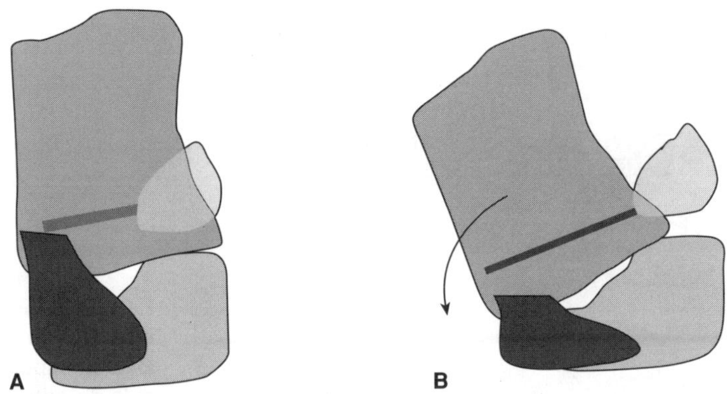

FIGURA 3.6 – **A** e **B**) Esquemas representando a ação dos músculos cricotireóideos que, ao encurtarem, provocam a báscula da cartilagem tireóide e sua aproximação do anel da cricóide.

ação acaba por provocar modificações na relação de posição das duas cartilagens, tireóide e cricóide. Quando encurtados, os músculos cricotireóideos provocam um deslocamento anterior da cartilagem tireóide em relação à cricóide, e acabam por aproximar as duas em sua porção mais anterior, inclinando a cartilagem tireóide (FIG. 3.6).

Estes deslocamentos geram um aumento do comprimento das pregas vocais, favorecendo a produção de sons agudos. Os músculos cricotireóideos estão praticamente inativos durante a emissão de sons no registro basal, têm pouca ação no registro modal baixo, aumentam sua ação no modal médio e são bastante atuantes no registro modal mais alto e no falsete.

Os músculos tireoaritenóideos superiores foram pouco descritos na literatura e são pouco lembrados quando se pensa em fisiologia da fonação. Entretanto, podem ter grande relevância na produção de sons mais encobertos que necessitam de uma supraglote mais estreita.

Parece que sua atuação primordial é a produção de formantes próximos de 3.000 Hz, que são produzidos com a aproximação das paredes da supraglote e na redução do alongamento produzido pelos músculos cricotireóideos. Pela sua posição oblíqua partindo do processo vocal e se dirigindo superiormente de cada lado em direção à borda superior da lâmina da cartilagem tireóide, este músculo traciona as aritenóides ântero-superior, causando uma redução do diâmetro ântero-posterior da glote (FIG. 3.7). Este tipo de configuração é vista com grande freqüência durante o choro em laringes de recém-nascidos.

Anatomofisiologia das Pregas Vocais na Criança

A prega vocal pode ser dividida em três partes: cobertura, camada de transição e corpo. A primeira é constituída pelo epitélio e pela camada superficial da lâmina própria. A camada de transição é formada pela porção intermediária (fibras elásticas) e profunda (fibras colágenas) da lâmina própria, que constituem o ligamento vocal; e o corpo é o próprio músculo vocal (FIG. 3.8).

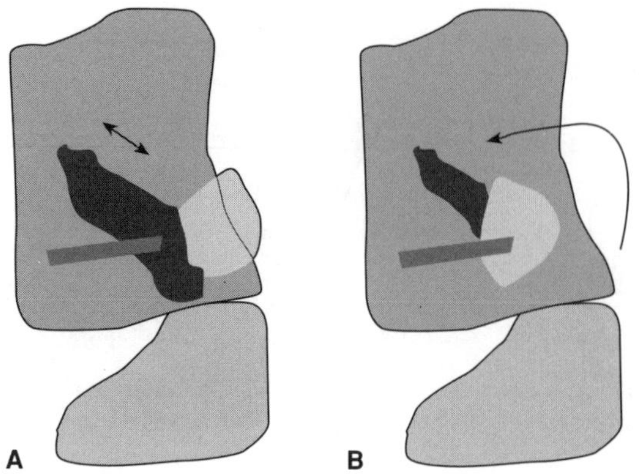

FIGURA 3.7 – **A**) Observamos um esquema de inserção do músculo tireoaritenóideo superior. **B**) Sua suposta ação é representada com báscula da aritenóide na direção póstero-anterior.

A prega vocal insere-se anteriormente na cartilagem tireóide e posteriormente no processo vocal das aritenóides. Nos pontos de inserção, observa-se nos cortes histológicos, as máculas flavas anteriores e posteriores. Estas são ricas em fibras colágenas, com características semelhantes na criança e no adulto. A prega vocal da criança, no entanto, apresenta algumas particularidades no seu desenvolvimento, que determinam um comportamento diferente quando comparada com a do adulto. Há poucos estudos definindo estas diferenças e sua repercussão na qualidade vocal da criança. Neste capítulo, comentaremos sobre as particularidades anatômicas da prega vocal na criança e sua repercussão funcional.

As máculas flavas apresentam uma elevada densidade de fibroblastos, fibras elásticas e colágenas. Nos recém-nascidos, os diâmetros das máculas flavas são os mesmos do adulto, porém a atividade dos fibroblastos é menor. O retículo endoplasmático rugoso e o complexo de Golgi dos fibroblastos não são bem desenvolvidos, mostrando uma baixa atividade celular. A partir do estímulo vibratório das pregas vocais, há um aumento desta atividade celular, a qual controla a síntese dos elementos

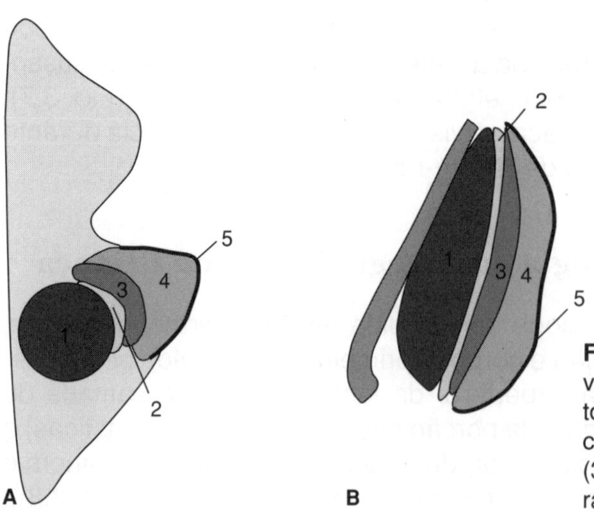

FIGURA 3.8 – **A** e **B**) Corte sagital da prega vocal, mostrando os diversos segmentos histológicos: músculo vocal (1), parte profunda cartilaginosa (2), parte intermediária elástica (3), parte superficial de Reinke (4) e cobertura epitelial (5).

fibrosos do ligamento vocal, o que nos faz pensar que a mácula flava seria responsável pela gênese do ligamento vocal. Outro papel fundamental desta estrutura seria a absorção da energia vibratória à qual a prega vocal é submetida.

As camadas da lâmina própria apresentam características biomecânicas distintas: a superficial é pobre em células e rica em substância amorfa, apresenta pouca rigidez, grande maleabilidade e um baixo momento de inércia; a intermediária é rica em fibras elásticas, apresentando grande resiliência (capacidade de retornar à posição inicial após o término do estímulo); e a profunda é rica em fibras colágenas, apresenta maior rigidez e oferece uma maior resistência às forças às quais são submetidas. As camadas intermediária e profunda formariam o ligamento vocal. A prega vocal de recém-nascidos não apresenta ligamento vocal individualizado, é formada por um tecido frouxo. Já a lâmina própria é completamente indiferenciada. Um esboço do ligamento vocal aparece entre o 1º e 4º anos de vida, porém a diferenciação da lâmina própria ocorre entre 6 e 15 anos, sendo que apenas no final da adolescência as três camadas da lâmina própria (superficial, intermediária e profunda) podem ser individualizadas. Estas camadas apresentam características biomecânicas distintas e definem os padrões do movimento vibratório. Essas diferenças entre a estrutura das pregas vocais de crianças e adultos determinam modificações no comportamento vocal entre estes dois grupos.

No recém-nascido, a prega vocal é composta por um tecido frouxo, sendo a energia necessária para iniciar o movimento vibratório menor. A baixa viscosidade determina um baixo limiar de fonação, necessitando de uma reduzida pressão subglótica para o início da emissão. Além disso, o baixo momento de inércia da prega do recém-nascido define uma maior suscetibilidade ao fenômeno da ressonância, ou seja, amplitudes crescentes de vibração. Isso poderia ser um fator importante na elevada intensidade de emissão deste grupo.

Na criança, enquanto não há uma diferenciação entre as camadas, as fibras elásticas e colágenas distribuem-se de maneira difusa na prega vocal, lembrando a distribuição de uma prega vocal canina. Crianças menores de 10 anos, que ainda não apresentam o ligamento vocal bem definido, apresentam uma maior viscosidade da camada superficial, com um conseqüente limiar de fonação mais elevado, quando comparado com o de adultos. A emissão de sons agudos na prega vocal infantil é favorecida pela sua massa reduzida, porém, durante seu estiramento, para um incremento da freqüência fundamental, a prega vocal tornase rígida como um todo. Há uma concentração da tensão nas fibras colágenas, porém estas não estão dispostas apenas na camada profunda da lâmina própria, mas sim distribuídas difusamente na prega vocal. Isso leva a um aumento difuso da rigidez da prega vocal durante a agudização, necessitando de uma maior pressão subglótica para dar início ao movimento vibratório. No adulto, durante a agudização, há uma concentração desta tensão na camada profunda, permitindo que a camada superficial preserve seu baixo limiar para o início do movimento vibratório.

A prega vocal sofre diversas modificações no decorrer da vida, o que poderia supor que algumas alterações estruturais, como aderências da mucosa no ligamento vocal, não seriam apenas lesões congênitas, mesmo porque ao nascimento o ligamento vocal não é observado. No desenvolvimento da prega vocal, fatores externos como processos inflamatórios desencadeados por infecções, abuso vocal ou traumatismos poderiam influenciar estas aderências. Devemos reconsiderar algumas afecções classificadas como congênitas e procurar fatores externos que possam estar contribuindo na sua gênese a fim de evitar lesões na idade adulta de difícil abordagem terapêutica.

O conhecimento da anatomia funcional das pregas vocais infantis é fundamental na abordagem de crianças disfônicas, porém ainda há dúvidas e controvérsias. Trata-se de uma estrutura em desenvolvimento, e no tratamento fonoaudiológico, clínico ou cirúrgico destes pacientes deve-se levar em consideração estes conceitos.

Bibliografia

ALIPOUR, F. & TITZE, I. – Elastic models of vocal fold tissues. *J. Acoustic. Soc. Am.*, **3**:1326-1332, 1991.

ARONSON, A.E. – Anatomy and physiology of the larynx. **In**: _______ *Clinical Voice Disorders*. New York, Thieme, 1985. pp. 14-31.

BONNAURE, M. & LESCOAT, D. – Development of elastic-system fibers in human vocal cords. *Acta Anat.*, **136**:125-128, 1989.

GRAY, S.D. & TITZE, I. – Histologic investigation of hyperphonated canine vocal fold. *Ann. Otol. Rhinol. Laryngol.*, **97**:381-388; 1988.

GRAY, S.D.; HIRANO, M.; SATO, K. – Molecular in celular structure of the vocal fold. **In**: TITZE, R. *Vocal Fold Physiology – Frontiers in Basic Science*. San Diego, CA, Singular Publishing Group,1993. pp. 1-33.

GRAY, S.D.; HAMMOND, E.; HANSON, D.F. – Benign pathological response of the larynx. *Ann. Otol. Rhinol. Laryngol.*, **104**:13-18, 1995.

HAMMOND, T.; ZHOU, R.; HAMMOND, E.H.; PAWLAK, A.; GRAY, S.D. – The intermediate layer: a morphologic study of the elastin and acid hialuronic of normal vocal fold. *J. Voice*, **11**:59-66, 1997.

HIRANO, M. – Morphological structure of the vocal fold. *Folia Phoniatr.*, **26**:89-94, 1974.

HIRANO, M. – Structure and vibratory behavior of the vocal fold. **In**: SAWASHIMA, M. & COOPER, F.S. *Dynamics Aspects of Speech Production*. Tokyo, University of Tokyo Press, 1977. pp. 13-27.

HIRANO, M. – Structure of the vocal fold and physical studies. *ASHA Reports*, **11**:11-30,1981.

HIRANO, M.; KURITA, S.; NAGATA, K. – Growth, development and aging of human vocal fold. **In**: BLESS, D. & ABBS, J. *Vocal Fold Physiology*. San Diego, College Hill, 1983. pp. 22-43.

HIRANO, M. – Phonosurgical anatomy of the larynx. **In**: FORD, C. & BLESS, D. *Phonosurgery: Management of Voice Disorders.* New York, Raven Press, 1991. pp. 25-41.

HIRANO, M. & SATO, K. – **In**:_______ *Histological Atlas of the Human Larynx.* Singular Publishing Group, 1993. pp. 2-103.

HIRANO, M. & SATO, K. – Histologic investigation of macula flava of the human vocal fold. *Ann. Otol. Rhinol. Laryngol.*, **104**:138-143, 1995a.

HIRANO, M. & SATO, K. – Macula flava of the newborn. *Ann. Otol. Rhinol. Laryngol.*, **104**:556-562, 1995b.

HIRANO, M. & SATO, K. – Age related changes of elastic fibers in the superficial layer of the lamina propria of the vocal folds. *Ann. Otol. Rhinol. Laryngol.*, **106**:44-47, 1997.

KAHANE, J. – The conective tissue in the larynx and their effects on voice. *J. Voice*, **1**:27-30, 1987.

KAHANE, J. – Histologic structure and properties of human vocal fold. *Ear Nose Throat J.*, **67**:322-331, 1988.

KAHANE, J. – The conective tissue capsule of the human vocal fold. *26th Annual Symposium: Care of the Professional Voice.* Philadelphia, 1997.

KURITA, S.; HIRANO, M.; MIHASHI, S.; NAKASHIMA, T. – The layer structure of the vocal fold age dependent variations. *Folia. Phoniatr.*, **32**:3-210, 1980.

SAPIENZA, C. & STATHOPOULOS, E. – Comparation flow declination rate: children versus adults. *J. Voice*, **8**:240-247, 1994.

SAPIENZA, C. & SUSSMANN, J. – Articulatory, developmental, and gender effects on measures of fundamental frequency and jitter. *J. Voice*, **8**:145-156, 1994.

SATALOFF, R. – Clinical anatomy and physiology of the voice. **In**:_______ *Professional Voice.* San Diego, Singular Publishing Group, 1997. pp. 111-130.

STROCCHI, R.; DE PASQUALE, V.; MESSERONI, G.; RASPANI, M.; FRANCHI, M.; RUGGERI, A. – Particular structure of the anterior third of the human vocal fold. *Acta Anat.*, **145**:189-194, 1992.

SUNDBERG, J. – Relation between voice range profiles and physiological and perceptual voice characteristics in ten-year-old children. *J. Voice*, **8**:230-239, 1994.

TITZE, I.; PERLMAN, A.L.; COOPER, D. – Elasticity of canine vocal fold tissue. *J. Speech Hear. Res.*, **27**:212-219, 1984.

WOISARD, V.; PERCODANI, J.; SERRANO, E.; PESSEY, J.J. – La voix de l'enfant, évolution morphologique du larynx et ses conséquences acoustiques. *Rev. Laryngol. Otol. Rhinol.*, **117**:313-317, 1996.

YOMUTO, E.; KADOTA, Y., KUROKAWA, H.; SASAKI, Y. – Effects of vocal fold tension and thyroaritenoid activation vocal fold vibration. **In**: FUJIMURA, O. & HIRANO, M. *Vocal Fold Physiology.* Singular Publishing Group 1995. pp. 127-143.

Capítulo 4

Disfonias e Alterações Hormonais

ANAEL MARINHO

INTRODUÇÃO

A laringe pode ser considerada o esfíncter do aparelho deglutofonatório. Na criança, é um ótimo instrumento para respiração, deglutição e proteção das vias aéreas, e também um bom instrumento fonatório. O seu desenvolvimento inicia-se a partir da 3ª semana de vida fetal, e ao nascimento apresenta tamanho aproximado de 7 mm no eixo ântero-posterior e 4 mm no transversal. Nessa etapa, a laringe do lactente se difere daquela do adulto em 4 aspectos: dimensão, consistência, posição e forma (FIG. 4.1).

O crescimento da laringe não cessa ao nascimento. Continua seu desenvolvimento e muda sua configuração durante a infância. Na adolescência, devido às alterações hormonais que passam a exercer maior influência, ocorre a chamada muda vocal. As mudanças na voz acompanham e representam o desenvolvimento do indivíduo tanto do ponto de vista físico como psicológico e social. Com a maturidade, as principais modificações da laringe são o aumento de tamanho, suas proporções e disposição dos compartimentos, como a diminuição do espaço de Reinke e o aparecimento do ligamento vocal.

No início, a laringe encontra-se alta no pescoço. Após o nascimento, inicia sua descida contínua e progressiva que ocorre devido ao crescimento e lordose cervicais. No recém-nascido, o limite inferior da cartilagem cricóide está no nível da terceira e

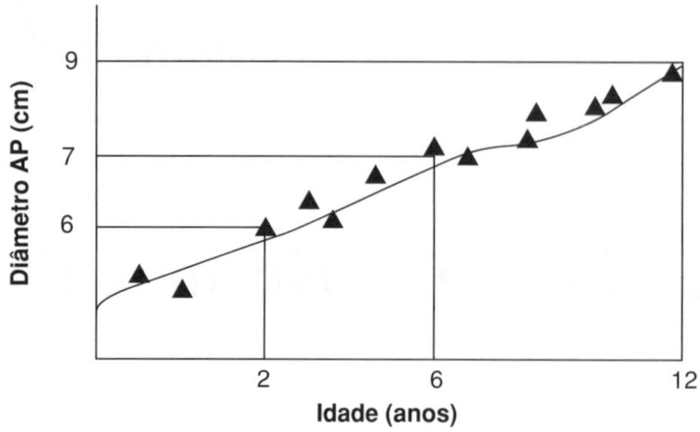

FIGURA 4.1 – Gráfico de estudo radiográfico que compara o comprimento ântero-posterior (AP) da glote de crianças com sua idade (Freeland. **In**: Alcântara e Marcondes).

quarta vértebras cervicais. Ao redor dos 5 anos, posiciona-se no plano entre a quinta e sétima vértebras cervicais onde permanecerá até a idade adulta (FIG. 4.2).

Devido à posição alta da laringe e a uma certa inclinação posterior da lâmina da cartilagem cricóide, o trajeto de entrada do fluxo aéreo, que vai da nasofaringe aos pulmões, é mais curvo que no adulto e a epiglote é mais projetada, alongada e ligeiramente tubular em forma de ômega. Com a descida da laringe, o tubo de ressonância fica mais longo, gerando formantes de freqüências graves. Ocorre um achatamento da epiglote contra a abertura da glote, como uma tampa, e os eixos da faringe, laringe e traquéia cruzam-se num ângulo mais agudo.

A laringe na criança é afunilada e estreita com diâmetro menor em relação à traquéia. Essa forma característica da laringe infantil começa a desaparecer na criança mais velha de ambos os sexos. No adulto, apresenta um estreitamento da região glótica e uma subglote mais ampla. A luz laríngea, inicialmente em forma de T, torna-se mais triangular devido à diminuição relativa do tamanho das aritenóides e do alongamento das pregas vocais. As aritenóides na criança são comparativamente maiores que no adulto. Elas quase não se modificam de tamanho, mas parecem ficar menores com a idade, em relação ao aumento do comprimento e largura da fenda glótica.

Existe uma diferença de consistência dos tecidos na laringe da criança e do adulto. Nas crianças, as partes moles da laringe são mais flácidas. As cartilagens da laringe infantil são delicadas e os ligamentos frouxos. No adulto, elas sofrerão um processo de ossificação. No início, a cartilagem tireóide é contígua ao osso hióide e apresenta forma arredondada. Com o crescimento, ocorre uma ampliação e distanciamento dessas cartilagens evidenciando a membrana tireo-hióidea. O osso hióide não mais se sobrepõe à cartilagem tireóide, tornando-o completamente distanciado, assumindo sua configuração de escudo. A cartilagem cricóide, que inicialmente apresenta forma ovóide, afasta-se inferiormente da tiróide e, paulatinamente, vai se transformando num círculo.

As pregas vocais na criança são mais curtas e apresentam diferença de volume, angulação e posição em relação aos adultos. Não apresentam ligamento vocal maduro dando à túnica mucosa um aspecto gelatinoso. Na puberdade, a diferenciação das camadas intermediária e profunda da lâmina própria está completa, semelhante à do adulto. Ocorre alongamento e afilamento das pregas vocais. Essas modificações provocam a projeção das lâminas da cartilagem tiróide, especialmente nos homens, em direção anterior formando o conhecido Pomo de Adão.

Em relação à cavidade oral, seu tamanho é considerado menor no recém-nascido em relação ao adulto. A mandíbula está retraída, mas a língua não é proporcionalmente menor, e por essa razão ocupa maior espaço na cavidade oral. O palato duro e o véu palatino são mais cefálicos, dificultando as condições de ressonância.

Esses dados passam a ter máxima importância no momento da puberdade. É nessa fase que a criança, especialmente o menino, começa a apresentar modificações essenciais na anatomia da laringe, principalmente em seu diâmetro ântero-posterior. A voz infantil do menino adquire seu caráter masculino e nesse período sua aparência começa a mudar com o surgimento dos caracteres sexuais secundários. Em ambos os sexos ocorre grande atividade hormonal e vascular regional, e a laringe se apresenta edemaciada e hiperemiada. Durante a fonação observa-se uma fenda triangular posterior entre os processos vocais, como se ele estivesse sussurrando. Nessa etapa, predomina uma desarmonia no desenvolvimento do aparelho fonatório devido ao crescimento não homogêneo das suas estruturas. A fala insegura é a principal característica desse período, e deve-se à perda de controle da musculatura envolvida na fala relacionada à dificuldade de adaptação e às modificações anatômicas.

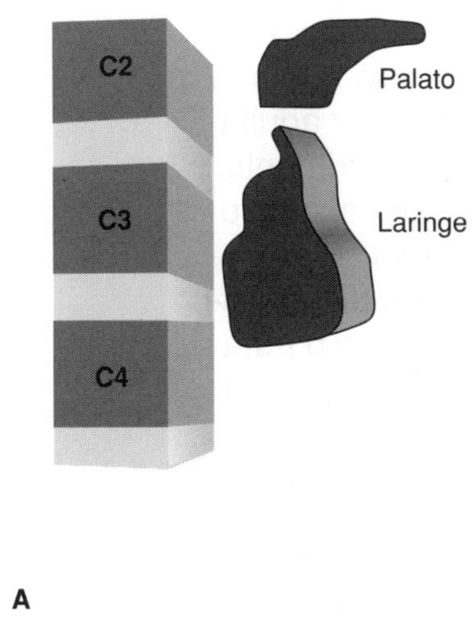

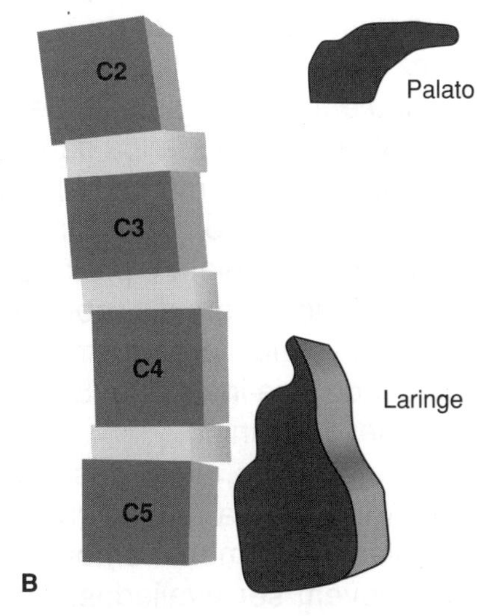

Figura 4.2 – Desenho mostrando a laringe alta no pescoço da criança (**A**), bem próxima ao palato; após o estabelecimento da lordose cervical, a laringe se distancia do palato (**B**).

DESENVOLVIMENTO LARÍNGEO

A voz do adolescente é de qualidade flutuante, fraca, rouca, instável e com tendência a sonoridades graves. A principal característica dessa voz é a instabilidade do "pitch" (timbre) e da amplitude, tanto nos homens como nas mulheres. A razão dessa instabilidade pode ser atribuída a uma gradual adaptação do controle dos nervos motores aferentes e eferentes em relação ao rápido crescimento do órgão fonatório, respiratório e de ressonância. Na manutenção e estabilidade do "pitch", os músculos tensores e adutores internos laríngeos, os músculos externos laríngeos e outros músculos do complexo laringe-hióide estão envolvidos. Todos regulam a posição (comprimento e tensão) das pregas vocais. Na adolescência, as estruturas anatômicas crescem rapidamente e, em seguida, o controle dos nervos periféricos aferentes e eferentes se adaptam de forma gradual à nova situação anatômica. Em síntese, o adolescente, especialmente do sexo masculino, onde as alterações anatômicas são maiores, desconhece as estratégias de ativação pneumofônicas a serem utilizadas nos primeiros momentos da muda vocal.

Nesta fase, a voz da mulher é mais estável que a do homem e, provavelmente, a maturação vocal ocorra mais cedo. Nos homens, a instabilidade é maior e mais duradoura. As diferenças da voz existentes entre meninos e meninas na adolescência podem estar relacionadas às características anatômicas e de velocidade e extensão do crescimento do órgão fonatório e respiratório.

Não há uma idade exata para início da muda vocal. Ela deve iniciar-se em torno dos 10 a 14 anos e deve estar completa aos 14 anos no menino e aos 15 anos na menina. O início da muda pode ser mais tardio em jovens de países de clima temperado e mais cedo em países de clima quente. A muda vocal, em geral, ocorre sem traumas no prazo de 3 a 8 meses, e o controle completo da voz para uso artístico pode demorar de 4 a 6 anos. Mas se o indivíduo é tímido ou se é influenciado pela família que não aceita naturalmente a mudança da voz infantil para a voz adulta, essa transição pode ser marcada por dificuldades e sofrimento.

Ocasionalmente, ocorrem anomalias da muda (por exemplo, precoce, tardia, incompleta e prolongada). Essas anomalias geralmente têm relação com distúrbios hormonais e seu diagnóstico deve ser feito o mais precocemente possível para que o tratamento adequado seja instituído. São raros os problemas no adolescente do sexo feminino.

No sexo masculino, além das anomalias da muda, ocorre a purberfonia (disfonia da muda) que é a manutenção da voz infantil de etiologia puramente emocional. Os fatores psicológicos nessa fase devem ser avaliados. As mudanças no corpo e na voz do adolescente são marcantes e nem sempre ele está pronto para aceitá-las. O papel da família é fundamental nesse período de transição. Como exemplo podemos citar as crianças que apresentam atividade vocal (cantores) que costumam ter dificuldade para assumir a voz de adulto, tendendo a valorizar em excesso as características da voz infantil e, na tentativa de mantê-la, fazem uso do chamado falseto mutacional, alongando as pregas vocais com a ajuda dos músculos cricotireóideos. Alguns autores costumam contra-indicar ou até proibir o canto nessa fase, mas isso não é consensual. Outros mais moderados afirmam ser possível manter a criança em um trabalho de uso vocal que modifique progressivamente as habilidades de modulação.

Alterações Hormonais

Distúrbios Gonadais

Na suspeita de anomalias da muda é necessário que seja feita uma rigorosa avaliação hormonal. Existe uma interdependência entre as glândulas hormonais. No centro, comandando esse sistema endocrinológico, está a glândula pituitária ou hipófise. Por sua vez, a hipófise é regulada pelo hipotálamo. O hipotálamo gerencia esse sistema, secretando fatores liberadores das gonadotrofinas que vão atuar na hipófise. A hipófise secreta os hormônios gonadotróficos (luteotrófico e folículo-estimulante) que estimulam as gônadas a produzir testosterona. Qualquer disfunção desse sistema, principalmente se ocorrer antes e durante a puberdade, pode levar à alteração dos caracteres sexuais secundários. O crescimento da laringe que ocorre na puberdade é um dos caracteres alterados. Portanto, os distúrbios gonadais podem levar à alteração da voz (extensão vocal, registros, intensidade, volume e timbre). O hipogonadismo é a deficiência mais comum da função testicular encontrada na prática clínica. Pode ser primário ou secundário e os sintomas dependem do período inicial da alteração. Se ocorrer antes da puberdade, freqüentemente altera a voz. Está presente nos castrados, nos eunucos, na mutação vocal retardada, incompleta e precoce, e no atraso da maturação de origem hipofisária ou de origem tireogênica.

Castrados – O efeito da castração na voz depende da idade em que a remoção das gônadas é feita. Se ocorrer antes da puberdade, não haverá desenvolvimento dos caracteres sexuais secundários e persistirá a voz infantilizada por toda a vida.

Estudos realizados em adultos jovens castrados na infância mostraram uma laringe com dimensões menores que a de um homem adulto. As pregas vocais tinham, em média, 14 mm, tamanho semelhante as de uma soprano adulta.

No adulto castrado, a potência da voz é maior em comparação à da criança. Isso ocorre provavelmente devido ao fato do volume e movimentos respiratórios serem normais para a idade apesar da laringe menor. Portanto, a extensão vocal do castrado é maior que a da criança. O resultado é um "pitch" elevado uma oitava acima do esperado, idêntico ao da mulher, e os registros e suas transições são os mesmos de uma mulher adulta (soprano e contralto). O timbre, no caso, é neutro, talvez por ocorrer bloqueio das emoções femininas e masculinas. Em geral, a voz do castrado é brilhante, forte e com grande extensão.

Na aplasia gonadal e no castrado antes da puberdade é necessário tratamento de reposição hormonal. Os níveis plasmáticos de testosterona estão reduzidos para o sexo, assim como a excreção urinária dos metabólitos androgênicos, os 17-cetoesteróides (17KS). Apesar de apresentarem infertilidade irreversível, esses pacientes beneficiam-se com terapêutica androgênica a longo prazo no que diz respeito à maturação física e psicológica. A terapia vocal isolada será infrutífera.

Eunucos – Indivíduos com constituição semelhante aos castrados sem que tenha ocorrido castração. Ocorre deficiência de androgênios antes da puberdade e, conseqüentemente, de testosterona. Há vários tipos de eunuco, alguns são altos, magros e astênicos; e outros baixos e obesos. São caracterizados por hipoplasia dos genitais, desenvolvimento deficiente dos caracteres sexuais secundários e desproporção do esqueleto. Podem ser primários, resultantes de patologia testicular (por exemplo, atrofia testicular), apresentando níveis elevados de gonadotrofinas urinárias, ou secundários, causados por deficiência da hipófise, com baixos níveis de gonadotrofinas urinárias. O eunuco faz parte de várias síndromes. Os sintomas começam a aparecer na puberdade quando as características sexuais secundárias, incluindo a mutação vocal, deveriam começar a aparecer. A voz permanece infantil com "pitch" elevado uma oitava acima, igual à da mulher adulta.

Na prática clínica, é de grande importância o diagnóstico das alterações vocais existentes nos casos de hipogenitalismo presente em pequeno grau ("borderline"). Em alguns casos, a voz do eunucóide deve ser diferenciada das alterações funcionais ou psicogênicas, conhecida como voz do falseto mutacional.

Pelo lado radiológico, ocorre osteosclerose generalizada. Quando a atrofia testicular ocorre na primeira infância, a radiografia simples de laringe mostra mínima ossificação da laringe e ossificação incompleta do osso hióide. Quando ocorre na adolescência, caracteriza-se por ossificação normal da laringe. No homem, os hormônios sexuais interferem na ossificação da laringe. Na sua ausência, a ossificação não ocorre.

Algumas formas de eunuquismo são tratáveis, sendo possível que um indivíduo atinja a maturação sexual aproximadamente na 3ª década. São relatados resultados gratificantes com terapia hormonal. O progresso do tratamento é verificado pelo desenvolvimento da voz. Simultaneamente à terapia hormonal, são necessários a terapia vocal e psicoterapia. Os melhores resultados são obtidos quando o tratamento é iniciado cedo e mantido por longo tempo.

Atraso do desenvolvimento físico por atraso da maturação da hipófise ou de origem tireogênica – As etiologias mais prováveis são constitucional (predeterminada geneticamente), hipogenital, disfunção da hipófise ou tireóide. Como exemplo, podemos citar a distrofia adrenocortical ou síndrome de Fröhlichs, que é uma disfunção primária da hipófise onde há deficiência da secreção de hormônios gonadotróficos. Essa síndrome é causada por alteração de certas áreas do hipotálamo que levam à diminuição acentuada de hormônios gonadotróficos. Se isso ocorrer antes da puberdade, produzirá um eunuquismo típico e, simultaneamente, levará à superalimentação em virtude do seu efeito sobre o centro da alimentação do hipotálamo. É caracterizada por infantilismo, desproporção do esqueleto, voz infantilizada e obesidade.

Após anos de tratamento e estudos, SHÜTZ (1941) verificou que doenças irreversíveis levando à essa síndrome ocorrem mais raramente. Foram estudados 2 casos semelhantes a esse que mostraram desenvolvimento normal da voz com tratamento. Portanto, persistência da voz infantil nos casos de atraso da maturação da hipófise é rara.

Muda precoce – Quando a muda estiver completa antes dos 8 anos de idade, será considerada precoce. Ela faz parte da puberdade precoce onde ocorrem aumento do crescimento corpóreo, desenvolvimento dos genitais e outros caracteres sexuais secundários. Em relação à voz, todos os tipos de puberdade precoce levam, nos meninos, ao desenvolvimento precoce. A voz fica igual à do adulto. Nas meninas pode levar à voz similar à da mulher adulta ou a uma diminuição do "pitch" (mutação anômala).

Os tipos de puberdade precoce podem ser enumerados de acordo com sua etiologia:

1. Genuína (idiopática) – Ocorre em ambos os sexos. É a causa mais freqüente de puberdade precoce na mulher.

2. Hipergenital – Testículos ou ovários com excessiva produção de hormônios. Por exemplo, tumor de células intersticiais dos testículos. É uma lesão rara, onde ocorre aumento unilateral de volume testicular com elevação de 17-cetoesteróides e testosterona.

3. Supra-renal – Excessiva produção de hormônios androgênicos masculinos pela supra-renal causada por tumor adenomatoso da adrenal ou por hiperplasia congênita da supra-renal. A glândula supra-renal normalmente produz hormônios androgênicos masculinos. Se ocorrer uma disfunção, a secreção de hormônios androgênicos pelo eixo hipófise-adrenal aumenta, levando à virilização feminina e à maturação sexual precoce no menino. Na mulher, inibe a formação dos hormônios femininos. Na hiperplasia congênita da supra-renal, os 17-cetoesteróides urinários estão moderadamente aumentados e são suprimidos com glicocorticóides.

4. *Hipófise* – Resulta de adenoma basofílico da hipófise. A hipófise produz numerosos hormônios que podem estimular ou inibir todas as glândulas endócrinas. Pode levar à virilização da mulher na puberdade, onde a laringe assume o tamanho da laringe masculina. A voz fica semelhante a de um homem adulto (mutação anômala). Entretanto, em alguns casos, o diâmetro ântero-posterior da laringe está tão acentuado e com pregas vocais tão tensas, que a freqüência fundamental ao invés de cair se eleva (FIG. 4.3).

5. *Pineal* – A pineal promove inibição da função sexual antes da puberdade. É causada por lesões no corpo da pineal durante esse período.

6. *Cerebral* – Disfunção da região cerebral que regula o controle hipotalâmico da função pituitária.

A mutação anômala, citada anteriormente, pode ocorrer devido a um processo de virilização na menina durante a puberdade e é definida como a mudança (troca) da voz da criança por uma voz grave, masculina. Essa alteração é causada por qualquer patologia que leve a laringe da menina a um crescimento semelhante ao do homem. A laringe feminina assume dimensões masculinas na fase de maturação sexual e normalmente se deve ao aumento dos hormônios androgênicos.

Muda vocal incompleta – Pode ser dividida em mutação tardia, prolongada e verdadeiramente incompleta.

A voz infantil observada é resultante de uma alteração na maturação vocal. Essa voz é bastante semelhante à voz dos castrados. Ao contrário dos castrados e dos eunucos, a síndrome da muda incompleta ocorre no indivíduo normal. Existe uma quase nulidade de alterações dos caracteres sexuais secundários em contraste com os acentuados desvios da norma, encontrados no hipogonadismo dos castrados e eunucos. Os sintomas mais fre-

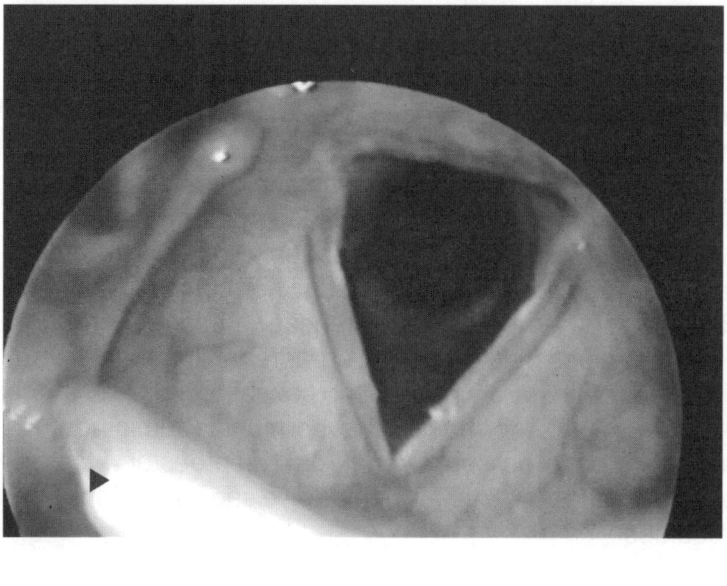

FIGURA 4.3 – Foto da laringe de uma mulher de 22 anos de idade com comprimento das pregas vocais exagerado devido a distúrbio hormonal. Sua voz é tensa e com o "pitch" bastante elevado.

qüentemente observados nos meninos com muda incompleta são rouquidão crônica, fraqueza da voz e retardo do início da muda.

A puberdade espontânea pode ocorrer até os 20 anos de idade. É considerada tardia quando iniciada após esse período. Em geral, está associada a um retardo de 1,5 a 2 anos na idade óssea e freqüentemente a antecedentes familiares de puberdade tardia no lado paterno. Pode ocorrer um hipogonadismo idiopático que, quando associado à hiposmia, é denominado síndrome de Kallman. Tumores hipofisários podem levar à diminuição do crescimento e também ao hipogonadismo.

Podemos distinguir a puberdade retardada simples da doença hipotalâmica ou hipofisária pelo achado de um nível normal de hormônio folículo-estimulante (FSH) no primeiro. O hipogonadismo idiopático pode ser diferenciado da puberdade retardada pela resposta diminuída da prolactina, ao hormônio liberador de tireotrofina (TRH) no primeiro. Os tumores hipofisários podem ser diagnosticados através de radiografia da sela túrcica. Doenças sistêmicas crônicas, como a doença falciforme e a doença intestinal inflamatória ou distúrbios renais, hepáticos ou pulmonares avançados estão, muitas vezes, associados à puberdade tardia.

A administração de androgênio ou de gonadotrofina coriônica humana (HCG) em indivíduos com puberdade tardia idiopática, durante 8 semanas, levará à maturação hipotalâmica seguindo-se a puberdade normal. Esse tratamento não está isento de efeitos colaterais, podendo interferir no seu crescimento bloqueando a puberdade normal e prejudicando a sua altura final. Só deve ser feito se o adolescente estiver se sentindo inferiorizado e isto estiver levando a problemas emocionais.

A muda incompleta prolongada caracteriza-se por persistência da voz mutacional, típica da puberdade, por muitos anos. A muda verdadeiramente incompleta reflete o seu resultado deficiente. A voz não desenvolve-se por completo e não se assemelha à voz normal do adulto.

Em todos os três tipos de muda incompleta, o "pitch" encontra-se mais elevado e a voz fica semelhante à do contralto feminino. Pode ocorrer subitamente mudança de registro vocal que passa do registro médio para o falseto. O uso contínuo do falseto não é típico dessa muda. Sua característica principal é a pequena extensão vocal e pouco desenvolvimento da voz de peito. A maioria deles é incapaz de cantar e apresenta ausência de musicalidade.

O diagnóstico é feito através da análise vocal, observação de pequenas alterações físicas, exames hormonais e da laringoscopia direta. Nesse exame, podemos observar hiperemia, congestão e irritação das pregas vocais, e presença do triângulo mutacional. Alterações estas consideradas típicas do período de maturação vocal (Fig. 4.4).

A avaliação psicológica é de fundamental importância e costuma revelar insegurança, imaturidade emocional, sentimento de

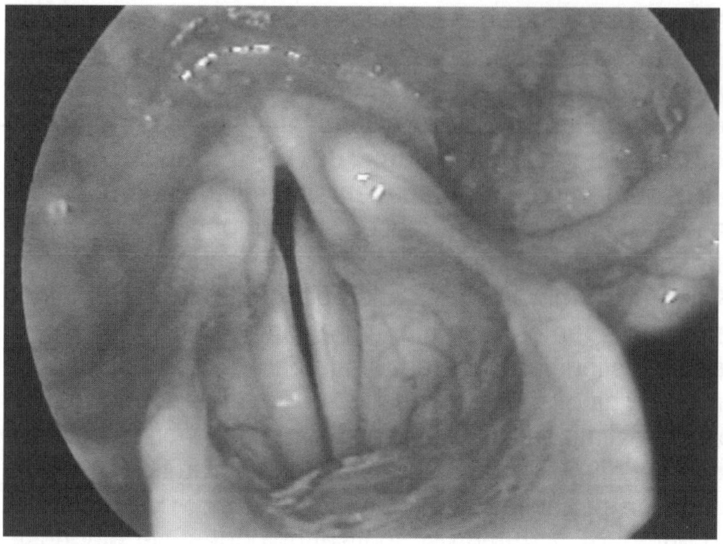

FIGURA 4.4 – Foto da laringe de um rapaz de 19 anos com muda incompleta.

rejeição e hostilidade. Através do tratamento de reposição hormonal feito durante a puberdade com fonoterapia e psicoterapia associadas, o prognóstico de melhora é bom. No adulto, a possibilidade de tratamento é cirúrgica. A cirurgia de escolha é a tireoplastia Tipo 3 (FIG. 4.5).

Distúrbios Tireóideos

Durante a puberdade, o desenvolvimento gonadal promove o crescimento físico até a maturidade. Na infância, a tiróide e o timo são fundamentais e os principais responsáveis pelo crescimento. Quando a interação entres esses hormônios pituitários, tireóideos e gonadais está alterada, o desenvolvimento final dos caracteres sexuais secundários pode não ser alcançado.

O hipotálamo secreta o TRH. Esse hormônio estimula a hipófise a produzir o hormônio estimulador da tireóide (TSH) que é responsável pela produção dos hormônios tireóideos (T_3, T_4). O TSH pode ser suprimido pela T_4 através de mecanismo de competição com o TRH.

Cretinismo – O hipotireoidismo, que ocorre no útero, evidente por ocasião do nascimento, é conhecido como cretinismo.

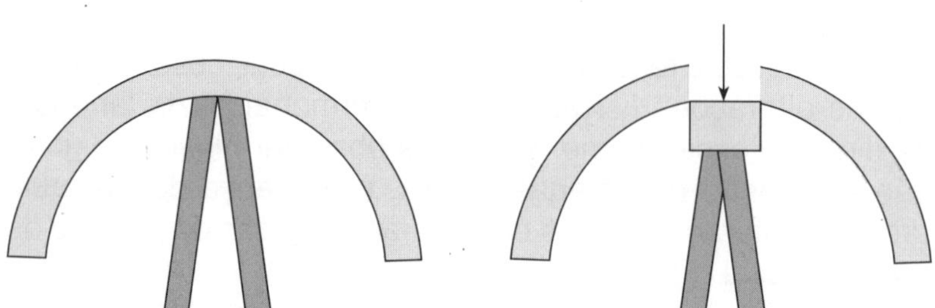

FIGURA 4.5 – **A** e **B**) Esquemas mostrando o conceito de encurtamento das pregas vocais para agravar o "pitch".

Esse distúrbio leva a grave retardo no crescimento e desenvolvimento, incluindo retardo mental quando não tratado. Pode ocorrer devido à disgenesia tireóidea primária, hipotireoidismo com bócio associado a um defeito na produção do hormônio tireóideo e por deficiência de TSH devido a distúrbio hipotalâmico-hipofisário esporádico ou familiar.

As manifestações clínicas do hipotireoidismo podem estar ausentes ao nascimento e dependem do tipo de defeito, idade do início, duração e intensidade da deficiência do hormônio tireóideo. Com o tempo, evolui para manifestações mais clássicas. O crescimento normal do corpo requer intacta interação entre a hipófise, através dos hormônios tireotróficos, e a glândula tireóide que secreta hormônios tireóideos (T_3 e T_4).

Os cretinos apresentam ossificação esquelética atrasada. Ocorre um retardo do crescimento laríngeo e conseqüentemente alteração da voz. Essa ossificação pode ocorrer quando o indivíduo alcançar a idade adulta.

Existem três tipos de cretinismo, o total que leva a alterações graves da laringe, o leve onde as alterações são menores e o subclínico com discreta alteração vocal.

A voz do cretino, em geral, apresenta pequena extensão vocal e timbre variável. No cretinismo associado com hipogenitalismo existe hipoplasia laríngea. O "pitch" encontra-se elevado (semelhante ao falseto) e a voz infantilizada. Há uma total ausência de habilidade no canto. O retardo mental e a diminuição da audição, presentes no cretinismo, são considerados situações complementares que podem ajudar na instalação da disfonia. A voz tem algumas semelhanças com a voz senil e está correlacionada com aumento da rigidez das articulações, perda da elasticidade dos tecidos conjuntivos e fraqueza da musculatura. Ocorre enfraquecimento muscular generalizado e, conseqüentemente, da voz, que se torna monótona e com ataque vocal suave. Congestão edematosa das fibras, infiltração gordurosa e diminuição da propriocepção muscular são outras manifestações encontradas.

Reconhecer as formas subclínicas de hipotireoidismo em crianças é de grande importância. O tratamento com reposição hormonal pode levar à melhora do crescimento físico, mental e verbal, quando iniciado antes dos 3 meses de idade.

Hipotireoidismo juvenil – Insuficiência da tireóide em crianças maiores ou adolescentes deve ser precocemente diagnosticada, pois é uma causa grave de insuficiência do crescimento e desenvolvimento sexuais retardados.

O hipotireoidismo adquirido durante as 2 primeiras décadas de vida se origina de muitas causas. A doença de Hashimoto é o distúrbio isolado mais freqüentemente observado durante a infância e adolescência.

As manifestações iniciais da deficiência de hormônio tireóideo em crianças são o retardo de crescimento e o desenvolvimento atrasado. As crianças pré-púberes apresentam peso excessivo, infantilismo sexual e puberdade retardada. A maioria tem dificuldades na escola, mas não desenvolve um distúrbio mental irreversível.

No hipotireoidismo juvenil também ocorre atraso da maturação óssea. Os níveis de fosfatase alcalina encontram-se tipicamente baixos, o que é compatível com uma formação óssea diminuída. O TSH encontra-se elevado e a T_4 total e livre baixas.

As características da voz nesse distúrbio são rouquidão, desordens musculares da movimentação das pregas vocais, atrofia muscular das pregas vocais com diminuição da mucosa e formação de fenda glótica, lentidão, fraqueza e distúrbio articulatório. Essas alterações da voz podem ser a primeira manifestação do hipotireoidismo subclínico na infância. Deve ser feito tratamento endocrinológico de acordo com a etiologia.

Doença de Graves (hipertireoidismo) – Existe um estado metabólico aumentado, onde as alterações fisiológicas são conseqüências dos altos níveis de hormônios tireóideos circulantes.

No hipertireoidismo infantil, a doença de Graves é a forma mais diagnosticada. Clinicamente, é caracterizada por hipertensão, bócio e exoftalmo, e laboratorialmente pela presença de gamaglobulina sérica (estimulador tireóideo de longa ação – LATS) e de TSH. Ocorre habitualmente em crianças maiores, acima de 10 anos. A suspeita diagnóstica tem relação com os primeiros sinais da doença que são distúrbios emocionais, deterioração na conduta escolar e hiperatividade motora. Pode estar associada com insuficiência idiopática da supra-renal. O hipertireoidismo neonatal é raro e surge, em sua quase totalidade, em crianças nascidas de mães portadoras de tireotoxicose.

Associada ao hipertireoidismo pode ocorrer disfonia. Aumento da freqüência respiratória e redução da capacidade vital são alterações observadas. Na doença de Graves, a capacidade vital está diminuída no mesmo grau que o metabolismo basal está aumentado. Ocorre fadiga vocal com espasmos laríngeos esporádicos. O timbre vocal encontra-se alterado, às vezes voz semelhante à "*taquara rachada*". Os registros vocais, principalmente nas meninas, são altos. Sinais de fonastenia estão freqüentemente presentes.

Disfunção da Adrenal

A adrenal sintetiza três grupos importantes de hormônios esteróides: glicocorticóides, andrógenos e mineralocorticóides.

Os mineralocorticóides, através da aldosterona, e os glicocorticóides exercem funções metabólicas importantes e agem no equilíbrio eletrolítico. O mecanismo de controle desses esteróides é o sistema renina-angiotensina e o hormônio liberador de corticotrofina-hormônio adrenocorticotrófico (CRH-ACTH), respectivamente.

Na puberdade verifica-se um aumento dos níveis plasmáticos e urinários dos esteróides. Em relação aos andrógenos, as principais fontes são as gônadas e adrenais. A testosterona é principalmente de origem testicular e adrenal. A androstenediona e a deidroepiandrostenediona (DHA) são originárias do córtex adrenal. O mecanismo de controle da produção dos andrógenos adrenais ainda não é bem conhecido. Esses hormônios são responsáveis pela adrenarca.

Hipofunção do córtex adrenal – Insuficiente produção de glicocorticóides e/ou mineralocorticóides. São consideradas insuficiências adrenocorticais a hiperplasia congênita da supra-renal, doença de Addison e hemorragias adrenais dos recém-nascidos.

A suspensão brusca de corticóide exógeno, administrado a crianças com processos crônicos, mantém uma situação de insuficiência cortical durante um tempo variado.

As manifestações clínicas variam com a etiologia e principalmente com a idade da criança. Nas crianças maiores, quando ocorre diminuição dos mineralocorticóides e/ou dos glicocorticóides, aparecem manifestações dermatológicas como hiperpigmentação. Surgem fraqueza muscular, anorexia, hipoglicemia e crises de distúrbios hidroeletrolíticos.

As alterações vocais encontradas com maior freqüência são enfraquecimento da voz após adinamia muscular, fadiga, enfraquecimento do timbre; e, com a progressão da doença, a voz torna-se rouca. Essas alterações foram observadas em casos avançados da doença de Addison. Sintomas decorrentes da destruição do córtex da glândula supra-renal, com diminuição da síntese de cortisol e aldosterona, são característicos dessa doença.

Formas subclínicas de insuficiência adrenal são tratadas com corticóides e apresentam bons resultados.

Hiperfunção do córtex adrenal – Níveis circulantes exagerados de mineralocorticóides, glicocorticóides e andrógenos. São considerados exemplos de hiperfunção do córtex supra-renal a síndrome de Cushing (rara na infância), hiperplasia congênita de hormônio do córtex da supra-renal (HCSR) (genitália ambígua no sexo feminino e pseudo-hermafroditismo no sexo masculino), hiperaldosteronismo e tumores da supra-renal virilizantes ou feminilizantes.

A hipersecreção dos hormônios sexuais refere-se principalmente à secreção exagerada de andrógenos adrenais com puberdade precoce no menino e virilização na menina. As alterações vocais que ocorrem nessa disfunção já foram relatadas anteriormente.

As alterações vocais mais freqüentes encontradas nas diferentes síndromes hormonais estão relatadas no QUADRO 4.1 e as diferenças nos genitais estão relatadas no QUADRO 4.2.

QUADRO 4.1 – Alterações vocais mais freqüentes segundo a disfunção hormonal.

Substância	Mecanismo de controle	Alterações vocais mais freqüentes
Andrógenos adrenais	?	*Excesso* – causa: virilização na menina; puberdade precoce no menino
Mineralocorticóides	Sistema renina-angiotensina	*Diminuição* – causa: enfraquecimento da voz; fadiga e rouquidão
Glicocorticóides	CRH-ACTH	*Diminuição* – causa: enfraquecimento da voz; fadiga e rouquidão
Esteróides sexuais gonadais	GnRH/FSH-LRH	*Castrados* – voz infantil, extensão vocal alargada, "pitch" $\frac{1}{8}$ acima; registros de mulher adulta; timbre neutro; brilho; laringe pequena e curta *Eunucos* – voz infantil; "pitch" elevado *Muda precoce* – desenvolvimento orgânico laríngeo precoce; voz de adulto *Muda incompleta* – disfonia; fraqueza vocal; "pitch" elevado; uso de falseto; extensão vocal encurtada, ausência de musicalidade
Hormônio de crescimento	GH/HCH	*Diminuição* – voz semelhante à puberdade tardia *Aumento* – causa: gigantismo *Acromegalia* – voz rude, grave, áspera; tempo de fonação e extensão vocal diminuídos; cartilagens laríngeas largas e espessas; aritenóides e ventrículo avantajados; virilização em meninas
Hormônios tireóideos	TRH/TSH	*Cretinismo* – extensão vocal curta; timbre variável; "pitch" elevado; voz infantil; pouca musicalidade; voz senil devido à rigidez dos tecidos conjuntivos e fraqueza muscular; ataque vocal suave *Hipotireoidismo juvenil* – disfonia; atrofia das pregas vocais; fenda glótica; fraqueza vocal e lentidão na movimentação das pregas vocais *Doença de Graves* – aumento da freqüência respiratória e diminuição da capacidade vital; fraqueza vocal; espasmos laríngeos; timbre alterado; registro vocal alto

Disfunção da Pituitária

A hipófise é dividida em lobo anterior ou adeno-hipófise e lobo posterior ou neuro-hipófise. A adeno-hipófise produz hormônio controlador hipofisário (HCH) que é estimulado pelo hormônio do crescimento (GH) hipotalâmico. O HCH quando produzido excessivamente leva a criança ao quadro de gigantismo e quando diminuído, ao nanismo. Quando o aumento de HCH ocorre na adolescência, onde as fises estão parcialmente fechadas, há o crescimento somente das extremidades.

QUADRO 4.2 – Diferenças de hipogenitalismos segundo a etiologia.

Etiologia	Ocorrência
Castração	Sem transformação da laringe infantil para a adulta; voz infantil; resultado final da maturação sexual é alterado (alteração de desenvolvimento)
Eunuco	Sem retardo de maturação sexual; não ocorre muda; voz infantil; neutra; sem emoção; adulto fica sexualmente hipodesenvolvido (alteração de maturação)
Hipotireoidismo hipogenital associado com aplasia da tireóide	Retardo do crescimento da laringe; desenvolvimento vocal severamente inibido (alteração de crescimento)
Cretinismo	Combina alterações de crescimento, desenvolvimento e maturação; hipodesenvolvimento físico desde o nascimento

Hipopituitarismo – Produção deficiente de HCH. Pode ser total ou parcial e ocorrer de forma isolada ou associada à deficiência de outras trofinas hipofisárias (TSH, ACTH ou gonadotrofinas).

É causado na maioria das vezes por lesões do SNC (por exemplo, craniofaringioma). Nesses casos, a diminuição do ritmo de crescimento antecede o quadro neurológico. A altura e o peso estão normais ao nascimento e a velocidade de crescimento começa a diminuir no 2º ano de vida.

A criança apresenta laringe pequena com voz aguda, genitália pouco desenvolvida, acúmulo de gordura no tronco entre outros sintomas.

As alterações da voz são similares às encontradas na puberdade retardada. Nas crianças com deficiências de outras trofinas hipofisárias irão somar-se ao quadro clínico anterior os aspectos próprios de cada endocrinopatia.

Nos casos após a ressecção de tumores, deve-se fazer terapia hormonal, podendo atingir altura final adequada e desencadear a puberdade. O diagnóstico é feito através de dosagens hormonais e radiografias de mãos, pés e punhos.

Hiperpituitarismo – Hipersecreção de trofinas hipofisárias. Pode ser primário (tumor hipofisário) e secundário (hipofunção das células alvo).

Ocorre quadro de gigantismo, caracterizado por crescimento corpóreo exagerado e aparece quando as epífises ainda não se fundiram. É causado geralmente por adenoma eosinofílico. Pode levar à puberdade retardada, ao hipotireoidismo e à insuficiência adrenal devido à diminuição de outras trofinas como TSH, ACTH e gonadotrofinas. Os sobreviventes terão na vida adulta aspecto corpóreo eunucóide com extremidades alongadas (gigantismo eunucóide). As alterações vocais existentes no gigantismo são similares às existentes na puberdade retardada.

No acromegálico, a cartilagem laríngea encontra-se espessada, alargada, com aritenóides aumentadas e ventrículos alargados. A voz é rude, grave, áspera, com tempo de fonação e extensão vocal diminuídos, e acentuada virilização da voz nas meninas. A hipertrofia das estruturas laríngeas pode levar à obstrução do vestíbulo causando estridor e dispnéia. Com o avanço da doença, progride o alargamento supraglótico da laringe, rebaixando a qualidade vocal. A disfonia piora com o crescimento da língua e protrusão da mandíbula encontrados nos casos de acromegalia avançados.

O diagnóstico das disfunções pituitárias deve ser precoce e tratado pelo especialista. A terapia da voz e psicoterapia podem ser úteis.

Bibliografia

ALCÂNTARA, P. & MARCONDES, E. – *Pediatria Básica.* Vol. 1. São Paulo, Sarvier, 1978.

GANONG, W. – *Review of Medical Physiology.* Los Altos, Lange, 1985.

LUCHSINGER, R. & ARNOLD, G. – Vocal fold disorders of endocrine origin. **In**: LUCHSINGER, R. & ARNOLD, G. *Voice-Speech and Language. Clinical Communicology; its Physiology and Pathology.* Chicago, Wadsworth, 1966.

NARCY, P. *et al.* – *Le larynx de l'enfant.* Paris, Arnette L, 1979.

Capítulo 5

Entendendo a Muda Vocal

WANDERLENE ANELLI

Desde o nascimento, ou melhor, desde a concepção, o ser humano passa por transformações. Podem ser orgânicas ou psicossocioemocionais, ocorrem em épocas determinadas da vida e, apesar das diferenças individuais que necessitamos sempre respeitar e considerar, seguem uma seqüência básica inalterada.

Neste capítulo será colocado em evidência o momento de transformação entre a infância e a puberdade (dos 9 aos 15 anos), ressaltando as mudanças que ocorrem com a voz.

Meninos e meninas tornam-se adolescentes, passando por esta fase evolutiva necessária, que vem carregada de um significado muito forte, tanto orgânica, social como psiquicamente. As alterações físicas devem-se muito às mudanças hormonais que refletem nas características sexuais, ocorrendo de acordo com uma seqüência. Porém, as idades podem variar de indivíduo para indivíduo, sendo necessário observar este parâmetro durante a avaliação da voz no período da adolescência.

As transformações são mais evidentes no sexo masculino.

Segundo VANDER e cols. (1981), ocorre a seguinte cronologia no desenvolvimento sexual:

- Nos meninos, o primeiro sinal da puberdade é a aceleração do crescimento dos testículos, seguido pelo aparecimento dos pêlos púbicos e bem mais tarde, finalizando com o crescimento dos pêlos axilares e faciais. Este período ocorre, em média, entre 13 e 15 anos, podendo variar entre 11 e 17 anos. Existe uma superposição de limites, podendo aos 13 anos e 6 meses um rapaz já ter completado a maturidade, enquanto outro encontra-se na pré-puberdade.

- Nas meninas, o primeiro acontecimento da puberdade é o início do crescimento dos seios, ocorrendo por volta dos 11 anos, podendo os pêlos púbicos aparecerem antes. O primeiro ciclo menstrual ocorre por volta dos 13 anos e, quase sempre, após grande crescimento corporal total.

As principais mudanças laríngeas são:

- Aumento do diâmetro ântero-posterior.
- Aumento do comprimento, largura e espessura das pregas vocais. Segundo ANDREWS (1995), as pregas vocais alongam-se cerca de 10,9 mm no sexo masculino e 4,2 mm, no feminino.
- Posicionamento cervical da laringe mais inferior em relação à coluna.

Ocorre também desenvolvimento das cavidades de ressonância e do tórax e, como conseqüência, aumento dos pulmões e da capacidade respiratória.

Devido às mudanças no trato vocal, a produção vocal também passa a ter diferenças, ocorrendo, então, o período da muda vocal ou mutação vocal fisiológica, nos meninos entre 13 e 15 anos e nas meninas entre 12 e 14 anos.

Em média, a intensidade vocal aumenta e o registro nos homens passa a ser modal baixo e nas mulheres modal alto.

De modo geral, observa-se que a freqüência fundamental nos homens abaixa em uma oitava e nas mulheres, 3 ou 4 semitons (ZEMLIN, 1988). Essa passagem ocorre de modo gradual durante o crescimento. Por isso, freqüentemente, pode-se observar, desvios na freqüência fundamental, até que ocorra uma adaptação para a emissão vocal e as alterações biológicas se estabilizem.

Em alguns casos, ocorre bitonalidade durante a muda vocal, diminuindo conforme atinge-se o final desta transformação na voz, quando já é possível a emissão de novas notas, principalmente as agudas, com estabilização das notas graves.

Havendo aumento das caixas de ressonância, gradativamente a voz obtém maior potência. Normalmente, no início da muda, a ressonância torna-se mais laríngea com componente nasal como compensação ou por aumento da cavidade nasal, equilibrando-se no final.

Verifica-se que as pregas vocais passam por um período em que permanecem edemaciadas e hiperemiadas.

Ocorrem mudanças na qualidade vocal, passando de uma leve rouquidão para uma voz sem alterações, cada vez mais indicando uma voz adulta tanto para o homem como para a mulher.

As alterações vocais durante o período da muda vocal ocorrem em maior número com os homens. Com as mulheres pode ocorrer uma persistência da voz infantil até a fase adulta.

Os problemas na muda vocal podem ocorrer devido a alterações hormonais ou por outras causas orgânicas, como alterações congênitas ou neurológicas. Porém, na maioria dos casos, estão relacionados com o fator emocional do adolescente. "A adolescência é um período evolutivo normal da personalidade, podendo refletir forças em conflito dentro de uma estrutura de *self* consolidada ou não, saudável ou não, dependendo dessa condição a eflorescência de uma adolescência normal ou patológica" (UCHÔA, 1976).

Sabendo-se que o aspecto psicoemocional de uma pessoa está diretamente relacionado com o corpo, vê-se que este refletirá toda a mudança que ocorre na vida emocional do adolescente. O adolescente perde a identidade infantil, mas ainda não possui uma identidade estável de adulto e esta "crise de identidade" leva a uma inadaptação passageira.

Ocorrem conflitos referentes ao esquema corporal: "o adolescente é consciente de suas transformações corporais, sentindo assim que perdeu definitivamente o corpo infantil, as situações infantis de dependência prazerosa, os pais protetores, tudo a exigir um novo esforço de adaptação às condições biológicas e psicológicas em que passa ele a viver" (UCHÔA, 1976).

A expressão corporal e facial de uma pessoa comunica as suas emoções, sem precisar transformá-las em palavras. Sendo a voz um meio de comunicação do ser humano, transmite através de sons o que o corpo expressa pelos seus movimentos (ANELLI & XAVIER, 1995). Desta forma, se o adolescente não tem a possibilidade de expressar seus sentimentos conflituosos que normalmente vive, terá reflexos na tensão corporal. E a voz por sua vez refletirá estes conflitos e tensões, vindo a ser uma das causas das alterações vocais ocorridas durante a muda vocal.

A voz do adolescente reflete as transformações orgânicas que ocorrem, porém isto não justifica que alguns apresentem impossibilidade de produzir a voz com toda sua potência.

Para uma boa produção vocal considera-se importante apresentar adequadas condições orgânicas do trato vocal, necessitando também, segundo CATTONI (1997), "do desenvolvimento da percepção auditiva, da liberação de bloqueios no corpo, de aguçada percepção corporal, de uma capacidade de comandar o ar e da possibilidade de relaxamento na laringe".

Sendo assim, pensando-se em todo o processo que é a adolescência, pode-se compreender o mecanismo das alterações vocais funcionais que ocorrem. Que são, como em toda disfonia, um sintoma a ser interpretado e dissolvido, não dependendo somente da vontade consciente de quem o possui.

A voz do adolescente reflete toda sua vida emocional de transformações e conflitos, sabendo-se que nesta época os instintos aumentam e os conflitos fazem pressão sobre o pensamento que torna-se mais abstrato e simbólico. Talvez, por isso, o adolescente seja mais criativo.

Por outro lado, os pensamentos também recebem influência da ansiedade e defesa diante dos conflitos. O adolescente, na maioria das vezes, é inseguro, ansioso e agressivo, em conflito e em rebeldia, tendo condutas de afirmação (Uchôa, 1976), produzindo durante a adolescência uma voz que reflete tudo isto.

Habitualmente, observa-se que as alterações vocais durante a muda vocal podem ser caracterizadas por:

- Ocorrer um período prolongado de muda vocal.
- Não ser completa a mutação fisiológica da voz dentro do tempo esperado.
- Ocorrer antes ou depois do momento esperado, de acordo com o desenvolvimento do adolescente.
- Ocorrer o desenvolvimento orgânico para a muda vocal, mas não haver a adaptação funcional.

Em todas estas situações, a voz apresenta alterações, podendo-se observar:

- Qualidade vocal rouca e instável.
- Falta de estabilidade da freqüência fundamental.
- Uso divergente de registro.
- "Loudness" fraco.
- "Pitch" extremamente agudo ou grave (som basal).
- Laringe muito elevada ou abaixada.
- Modulação restrita.
- Esforço durante a fonação.
- Fadiga vocal.
- Diminuição da potência vocal.

Ao se decidir sobre a conduta terapêutica com um adolescente apresentando alterações vocais, faz-se necessário, além de considerar as características vocais, levar em conta o que já foi exposto quanto à psicodinâmica do adolescente.

Como primeiro passo, é importante que o paciente compreenda o que está acontecendo com sua voz, qual o significado deste sintoma, entendo, então, o crescimento do seu corpo, destacando-se a anatomia e fisiologia laríngea deste momento, percebendo assim que seu trato vocal também sofreu ou está em processo de transformação.

Perceber auditivamente suas características vocais, relacionando-as com as emoções e transformações orgânicas e psicoemocionais que ocorrem no momento, colabora para que o paciente ao compreender o que ocorre possa atuar com possibilidades de transformar este quadro.

Esta percepção auditiva ajudará no treinamento vocal, que tem como objetivo realizar um ajuste funcional sem esforço e com equilíbrio de tensão muscular durante a fonação, ocorrendo adequação da emissão quanto à estabilidade da freqüência fundamental, do registro e do "loudness".

Na literatura (BOONE, 1983; BEHLAU, 1992) encontra-se sugestões como a de trabalhar com sons nasais, sons facilitadores de emissão vocal suave, técnica do bocejo e da fonação inspiratória, exercícios com modulação vocal principalmente utilizando sons graves, associando emissão de vogais graves sustentadas após sons de apoio nasais ou não.

PINHO e cols., em 1996, sugeriram o uso do vocal "fry" como melhor técnica para se iniciar a fonoterapia nos casos de alterações vocais da muda vocal. Podendo-se obter um "pitch" normal a partir da emissão do vocal "fry".

Porém, além de todo o treinamento vocal, o mais importante é que o paciente compreenda este sintoma que vem ocorrendo com ele, percebendo seu real significado para então atuar sobre ele.

A disfonia é um sintoma e, segundo CATTONI (1997), "... como qualquer sintoma, foi a solução "encontrada" pelo corpo para dar conta de uma dinâmica, que de certa forma não pôde ser percebida, tratada ou cuidada." Como já foi dito, o adolescente vive um momento repleto de conflitos, incertezas e insegurança, e muitas vezes diante da impossibilidade de lidar com estas questões, durante este momento de transformação, seu corpo encontra como solução a ocorrência do sintoma da disfonia.

Portanto, a fonoterapia deve ir além da adequação de padrões fonatórios, buscando junto com o paciente/adolescente disfônico dissolver o que impede a efetiva e completa utilização de sua voz neste momento de transformação de criança em adulto, podendo comunicar inclusive seus conflitos sem perder o controle sobre sua voz e comandando a força e direção desta, de acordo com seus sentimentos, pensamentos e necessidades.

Cabe ao fonoaudiólogo, durante este processo terapêutico, estar junto ao paciente na "descoberta" de sua voz, das possibilidades ilimitadas que esta possui de expressão, permitindo-se passar por este momento de transição fisiológica/psicossocial, compreendendo e aceitando as instabilidades apenas como uma etapa no processo de crescimento e desenvolvimento do ser humano, percebendo, assim, a possibilidade de usar a voz com toda sua potência, apesar de todas as mudanças que ocorrem em sua vida, neste momento.

Bibliografia

ANDREWS, M.L. – Pediatric phonatory disorders. **In**: *Manual of Voice Treatment – Pediatrics Through Geriatrics*. San Diego, Singular Publishing Group, 1995.

ANELLI, W. & XAVIER, C. – Novo enfoque de atendimento a pacientes disfônicos em instituição: grupos de orientação. **In**: MARCHESAN, I.Q.; BOLAFFI, C.; GOMES, I.C.D.; ZORZI, J.L. *Tópicos em Fonoaudiologia*. Vol. II. São Paulo, Ed. Lovise, 1995.

BEHLAU, M. & PONTES, P. – Disfonias psicogênicas. **In**: FERREIRA, L.P. *Um Pouco de Nós sobre Voz*. Barueri, São Paulo, Pró-Fono Divisão Editorial, 1992.

BEHLAU, M. & PONTES, P. – O desenvolvimento ontogenético da voz: do nascimento à senescência. **In**: *Avaliação e Tratamento das Disfonias*. São Paulo, Ed. Lovise, 1995.

BOONE, D.R. – Terapia vocal para problemas de hiperfuncion. **In**: *La Voz y el Tratamiento de sus Alteraciones*. Buenos Aires, Ed. Médica Panamericana, 1983.

BRANDI, E. – Estudo do processo vocal básico II: sistema fonatório. **In**: *Disfonias – Avaliar para Melhor Tratar*. São Paulo, Ed. Atheneu, 1996.

CATTONI, M.E.M. – Trabalho corporal no atendimento ao disfônico. **In**: CAMPIOTTO, A.; LEVY, C.; HOLZHEIM, D.; RABINOVICH, K.; VICENTE, L.; CASTIGLIONI, M.; REDONDO, M.C.; ANELLI, W. *Tratado de Fonoaudiologia*. São Paulo, Ed. Roca, 1997.

PINHO, S.M.R.; NAVAS, D.M.; CASE, J.L.; LAPOINTE, L. – O uso do vocal fry no tratamento da puberfonia. **In**: MARCHESAN, I.Q.; ZORZI, J.L.; GOMES, I.C.D. *Tópico em Fonoaudiologia*. Vol. III. São Paulo, CEFAC e Ed. Lovise, 1996.

UCHÔA, D.M. – Adolescência. **In**: *Psicologia Médica*. São Paulo, Ed. Sarvier, 1976.

VANDER, A.J.; SHERMAN, J.H.; LUCIANO, D.S. – Reprodução. **In**: *Fisiologia Humana – Os Mecanismos da Função de Órgãos e Sistemas*. São Paulo, McGraw-Hill do Brasil, 1981.

Capítulo 6

Pólipos e Nódulos das Pregas Vocais na Criança

André de Campos Duprat

Pólipos e nódulos são lesões estruturais das pregas vocais, que são adquiridas ao longo da vida, relacionadas a um trauma laríngeo. As características estruturais, presença de determinadas glicoproteínas na prega vocal, proporções glóticas e mecanismos funcionais da laringe podem contribuir na gênese destas afecções. Tratam-se de lesões superficiais que não apresentam relação com o ligamento vocal, acometendo apenas o epitélio e a camada superficial da lâmina própria.

Nódulos Vocais

Caracterizam-se por espessamento da borda livre de ambas as pregas vocais, na região da junção de seu terço anterior com o terço médio (Fig. 6.1). Neste local, ocorre a maior amplitude de vibração, correspondendo à porção mediana da prega vocal membranosa. Portanto, é a região de maior atrito entre as pregas vocais durante a emissão. A sua origem está associada a um distúrbio funcional da laringe, que pode ser caracterizado por um aumento da tensão laríngea ou rigidez das pregas vocais, associado a um aumento da pressão subglótica.

O aumento da tensão nas pregas vocais ocorre à custa de seu alongamento exagerado por uso excessivo do músculo cricotireóideo, ou ainda, pelo desequilíbrio de forças musculares ocasionado por atividade simultânea dos músculos tireoaritenóideos e cricotireóideos.

Apesar de encontrarmos esta última estratégia durante a maior parte da emissão em registro modal, reconhecemos que a tensão concomitante e inadequada dos dois músculos pode provocar um arranjo tensional prejudicial à vibração do epitélio de revestimento das pregas vocais.

A gênese da lesão nodular está relacionada a uma rotura da microcirculação na camada superficial da lâmina própria, gerando um hematoma e um processo inflamatório local, que podem ser substituídos por fibrose dando origem à formação nodular com hiperceratose da camada epitelial. Estas modificações estruturais levam a um aumento da rigidez e da massa das pregas vocais.

No adulto, os nódulos das pregas vocais são mais freqüentes no sexo feminino; por outro lado, em crianças há uma predominância no sexo masculino. Algumas características pessoais,

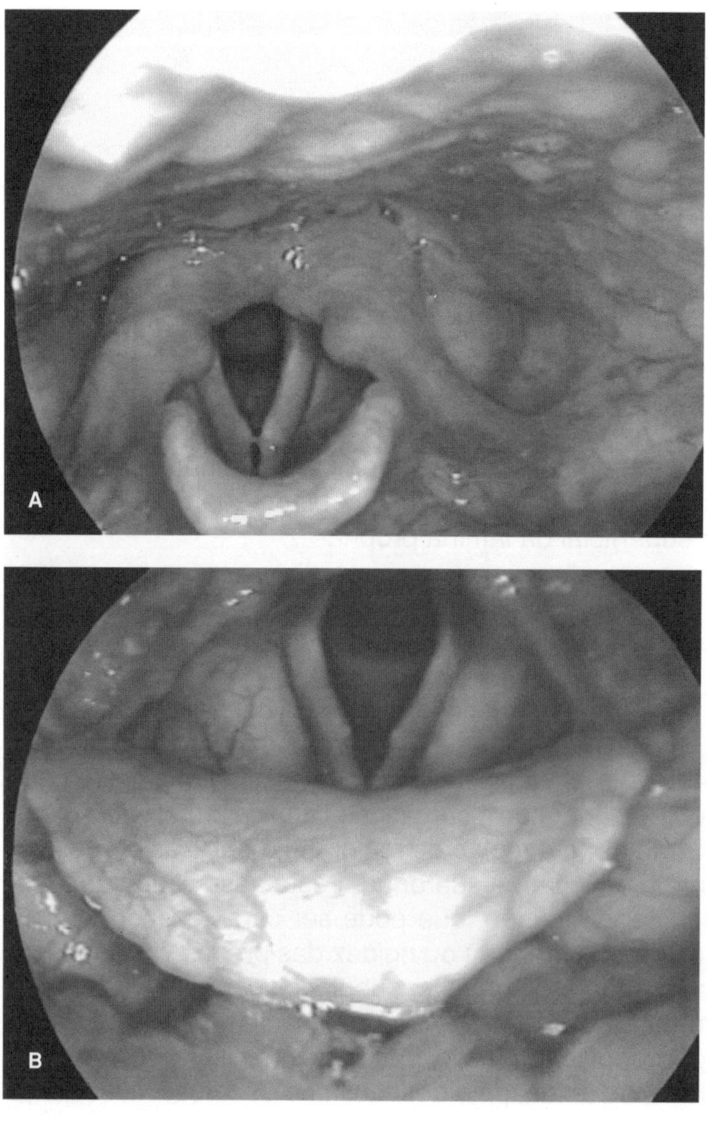

FIGURA 6.1 – **A** e **B**) Laringoscopias de crianças portadoras de nódulos de terço médio das pregas vocais.

ligadas ou não ao sexo, poderiam contribuir na formação do nódulo. Crianças do sexo masculino, em geral, apresentam um maior abuso vocal, uma vez que suas atividades recreativas estão ligadas a uma maior intensidade de emissão, usando uma pressão subglótica maior e, portanto, um maior impacto vocal. Há autores que acreditam que crianças com nódulos apresentam na sua personalidade traços de agressividade e menor sociabilidade.

A proporção glótica também é considerada uma predisposição ao aparecimento de nódulos. Consiste no coeficiente do comprimento ântero-posterior da laringe, durante a respiração. O comprimento anterior é dado pela distância entre a comissura anterior e a linha imaginária que liga os processos vocais bilateralmente. O comprimento posterior vai desta linha à comissura posterior. Nas mulheres adultas, estas medidas teriam proporção de 1:1, e no sexo masculino o comprimento anterior seria maior que o posterior. Como a proporção glótica de 1:1 provoca um ângulo de abertura da comissura anterior menor que proporções maiores, a glote feminina poderia ter relação com um maior impacto entre as pregas durante a emissão. Na criança, a proporção glótica é semelhante à do sexo feminino (FIG. 6.2).

Como já foi dito, a gênese dos nódulos está relacionada ao reparo do organismo a um processo inflamatório local, com depósito de fibroblastos. A presença de fibronectinas na prega vocal determina a intensidade desta resposta ao processo inflamatório; portanto, indivíduos com maior concentração de fibronectinas poderiam estar mais predispostos ao desenvolvimento de nódulos. Outra substância que pode ter relação com nódulos é o ácido hialurônico, que pelo seu efeito osmótico atrairia água para a lâmina própria, incrementando o efeito de coxim das pregas vocais e com isso diminuindo o trauma entre as pregas durante a emissão sonora. Pacientes com maior taxa de ácido hialurônico teriam menor predisposição ao aparecimento de nódulos.

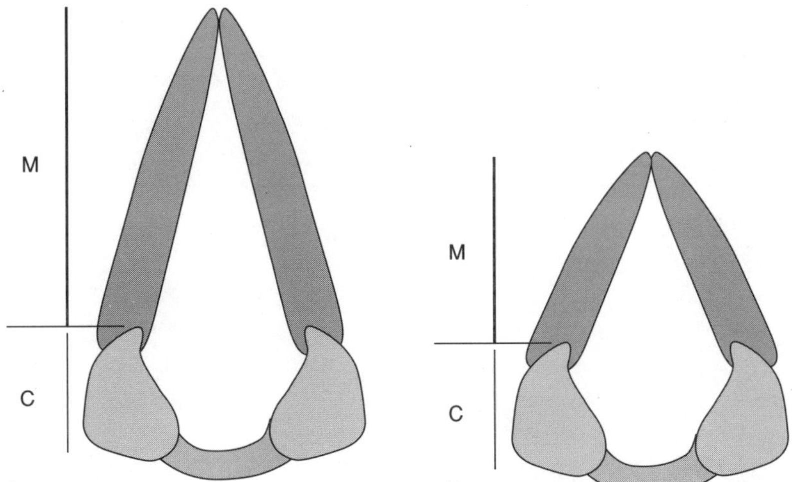

FIGURA 6.2 – **A** e **B**) Esquemas mostrando as relações membranosa (M)/cartilaginosa (C) das pregas vocais de homens adultos e crianças/mulheres adultas.

No quadro clínico, observamos uma disfonia relacionada ao uso vocal piorando no transcorrer do dia. A tensão cervical é evidente, a voz apresenta-se áspera, soprosa e, por vezes, com quebra de sonoridade, mais evidentes no final da emissão. Na laringoscopia, o espessamento é evidente, porém o diagnóstico diferencial com alterações, como cistos da prega vocal associados a uma reação contralateral, pode ser difícil, especialmente em crianças. A videoestroboscopia auxilia neste diagnóstico; por tratar-se de uma lesão superficial, não há um comprometimento evidente da onda mucosa, ao passo que nos cistos intracordais, que apresentam uma relação com o ligamento vocal, o prejuízo da onda mucosa é maior. Durante a laringoscopia, é fundamental uma abordagem minuciosa do comportamento funcional da laringe a fim de caracterizar se há hipotonia ou hipertonia nas pregas vocais, utilização da musculatura supraglótica (FIG. 6.3), orientando o tratamento fonoterápico, assim como a avaliação de mecanismos compensatórios, articulação e coordenação pneumofonatória.

No tratamento, a primeira opção é a fonoterapia e o esclarecimento do problema para a família. Mesmo frente a crianças que não apresentem uma boa evolução com a terapia, a primeira conduta é expectante, uma vez que após a puberdade pode haver a regressão completa do nódulo. Em alguns casos, no entanto, a disfonia está relacionada a um prejuízo social evidente, por exemplo, em crianças cantoras. Portanto, se elas não apresentarem melhora com o tratamento fonoterápico, a cirurgia passa a ser uma opção. Sendo uma lesão superficial, o nódulo não oferece necessidade de manipulação do ligamento vocal, tendo a cirurgia um alto índice de sucesso.

Devemos estar atentos ao difícil diagnóstico diferencial com cistos da prega vocal e, no intra-operatório, estarmos seguros de que não nos deparamos com uma lesão que apresente uma relação mais íntima com o ligamento vocal. Em caso de dúvida

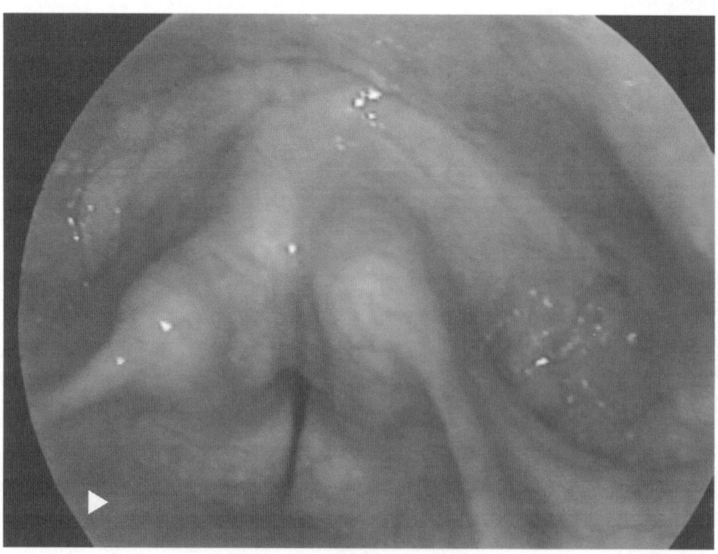

FIGURA 6.3 – Laringoscopia mostrando a ação da musculatura supraglótica durante a fonação.

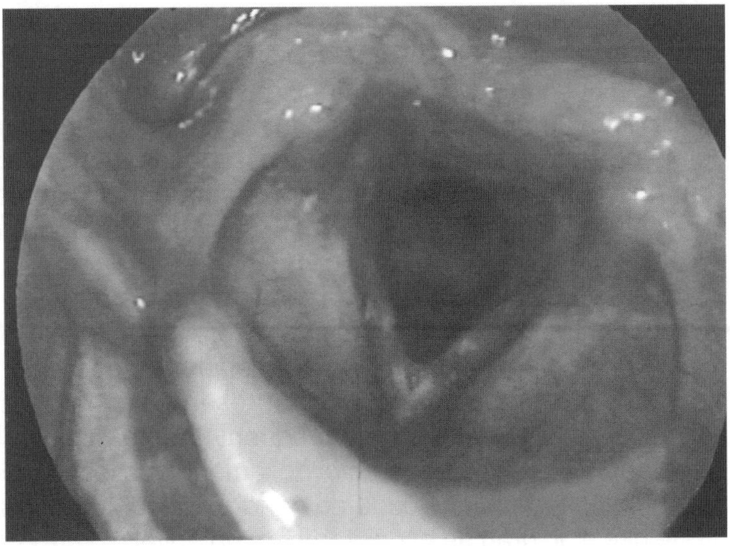

FIGURA 6.4 – Laringoscopia de criança com nódulos das pregas vocais associados a diafragma anterior.

diagnóstica e frente há uma necessidade cirúrgica, devemos esperar até os 9 anos, período no qual o ligamento vocal é melhor definido. Por outro lado, há especulações de que as cirurgias realizadas antes da formação do ligamento vocal podem levar a uma menor reação cicatricial.

BOUCHAYER & CORNUT notaram em 22% dos pacientes, entre adultos e crianças, submetidos à exérese de nódulos vocais, a presença de microdiafragma na comissura anterior. Este diafragma poderia diminuir a área vibrátil da porção membranosa das pregas vocais, aproximando as proporções glóticas para 1:1, favorecendo o desenvolvimento de nódulos. Portanto, é interessante após a remoção dos nódulos observar a presença de microdiafragma de comissura anterior e seccioná-lo (FIG. 6.4).

PÓLIPO

Caracteriza-se por processo inflamatório, geralmente unilateral, da prega vocal, que se organiza ficando a massa maior que sua base. Pode ter um aspecto angiomatoso, fibroso ou edematoso. No seu interior, há um exsudato de fibrina em meio a fibroblastos e vasos neoformados. Quando comparado com o nódulo, acomete mais profundamente a lâmina própria, poupando também o ligamento vocal. É uma lesão muito mais vascularizada que o nódulo. A afecção é bastante rara em crianças. Segundo BOUCHAYER & CORNUT, entre 191 crianças submetidas à microcirurgia de laringe, apenas uma era portadora de pólipo, ao passo que em adultos essa cirurgia corresponde a 15% de todas as microcirurgias realizadas.

Na Santa Casa de São Paulo, de 89 portadores de pólipos diagnosticados entre os anos de 1994 e 1998 apenas um era criança.

O pólipo está relacionado a um trauma vocal excessivo, que leva a um sangramento na camada superficial da lâmina própria, este gera um processo inflamatório que pode se organizar. A presença de determinadas glicoproteínas no interior da prega vocal define o comportamento deste processo inflamatório. Pacientes com pólipo, ao contrário de pacientes com nódulo, apresentam uma menor concentração de fibronectinas no interior das pregas vocais.

O quadro clínico caracteriza-se por disfonia de início súbito relacionada ao uso vocal intenso, em geral bem definido e reconhecido pelo paciente. A disfonia é constante, podendo ter um caráter de piora progressiva. A voz apresenta-se rouca, soprosa, às vezes pode ser áspera e, infreqüentemente, diplofônica. As características da voz dependem do tamanho da lesão, que pode ser variável, e da intensidade do quadro inflamatório do espaço de Reinke e do grau de espessamento do epitélio de revestimento do pólipo.

O diagnóstico é feito através da história clínica, análise perceptiva e observação do sistema fonatório da criança. Neste último, englobamos a avaliação da postura fonatória adotada, articulação e atitude da criança perante o ambiente vivenciado. A laringoscopia se apresenta como exame que conclui o diagnóstico. Neste momento, deve-se observar a presença de lesões estruturais associadas, como cistos ou sulcos. Alguns estudos mostraram que em 15% dos casos submetidos à exérese de pólipos, há esta associação. E não é raro o fato de, no ato cirúrgico, depararmo-nos com sulcos imensos alojando, em seu interior, mucosas polipóides (FIG. 6.5).

A identificação de lesões associadas aos pólipos não é sempre possível na avaliação pré-operatória. Na história do paciente é importante detectar a presença de disfonia prévia à instalação do quadro. Pólipos pequenos e pouco vascularizados podem ser

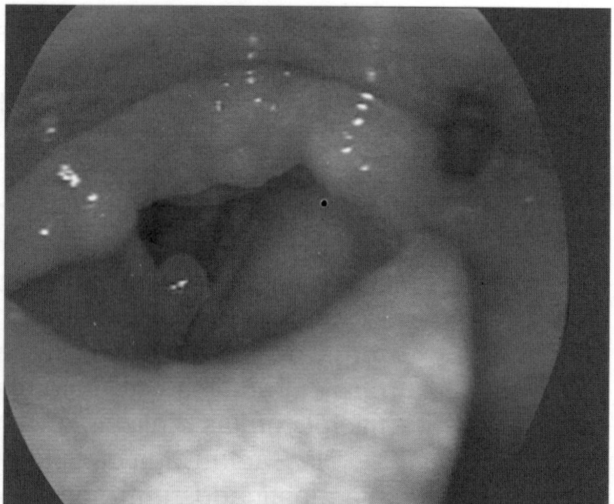

FIGURA 6.5 – Laringoscopia mostrando pólipo pediculado em prega vocal direita.

difíceis de diferenciar dos cistos de retenção mucosos, pois ambos são lesões unilaterais e superficiais da prega vocal.

O tratamento é exclusivamente cirúrgico e de bom prognóstico, uma vez que, como os nódulos, tratam-se de lesões superficiais, sem relação com o ligamento vocal. O fato de ter uma vascularização evidente mostra o grau de organização desta afecção e, com isso, a ínfima possibilidade de regressão com a fonoterapia.

No intra-operatório, a presença de lesões associadas deve ser pesquisada e, em alguns casos, podem ser abordadas no mesmo procedimento, porém em crianças devemos ser mais conservadores que em adultos, especialmente naquelas com menos de 9 anos.

A presença de outras lesões associadas e o comportamento fonoarticulatório definem a necessidade de um acompanhamento fonoterápico após a cirurgia.

Nos casos em que a necessidade de acompanhamento fonoaudiológico é observada previamente à cirurgia, a terapia pode ter início antes da cirurgia. Nos casos de pólipos iniciais minúsculos e pouco vascularizados, com pouca repercussão vocal, podemos ter uma conduta mais conservadora.

Bibliografia

ARONSON, A. – Organic voice disorder. **In**:_______ *Clinical Voice Disorder.* New York, Thieme Inc. 1985. pp. 57-77.

BOUCHAYER, M. & CORNUT, G. – Instrumental microsurgery of benign lesions of the vocal fold. **In**: FORD, C. & BLESS, D. *Phonosurgery.* New York, Raven Press. 1991. pp. 143-166.

BOUCHAYER, M. & CORNUT, G. – Microsurgical treatment of benign vocal fold lesions. *Folia Phoniatr.*, **44**:155-184, 1992.

COSTA, H.O. & SILVA, M.A. – Alterações patológicas da voz. **In**:_______ *Voz Cantada.* São Paulo, Ed. Lovise,1997. pp. 125-132.

DUPRAT, A.C. – Histoarquitetura e Propriedades Biomecânicas das Pregas Vocais. *Tese – Mestrado – Faculadade de Ciências Médicas da Santa Casa de São Paulo.* São Paulo, 1997.

GRAY, S.D.; HIRANO, M.; SATO, K. – Molecular in celular structure of the vocal fold. **In**: TITZE, R. *Vocal Fold Physiology – Frontiers in Basic Science.* San Diego, CA, Singular Publishing Group, 1993. pp. 1-33.

GRAY, S.D.; HAMMOND, E.; HANSON, D.F. – Benign pathological response of the larynx. *Ann. Otol. Rhinol. Laryngol.*, **104**:13-18, 1995.

HAMMOND, T.; ZHOU, R.; HAMMOND, E.H.; PAWLAK, A.; GRAY, S.D. – The intermediate layer: a morphologic study of the elastin and acid hialuronic of normal vocal fold. *J. Voice*, **11**:59-66, 1997.

MADDERN, B.; CAMPBELL,T.; STOOL, S. – Pediatric voice disorders. **In**: KOUFMAN, J. *The Otolaryngology Clinics of North America-Voice Disorders,* **24**(5):1125-1140, 1991.

PÉRIÉ, S.; MOINE, A.; GUILY, J.L. – Tumeurs bénignes du larynx. *Encycl. Méd. Chir.* Oto-rhino-laryngologie. Paris, Elsevier. 20-700-A-10,1996. p. 6

PONTES, P. & BEHLAU, M. – Exame laringológico. **In**:_______ *Avaliação e Tratamento das Disfonias.* São Paulo, Ed. Lovise, 1995. pp. 143-166.

Capítulo 7

Lesões Histoestruturais das Pregas Vocais

HENRIQUE OLIVAL COSTA

CONCEITOS HISTOLÓGICOS

Como já foi discutido em capítulos anteriores, as pregas vocais têm características histoarquitetônicas especiais que as transformam em uma estrutura especializada para a produção de sons quase-periódicos.

O princípio primordial da constituição das pregas vocais é sua organização em planos com volume, densidade e rigidez diferentes, mas dependentes uns dos outros. Podemos dividi-la em 3 segmentos na sua profundidade e em pelo menos 8 em sua extensão longitudinal que, se preservadas suas individualidades, emprestam flexibilidade e eficiência aos movimentos ondulatórios da mucosa laríngea (FIG. 7.1).

Durante o amadurecimento do corpo do ser humano, podemos observar mudanças neste coxim mucoso. Inicialmente, durante a vida fetal e nos 3 primeiros anos de vida, a segmentação consiste em um plano profundo, muscular, e um plano superficial, consistindo de tecido frouxo e revestimento epitelial. Neste período, também a segmentação longitudinal é mais pobre, pois as pregas são mais curtas, sua parte membranosa, proporcionalmente menor, e as máculas flavas menos desenvolvidas.

A partir do 3º ano de vida, a criança passa a contar com um ligamento vocal mais bem estruturado, assim como com um espaço de Reinke de maior celularidade. Portanto, nesta fase, ape-

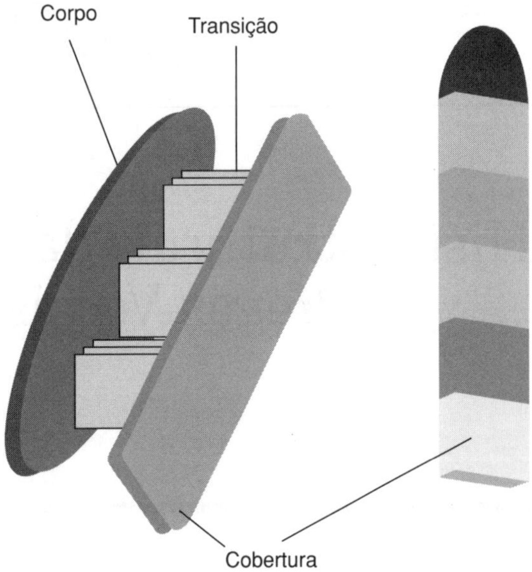

FIGURA 7.1 – Esquema do sistema de diferentes massas da prega vocal, tanto na profundidade (*à esquerda*) como no comprimento (*à direita*).

sar de ainda ser apenas um esboço, a segmentação em três planos começa a aparecer.

Finalmente, após os 7 anos de vida, a prega vocal estabelece sua arquitetura em relação à profundidade, faltando definir sua diferenciação quanto ao comprimento, que se dá até o final da puberdade.

FATORES CONSTITUCIONAIS, AMBIENTAIS E FUNCIONAIS

O fato das pregas vocais serem estruturas dinâmicas, sujeitas à demanda funcional e aos fatores ambientais, além de, como

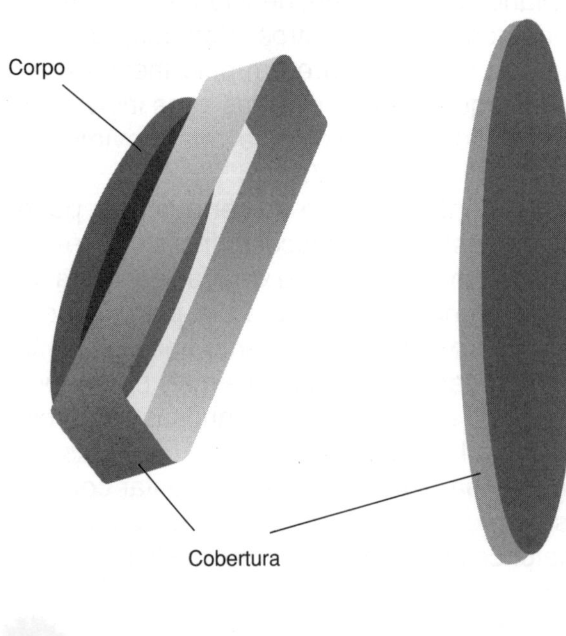

FIGURA 7.2 – No esquema, a prega vocal do recém-nascido só conta com duas camadas de massa diferentes na profundidade e apenas uma no comprimento.

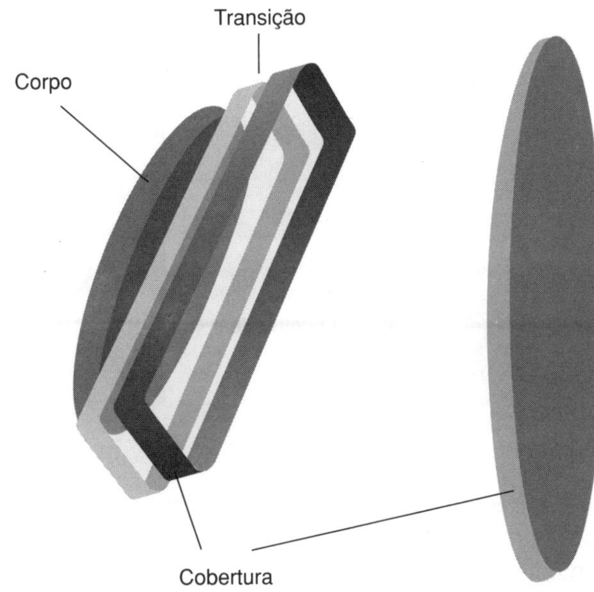

Figura 7.3 – A partir do 3º ano de vida, há um esboço da região de transição que se desenvolverá juntamente com as modificações de comprimento.

acabamos de discutir, viver um longo processo de desenvolvimento histoarquitetural, faz com que possa haver desarranjos no produto final deste processo.

A laringe é um órgão que está quase que em permanente atividade no período perinatal, com a criança chorando em grande intensidade por boa parte dos momentos em que está acordada. Também nesta fase, acontecem eventos de enorme relevância sobre o epitélio de revestimento das pregas vocais, como é o caso do refluxo gastroesofágico.

Somando-se demanda e traumatismo freqüente ao fato do órgão estar em pleno desenvolvimento, encontramos o ambiente ideal para o surgimento de desvios da expectativa anatômica.

Estudos em cadáver (Alipour & Titze, 1991; Aronson, 1985) mostram que um bom número de laringes humanas apresenta o que chamamos de sulco. Muitas vezes, estes sulcos não passam de duplicações da prega vocal.

Quando voltamos nossa atenção para o desenvolvimento embriológico da laringe, percebemos que ele se dá a partir de dois canais, um distal e outro proximal, que tubulam a goteira laringotraqueal – adensamento mesenquimatoso vizinho e paralelo à parede do intestino primitivo. Estes canais acabam por se encontrar onde, futuramente, serão as pregas vocais. Qualquer atraso de uma das partes poderia prejudicar a fusão de ambos e, conseqüentemente, provocar a suposta duplicação.

Comentamos este pormenor por considerar que erros de fusão, mesmo que mínimos, associados aos fatores ambientais, de desenvolvimento e de demanda, poderiam repercutir na arquitetura final das pregas, provocando os chamados sulcos, cistos e *vergetures*.

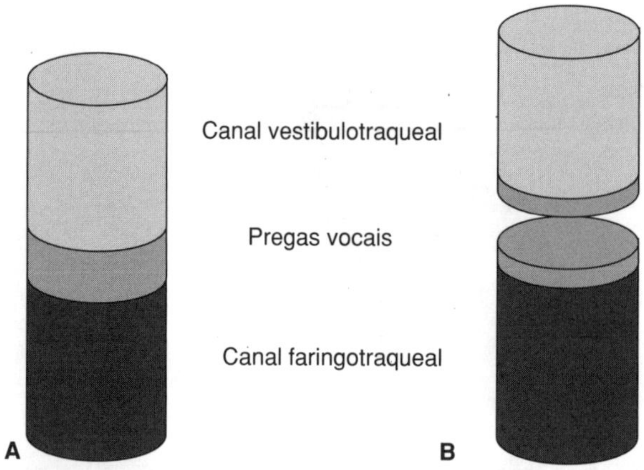

Figura 7.4 – **A**) Podemos ver que os dois canais se encontraram a tempo da formação das pregas. **B**) Houve atraso.

Este é um conceito difícil de se provar, no entanto, temos procurado, através de estudos em cadáveres de diversos estágios de desenvolvimento, encontrar evidências que nos ajudem neste intento.

Nosso ponto de vista é que as chamadas alterações estruturais mínimas são multifatoriais em suas causas e que se compensam com o decorrer da vida.

Nomenclatura

Costumamos usar a classificação de Bouchayer & Cornut que definem as lesões histoestruturais das pregas vocais (Fig. 7.5) como:

Vergeture – Pequena incisura na mucosa de revestimento das pregas, sem que haja aderência aos planos profundos.

Sulco vocal – Incisura de maior extensão em comprimento que a *vergeture* e que adere ao ligamento vocal.

Bolsa – Pequena dobra na mucosa vocal que se abre para a luz da laringe, sem aderência profunda.

Cisto aberto – Dobra mucosa que se abre em bolsa para a luz da laringe e que, em geral, adere aos planos profundos.

Cisto epitelial – Dobra mucosa amputada dentro do espaço de Reinke, sem comunicação com a luz laríngea. Pode estar aderido ou não aos planos profundos.

Diagnóstico

O diagnóstico destas lesões não é diferente das outras alterações laríngeas. Entretanto, é de especial interesse o reconhecimento do estado funcional da voz da criança portadora de alterações histoestruturais.

A escuta da voz, nestes casos, é de suma importância, pois será de acordo com a eficiência vocal que o tratamento será instituído.

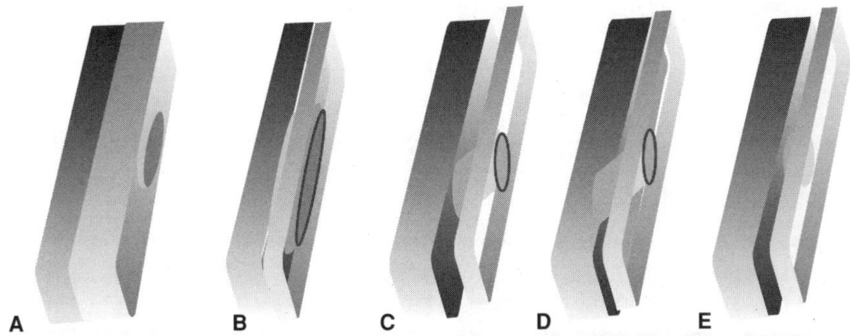

FIGURA 7.5 – Podemos ver a *vergeture*, superficial e sem aderência (**A**); o sulco, profundo e com aderência (**B**); a bolsa, aberta para a luz e sem aderência (**C**); os cistos aberto (**D**) e fechado (**E**).

A análise perceptiva deve estar atenta para as descontinuidades da onda acústica – quebras de sonoridade e saltos de oitava – pois denotam modificações das características vibráteis das pregas vocais.

O exame é feito com solicitação de tarefas vocais que enfatizem a modulação de freqüência. Inicialmente, pedimos a criança que emita a vogal "i".

Em geral, o paciente emite vogais isoladas no segmento do registro em que tem maior controle da produção sonora e, portanto, o som pode sair de boa qualidade.

A seguir, pedimos que a criança emita a mesma vogal em escalas ascendente e descendente. Deste modo, ao ter que trafegar por toda sua extensão vocal, o paciente acaba por solicitar diversas configurações musculares. Em geral, se houver contato entre os 3 segmentos de profundidade da arquitetura das pregas, ao se aproximar das freqüências mais altas ocorrerá a quebra ou o salto de oitava (FIG. 7.6).

A visão direta das pregas vocais também é importante. Algumas características à laringoscopia podem fechar o diagnóstico. Entre as alterações histoestruturais, o cisto é o mais proeminente na infância. Entretanto, diferentemente do adulto, é de difícil reconhecimento visual, uma vez que o espaço de Reinke da criança é proporcionalmente mais espesso, diminuindo a transparência epitelial e provocando confusão entre os diagnósticos de cisto, pólipo e nódulo.

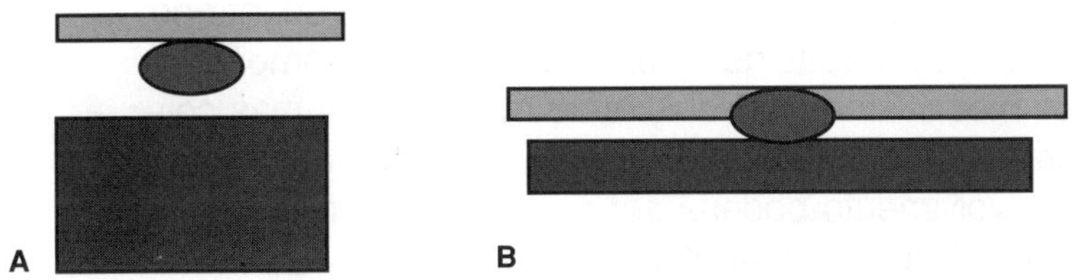

FIGURA 7.6 – Desenho esquemático do corte sagital das pregas vocais, em repouso (**A**) e durante o ato de agudização (**B**). Podemos ver que o alongamento das pregas vocais causa aproximação dos diversos segmentos.

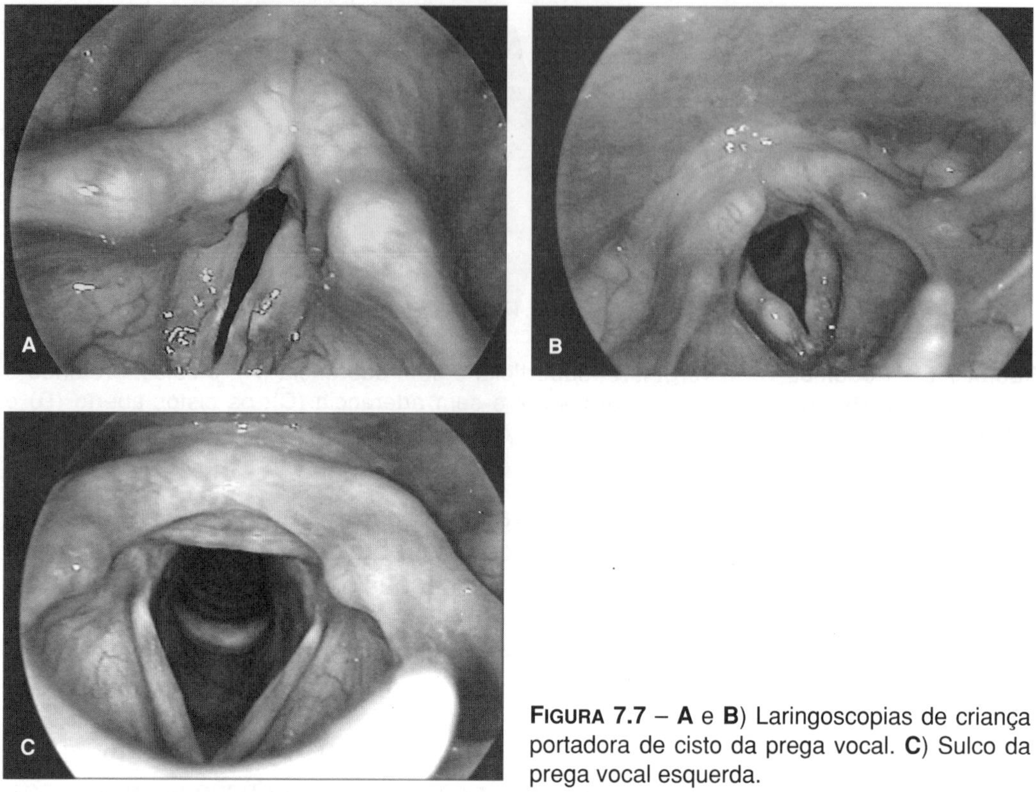

Figura 7.7 – **A** e **B**) Laringoscopias de criança portadora de cisto da prega vocal. **C**) Sulco da prega vocal esquerda.

O exame laringoestroboscópico pode ser de ajuda nestes casos, pois as lesões histoestruturais, como o cisto e sulcos, tendem a prejudicar a harmonia da vibração mucosa de uma maneira mais intensa que os nódulos e pólipos, levando a assimetrias de fase, diminuição da amplitude vibratória e causando fendas.

Entretanto, lembramos que muitas das crianças portadoras destas alterações não são "adultas" o suficiente para permitirem o exame com o telescópio, sendo necessário fazer a investigação via nasal com fibroscópio. Devido ao menor número de fibras ópticas, o exame estroboscópico por via nasal é nitidamente de menor qualidade visual.

Tratamento

A grande maioria dos casos de cistos, *vergetures* e sulcos é assintomática até a 2ª ou 3ª década de vida. A decisão quanto ao tratamento provém do conceito que o profissional, que acompanha, tem quanto aos mecanismos etiológicos do mesmo. Algumas correntes consideram que a presença de lesões epiteliais em uma estrutura em desenvolvimento poderia ser prejudicial a longo prazo, aumentando a possibilidade de atrofia das estruturas profundas.

Em nosso serviço, temos procurado ser o mais conservador possível e acompanhar a criança de perto. No caso, o que indica o tratamento a ser instituído é a qualidade vocal.

Crianças que não apresentam prejuízo da eficiência e qualidade vocais são apenas acompanhadas ambulatorialmente.

Já as crianças com distúrbios da qualidade ou de eficiência vocal, mas que não apresentam quebras de sonoridade ou saltos de oitava, são submetidas à fonoterapia com o objetivo de estabelecer uma extensão funcional um pouco mais grave, que dê maior relaxamento das pregas vocais e, com isso, aumente a distância entre os segmentos estruturais, diminuindo a rigidez.

Crianças com quebras e saltos sistemáticos são submetidas à microcirurgia.

A decisão pela cirurgia, nestes casos, deve-se ao fato do procedimento não oferecer riscos de piorar a voz, uma vez que o sistema já apresenta dificuldades de vibração importantes, ao ponto de gerar distúrbios de vibração severos.

A técnica cirúrgica utilizada depende do problema encontrado.

Como princípio geral, procuramos preservar qualquer epitélio possível.

A incisão de mucosa é feita cerca de 2 mm da borda mais medial da lesão epitelial. O espaço de Reinke é identificado e a dissecção é feita até o ligamento vocal ser encontrado. Com este parâmetro reconhecido, o cisto ou o sulco é separado dos planos profundos e depois removidos. Em todos os casos, colocamos um pequeno pedaço de gordura retirada do lóbulo da orelha no espaço deixado pela dissecção, para evitar a aderência dos planos superficiais aos profundos.

Antes e após o tratamento cirúrgico, as crianças são submetidas à fonoterapia para melhorar a eficiência vibratória e relocalizar a extensão vocal em uma região mais favorável para o caso.

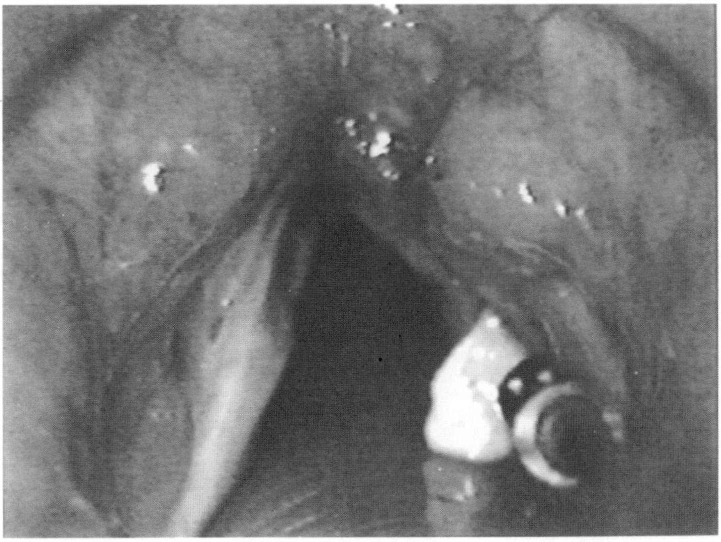

FIGURA 7.8 – Paciente submetido à exérese de sulco da prega vocal com a colocação de gordura no espaço de Reinke.

Bibliografia

ALIPOUR, F. & TITZE, I. – Elastic models of vocal fold tissues. *J. Acoustic. Soc. Am.*, **3**:1326-1332, 1991.

ARONSON, A.E. – Anatomy and physiology of the larynx. **In**: _______ *Clinical Voice Disorders*. New York, Thieme, 1985. pp. 14-31.

BONNAURE, M. & LESCOAT, D. – Development of elastic-system fibers in human vocal cords. *Acta Anat.*, **136**:125-128, 1989.

BOUCHAYER, M. & CORNUT, G. – Instrumental microsurgery of benign lesions of the vocal fold. **In**: FORD, C. & BLESS, D. *Phonosurgery*. New York, Raven Press, 1991. pp. 143-166.

BOUCHAYER, M. & CORNUT, G. – Microsurgical treatment of benign vocal fold lesions. *Folia Phoniatr.*, **44**:155-184, 1992.

GRAY, S.D.; HIRANO, M.; SATO, K. – Molecular in celular structure of the vocal fold. **In**: TITZE, R. *Vocal Fold Physiology – Frontiers in Basic Science*. San Diego, CA, Singular Publishing Group, 1993. pp. 1-33.

GRAY, S.D.; HAMMOND, E.; HANSON, D.F. – Benign pathological response of the larynx. *Ann. Otol. Rhinol. Laryngol.*, **104**:13-18, 1995.

HIRANO, M. – Morphological structure of the vocal fold. *Folia Phoniatr.*, **26**:89-94, 1974.

HIRANO, M. – Structure and vibratory behavior of the vocal fold. **In**: SAWASHIMA, M. & COOPER, F.S. *Dynamics Aspects of Speech Production*. Tokyo, University of Tokyo Press, 1977. pp.13-27.

HIRANO, M.; KURITA, S.; NAGATA, K. – Growth, development and aging of human vocal fold. **In**: BLESS, D. & ABBS, J. *Vocal Fold Physiology*. San Diego, College Hill, 1983. pp. 22-43.

HIRANO, M.; YOSHIDA, T.; HIRADE, V.; SANADA, T. – Improved surgical technique for epidermoid cysts of vocal fold. *Ann. Otol. Rhinol. Laryngol.*, **98**:791-795, 1989.

HIRANO, M. & SATO, K. – Histologic investigation of macula flava of the human vocal fold. *Ann. Otol. Rhinol. Laryngol.*, **104**:138-143, 1995a.

HIRANO, M. & SATO, K. – Macula flava of the newborn. *Ann. Otol. Rhinol. Laryngol.*, **104**:556-562, 1995b.

HIRANO, M. & SATO, K. – Age related changes of elastic fibers in the superficial layer of the lamina própria of the vocal folds. *Ann. Otol. Rhinol. Laryngol.*, **106**:44-47, 1997.

KAHANE, J. – The conective tissue in the larynx and their effects on voice. *J. Voice*, **1**:27-30, 1987.

KAHANE, J. – Histologic structure and properties of human vocal fold. *Ear Nose Throat J.*, **67**:322-331, 1988.

KURITA, S.; HIRANO, M.; MIHASHI, S.; NAKASHIMA, T. – The layer structure of the vocal fold age dependent variations. *Folia. Phoniatr.*, **32**:3-210, 1980.

WOISARD, V.; PERCODANI, J.; SERRANO, E.; PESSEY, J.J. – La voix de l'enfant, évolution morphologique du larynx et ses conséquences acoustiques. *Rev. Laryngol. Otol. Rhinol.*, **117**:313-317, 1996.

YOMUTO, E.; KADOTA, Y.; KUROKAWA, H.; SASAKI, Y. – Effects of vocal fold tension and thyroaritenoid activation vocal fold vibration. **In**: FUJIMURA, O. & HIRANO, M. *Vocal Fold Physiology*. Singular Publishing Group, 1995. pp. 127-143.

Capítulo 8

Malformações Congênitas da Laringe

ANDRÉ DE CAMPOS DUPRAT

EMBRIOLOGIA LARÍNGEA

Quando falamos de malformações congênitas da laringe, o conhecimento da embriologia nos auxilia na compreensão destas afecções, favorecendo uma melhor investigação diagnóstica e uma proposta terapêutica mais efetiva.

A laringe tem a sua origem na parte mais cranial do divertículo laringotraqueal, que surge no 24º dia de vida embrionária. A partir deste ponto ocorre a formação de uma goteira ventral ao intestino primitivo, desenhando um tubo que caminha para trás do coração, dividindo-se em 2 ramos, que serão a origem da arborização pulmonar. A laringe é uma diferenciação da parte alta deste tubo, comunicando-se com a faringe através de uma fenda vertical, o ádito da laringe. Esta estrutura é formada na 4ª semana de desenvolvimento quando o embrião tem 5 mm de comprimento. O ádito é envolvido por uma estrutura mesenquimatosa (eminência hipobranquial), que se diferencia, originando a base da língua e epiglote. Na 5ª semana desenvolvem-se 2 saliências laterais ao ádito, que serão as futuras aritenóides. O trato digestivo vai se separando do respiratório por um septo, que migra de maneira ascendente. As cartilagens laríngeas surgem na 5ª semana a partir da porção ventral do 4º e 5º arcos branquiais, como uma massa mesenquimatosa envolvendo os áditos lateralmente e se fundindo anteriormente. Também a cartilagem cricóide sofre uma fusão posterior, que se torna circular no final da 8ª semana. Aos poucos, entre o 2º e o 7º mês, esta massa se diferencia em cartilagem.

Ao redor da 7ª semana, encontramos uma fusão epitelial, formando uma espécie de diafragma, fechando transitoriamente a laringe. Ocorre uma repermeabilização na 8ª semana, e então progressivamente vai surgindo o ventrículo, pregas vestibulares e pregas vocais. Estas estruturas laríngeas já podem ser diferenciadas em um embrião de 9 semanas (37 mm). Conforme a epiglote se desenvolve, cranialmente surge uma prega mucosa formando um muro entre a aritenóide e a epiglote (prega ariepiglótica). A epiglote pode ser bem diferenciada na 20ª semana.

A formação deste relevo lateral supraglótico e o fechamento transitório da laringe são a chave para a compreensão de possíveis malformações que possam ocorrer no arcabouço laríngeo. Estas anomalias podem estar relacionadas a uma hipertrofia mesenquimatosa ou a uma falha na repermeabilização.

MALFORMAÇÕES LARÍNGEAS

As malformações da laringe não são tão infreqüentes, correspondendo a 32% das afecções laríngeas em pacientes pediátricos (HOLLINGER). Descreveremos a partir de agora as principais malformações laríngeas.

Cistos Epidermóides das Pregas Vocais

São as malformações laríngeas mais freqüentes e originamse de uma inclusão epitelial na prega vocal, comprometendo o espaço de Reinke e interferindo na qualidade de vibração das pregas vocais (PPVV).

O sintoma principal é a disfonia, que pode aparecer desde o nascimento ou vir a ser notada apenas na idade adulta. O recém-nascido pode apresentar choro rouco ou ter uma manifestação mais tardia, e a disfonia aparecer apenas na infância ou até mesmo na idade adulta. Por vezes, uma mudança no comportamento vocal ou processos inflamatórios das vias aéreas superiores podem ser o gatilho para o início da manifestação clínica.

O diagnóstico é feito através da laringoscopia onde podemos observar um abaulamento da prega vocal acometida; em alguns casos, há uma reação na prega vocal contralateral dificultando a diferenciação entre um cisto associado a uma lesão reativa ou lesões nodulares das PPVV. A videoestroboscopia pode auxiliar nesta diferenciação. O cisto, por tratar-se de uma lesão que acomete a camada superficial da lâmina própria, leva a um maior comprometimento da vibração das pregas vocais. O nódulo, por outro lado, é uma lesão da camada epitelial não interferindo tanto no padrão vibratório.

O tratamento depende da repercussão na qualidade vocal e do prejuízo social causado pela disfonia. A fonoterapia pode auxiliar na higiene vocal da criança e atuar em fatores nocivos do comportamento vocal, que poderiam aumentar o processo inflamatório ao redor do cisto. Em relação ao tratamento cirúrgico alguns pontos devem ser considerados. O cisto pode apresentar uma aderência ao ligamento vocal, portanto uma manipulação mais intensa pode causar uma atrofia do ligamento, afecção de difícil correção. Entre 1 e 4 anos o ligamento é imaturo, sendo difícil uma boa identificação cirúrgica dos seus limites, a partir dos 6 anos já podemos distinguir 2 camadas, e apenas a partir dos 15 anos as 3 camadas são observadas. Portanto, as manipulações cirúrgicas, se possível, devem ser postergadas após os 8 anos de idade, pois a partir desta idade os limites do ligamento vocal são mais precisos. Outro ponto de discussão é a evolução destes cistos com o amadurecimento da laringe. Há autores que descrevem a possibilidade de um cisto epidermóide fistulizar-se para luz com o crescimento da prega vocal, tornando-se um cisto aberto ou um sulco, afecções de tratamento mais difíceis quando comparadas com o cisto (FIG. 8.1).

Há também os cistos laringofaríngeos, mais raros e freqüentemente supraglóticos. O cisto mediano da valécula, por vezes, tem relação com o ducto tireoglosso. O cisto ventricular anterior e o cisto lateral são relacionados com o muro. Há também os cistos de retenção, originados da obstrução do canal excretor de uma glândula submucosa. O quadro clínico depende da localização do cisto, em geral quadros de obstrução das vias aéreas superiores, distúrbios da deglutição ou alterações no choro, podendo aparecer os sintomas imediatamente após o nascimento ou alguns dias mais tarde (FIG. 8.2).

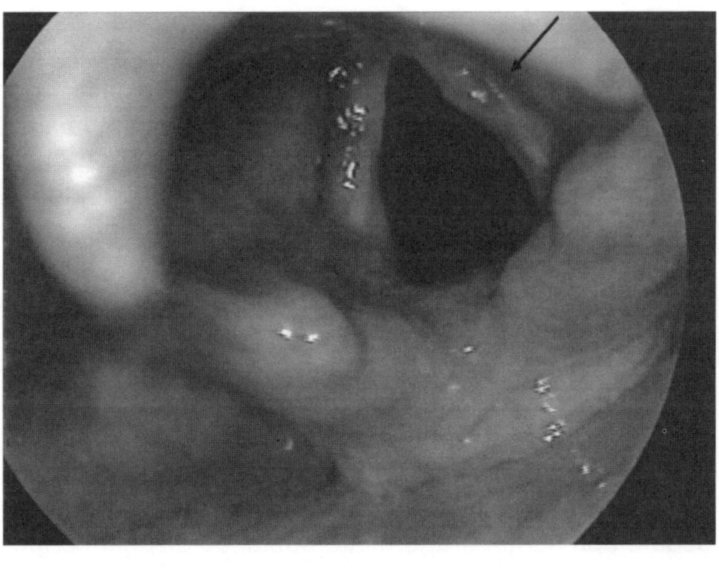

FIGURA 8.1 – Laringoscopia de criança portadora de cisto aberto.

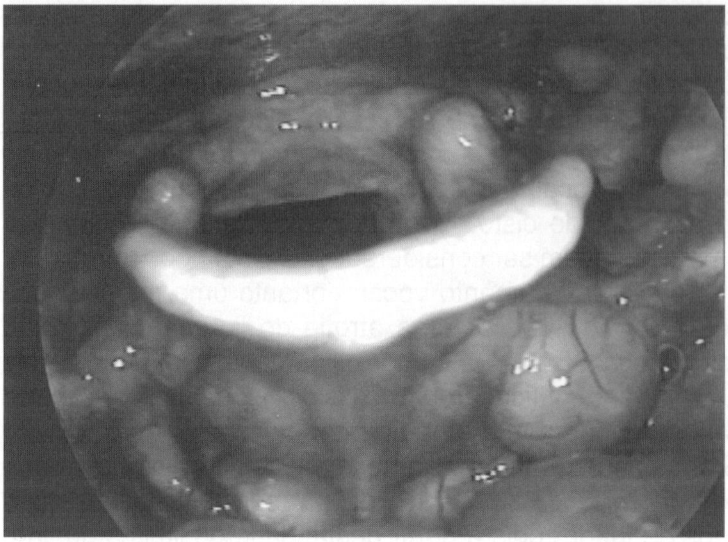

FIGURA 8.2 – Laringoscopia de cisto da valécula.

O diagnóstico pode ser feito através de exames radiológicos ou endoscópicos. O tratamento consiste em intubação orotraqueal com auxílio do broncoscópio, nos casos onde não é possível visualizar as estruturas glóticas. O primeiro procedimento, com o paciente já intubado, é a punção e a aspiração do conteúdo do cisto com agulha raquidiana, por vezes isto deve ser feito para permitir a intubação. O tratamento definitivo é feito com a exérese completa do cisto por via endoscópica ou, nos casos onde a ressecção da bolsa não é possível, pode ser feita uma marsupialização. Em casos onde há recidivas, uma abordagem externa pode ser necessária.

Laringomalacia

A laringomalacia é a causa mais freqüente de estridor no primeiro ano de vida. Trata-se de uma inabilidade da laringe em manter uma boa permeabilidade da sua luz durante a inspiração. Há diversas teorias em relação à fisiopatogenia da laringomalacia: a primeira sustenta que haveria uma diminuição da sustentação do arcabouço laríngeo cartilaginoso, que colabaria ao ser submetido a uma maior pressão inspiratória; a segunda supõe que haja uma anomalia muscular do vestíbulo laríngeo com uma diminuição do tônus; e a terceira, a mais aceita atualmente, acredita que na laringomalacia ocorra uma imaturidade do sistema neuromuscular.

O quadro clínico depende da severidade da afecção, podendo variar de um discreto ruído inspiratório até uma dispnéia severa. O estridor é a principal manifestação, piorando durante o esforço e o choro, melhorando durante o sono. A hiperextensão da cabeça pode melhorar o padrão do estridor. Alguns pacientes podem apresentar tiragem intercostal ou dispnéia principalmen-

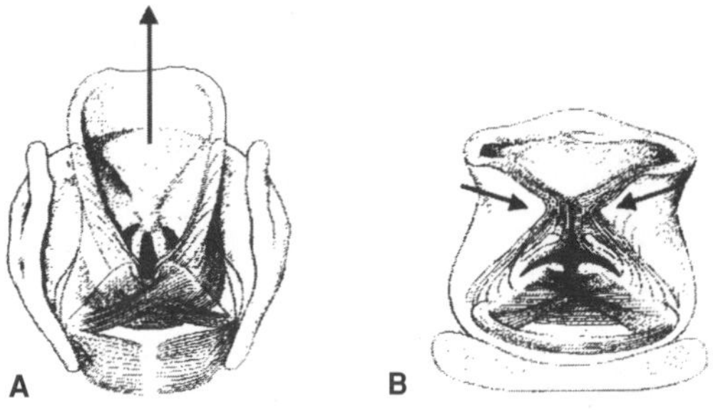

FIGURA 8.3 – **A** e **B**) Esquemas mostrando distribuição de forças musculares e cartilaginosas que propiciam vetores de tensão vertical nos casos sem malacia e mediais nos casos de malacia.

te em situações de esforço. Por vezes, os sintomas podem aparecer tardiamente com o aumento da demanda respiratória (laringomalacia induzida pelo exercício), que muitas vezes pode ser confundida com asma induzida pelo exercício (FIG. 8.3).

O diagnóstico é feito através da laringoscopia, onde observamos um colabamento da luz durante a inspiração. A epiglote em ômega e o ligamento ariepiglótico curto são alterações estruturais que podem estar associadas ao quadro.

O tratamento é expectante e com a idade há uma melhora da sustentação do arcabouço, são raros os casos de laringomalacia que não se estabilizam a partir de 1 ano de idade. Frente a um paciente com laringomalacia, é fundamental um controle rigoroso do ganho de peso para auxiliar a necessidade de uma conduta mais agressiva. Em alguns casos mais severos, pode ser feita

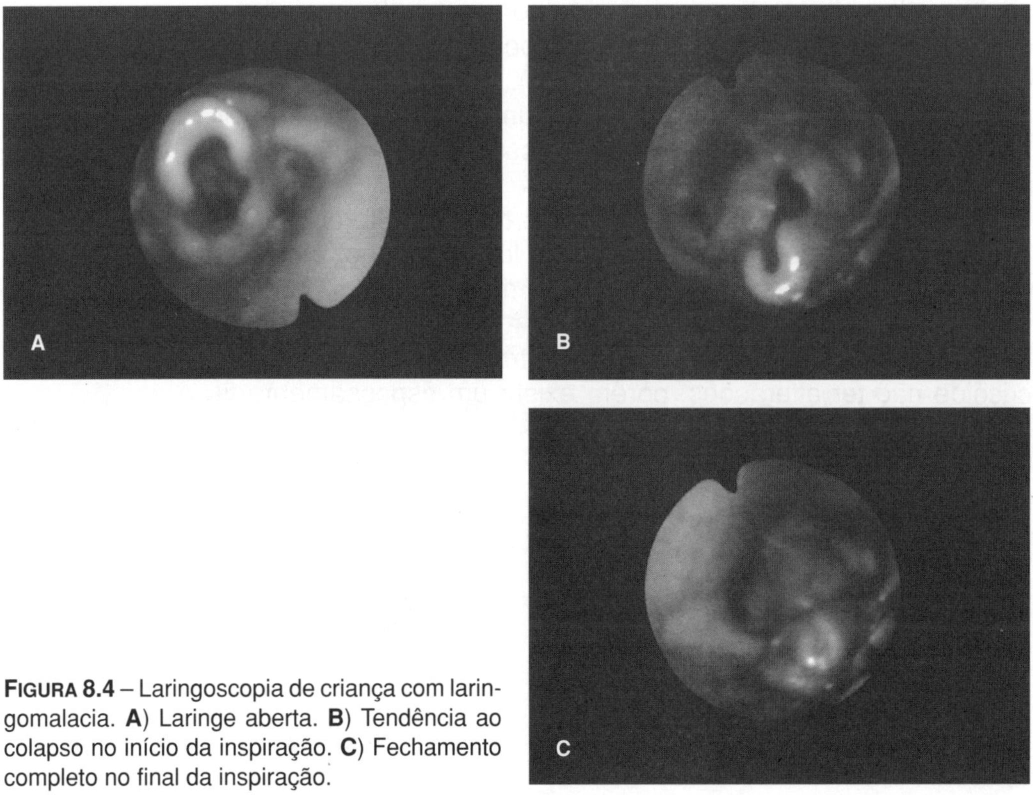

FIGURA 8.4 – Laringoscopia de criança com laringomalacia. **A**) Laringe aberta. **B**) Tendência ao colapso no início da inspiração. **C**) Fechamento completo no final da inspiração.

uma secção do ligamento ariepiglótico, caso este esteja encurtado. Devemos ter muito cuidado com a avaliação das condições respiratórias, uma vez que raramente a traqueostomia é necessária para garantirmos uma boa ventilação (FIG. 8.4).

Estenoses Laríngeas

As estenoses são afecções raras correspondendo de 10 a 15% das malformações laríngeas, porém devido à gravidade do quadro não devem ser esquecidas diante de um recém-nascido. Podemos classificar didaticamente as estenoses em três diferentes grupos: atresias, estenoses supraglóticas e diafragmas, podendo ocorrer de maneira simultânea.

Atresias – Quadro extremamente raro e grave, resultado de alterações do início do desenvolvimento embrionário, quando ocorre a progressão da massa mesenquimatosa branquial, em geral este quadro está associado a outras malformações congênitas, como alterações de esôfago, traquéia, cardiovascular, intestino e renal. A laringe é obstruída por uma massa fibrocartilaginosa de espessura variável, causando um comprometimento respiratório intenso. Em geral, resta um pequeno pertuito posterior.

Podemos classificar as atresias em três diferentes tipos: Tipo I – obstrução glótica e supraglótica por uma massa condromuscular, além de uma alteração da cartilagem cricóide; Tipo II – a obstrução limita-se à subglote por uma massa fibrocartilaginosa; Tipo III – a luz glótica é obstruída por um tecido muscular e conjuntivo fundindo ambas as pregas vocais, podendo o anel da cricóide estar mais espessado (FIG. 8.5).

O quadro clínico caracteriza-se por um grande esforço respiratório nos primeiros minutos de vida, associado à tiragem intensa e cianose.

Estenoses subglóticas – Diversos tipos de alterações podem contribuir para o estreitamento da luz da laringe: a cartilagem cricóide ter diâmetros diminuídos, mas morfologia preservada; o anel da cricóide ser espessado; a cartilagem cricóide ter forma elíptica e diminuição do diâmetro transversal; a cartilagem cricóide não ter alterações, porém existir um espessamento fi-

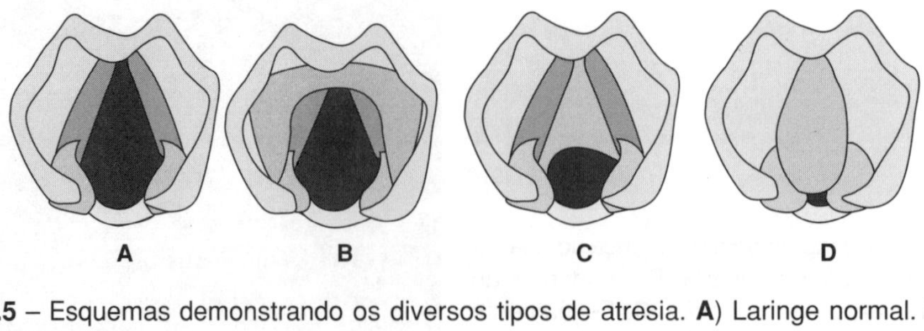

FIGURA 8.5 – Esquemas demonstrando os diversos tipos de atresia. **A**) Laringe normal. **B**) Tipo I. **C**) Tipo II. **D**) Tipo III.

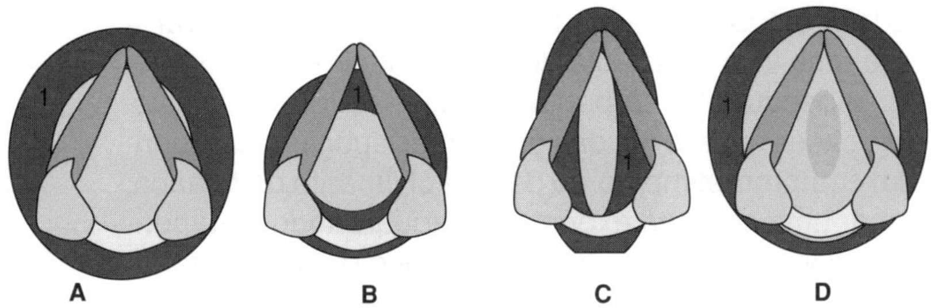

Figura 8.6 – Esquemas mostrando os quatro tipos de estenose. **A**) Laringe normal – anel da cricóide (1). **B**) Cricóide pequena. **C**) Cricóide ovalada. **D**) Tecido recobrindo a cricóide.

broso subglótico; o anel traqueal ter diâmetros reduzidos encavalando-se com o anel da cricóide (Fig. 8.6).

Estes casos são acompanhados de dispnéia, estridor laríngeo, tosse e por vezes disfonia em graus variáveis. Em geral, a dispnéia é intermitente, aparecendo aos esforços, choro ou durante a amamentação, nos casos mais graves uma traqueostomia pode ser necessária. Por vezes, o sintoma aparece na vigência de um quadro infeccioso das vias aéreas superiores; em crianças menores de 6 meses sempre devemos estar atentos a este sintoma, principalmente se o quadro de desconforto respiratório regridir parcialmente após o controle da infecção, ou tornar-se recidivante.

Diafragma – Trata-se da persistência de uma membrana horizontal entre as pregas vocais, algumas vezes pode se formar um véu infra ou supraglótico. Quando o orifício é central e reduzido chamamos de diafragma, se está restrito à porção anterior ou mesoposterior, poupando a região posterior, chamamos de membrana. Micromembranas podem estar relacionadas a nódulos de PPVV. Frente a este paciente devemos estar atentos à comissura anterior.

A característica principal no quadro clínico é a disfonia associada a estridor ou dispnéia dependendo da extensão da lesão. Pode ocorrer um diafragma posterior fibroso limitando a abertura das aritenóides, causando dispnéia.

Em relação ao diagnóstico das estenoses laríngeas, a nasofibroscopia permite avaliar toda a região supraglótica e o calibre da fenda respiratória. A manipulação pode levar a um edema local e prejudicar ainda mais a ventilação, especialmente nos casos de dispnéia mais severos, portanto a sala deve estar bem equipada para possíveis intercorrências. O raio X simples PA e de perfil pode ajudar na avaliação da subglote, definindo a extensão da lesão. A tomografia computadorizada ou ressonância magnética tem pouca valia na avaliação do recém-nascido com dispnéia, pois exigem anestesia e o detalhamento nem sempre é o ideal.

O tratamento deve ser imediato nas atresias. Já na sala de parto há a necessidade de uma laringoscopia, permitindo a visualização da laringe e possível intubação, um pertuito posterior pode ser observado e então cateterizado na tentativa de melhorar a oxigenação, e uma traqueostomia deve ser feita imediatamente. As condutas subseqüentes dependerão das malformações associadas. Nos casos mais leves das estenoses subglóticas, quando não há um comprometimento do desenvolvimento da criança, podemos tomar uma conduta expectante, aguardando o aumento do calibre das vias aéreas. O uso esporádico de corticosteróides pode ser necessário nestes casos. Nos casos mais severos a traqueostomia é indicada, e uma intervenção externa é necessária a fim de decanular a criança o mais precocemente possível, evitando danos psicológicos e físicos.

As membranas e diafragmas têm um melhor prognóstico, necessitando de uma microcirurgia laríngea de suspensão para correção, porém, em algumas ocasiões, a traqueostomia prévia à manipulação permite uma maior segurança na manutenção da via aérea em caso de edema no pós-operatório.

Diástema Laríngea Posterior

É uma alteração extremamente rara, 2% das malformações laríngeas. Trata-se de uma fenda na região posterior da laringe comunicando-a com a hipofaringe e eventualmente com o esôfago. A diástema ocorre a partir de uma falha no desenvolvimento do septo traqueoesofágico, que de maneira ascendente vai separando estas estruturas, ou ainda à custa de um defeito na fusão posterior da cartilagem cricóide. São alterações precoces que ocorrem entre a 4ª e a 7ª semana. Podem estar relacionadas com a síndrome G associada a outras malformações, como hipospadia, hipertelorismo e fenda palatina. Outras malformações podem estar associadas, como as estenoses subglóticas, anomalias da traquéia, atresia do esôfago ou fístulas traqueoesofágicas. O refluxo gastroesofágico e possíveis alterações centrais sempre devem ser considerados neste grupo de pacientes.

Classificação – Tipo 0 – fenda restrita ao plano muscular interaritenóideo; Tipo I – fenda até a extremidade inferior da cricóide; Tipo II – fenda até a parte superior da traquéia; Tipo III – fenda completa (FIG. 8.7).

O quadro clínico é caracterizado por distúrbios da deglutição em diferentes graus. Engasgos, tosse relacionada à deglutição; e nos quadros mais severos, pneumonias aspirativas de repetição. Estes quadros de aspiração podem ser silenciosos e a única manifestação clínica ser pulmonar. O distúrbio da deglutição pode estar presente desde o nascimento ou apresentar-se de maneira episódica com períodos de acalmia. A disfonia é pouco freqüente, porém no local da fenda pode ocorrer um herniação de mucosa para a luz laríngea obstruindo a via aérea.

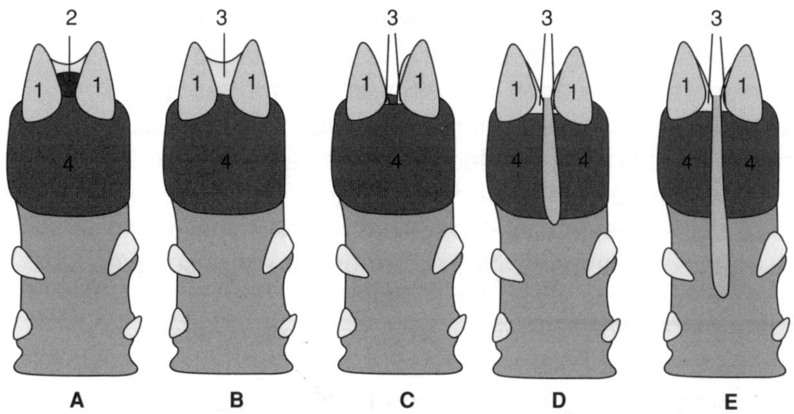

FIGURA 8.7 – Esquemas de visão posterior da cricóide e traquéia mostrando os vários tipos de fenda. **A**) Normal, podemos ver as aritenóides (1), os músculos interaritenóideos (2), a mucosa interaritenóidea (3) e o anel da cricóide (4). **B**) Tipo 0. **C**) Tipo I. **D**) Tipo II. **E**) Tipo III.

O diagnóstico deve ser feito através de uma avaliação endoscópica, na tentativa de visualizar a fenda e possíveis alterações no esôfago e traquéia. Por vezes, uma avaliação sob anestesia geral deve ser realizada para manipular a região da fenda determinando a extensão da afecção.

O tratamento deve ser iniciado o mais cedo possível a fim de evitar possíveis complicações pulmonares. No Tipo 0 e em alguns casos do Tipo I, a orientação em relação à dieta, tornando-a mais pastosa, já é o suficiente para o controle do quadro. Por vezes, o uso de sonda para alimentação temporária é importante para garantir uma boa nutrição. Em casos de insucesso, deve ser realizado um fechamento cirúrgico. A traqueostomia e gastrostomia podem ser necessárias em alguns casos. O tratamento anti-refluxo é fundamental para ser bem-sucedido. A via de correção cirúrgica pode ser endoscópica nos casos mais leves, via laringostomia anterior ou faringostomia póstero-lateral. Nos casos mais graves, nos quais a fenda vai até a carina, a toracostomia deve ser indicada. O sucesso do tratamento depende de outras lesões associadas, além do grau de comprometimento neurológico.

Hemangioma

O hemangioma é relativamente comum, correspondendo a 7% dos tumores benignos do corpo humano. Os órgãos mais acometidos são a pele, subcutâneo, mucosa da cavidade oral e lábios. A afecção laríngea é incomum, sendo que em metade dos casos apresenta lesão cutânea associada. A subglote é a localização mais freqüente. É mais comum no sexo feminino na relação 2:1. Histologicamente, é constituído por capilares associados a grandes canais vasculares, cavernosos.

O quadro clínico caracteriza-se por dispnéia leve associada a um estridor inspiratório e tiragem. Em geral, a manifestação clínica inicia-se algumas semanas após o nascimento, uma vez que o hemangioma pode aumentar seu volume. O primeiro sintoma pode estar relacionado a um quadro de infecção de vias aéreas superiores. Crianças que apresentam episódios de "laringites" de repetição antes dos 6 meses, devem ser submetidas a uma investigação de possível hemangioma laríngeo. Não podemos nos esquecer que as laringites virais são raras antes dos 6 meses.

A disfonia pode se apresentar na presença de uma afecção das pregas vocais.

A nasolaringofibroscopia permite uma boa avaliação da lesão e do grau de estreitamento da luz laríngea. Uma complementação diagnóstica com o uso de broncoscopia, por vezes, pode ser de grande ajuda. O raio X simples auxilia no diagnóstico, porém frente a pacientes mais graves, uma avaliação tomográfica contrastada ou uma ressonância é fundamental para avaliarmos a extensão da lesão.

Em relação ao tratamento devemos ter em mente a provável involução da lesão até o primeiro ano de vida. A corticoterapia é uma alternativa medicamentosa, porém são necessárias doses altas de prednisona, 2 mg/kg/dia, seguidas de uma dose de manutenção prolongada. A intubação orotraqueal por 1 semana pode auxiliar na involução do quadro devido à compressão. Entretanto, devemos nos lembrar das conseqüências de um possível trauma local.

O laser pode auxiliar na redução do volume nos casos de resistência aos tratamentos anteriores, porém pode levar a uma estenose posterior.

A embolização deve ser feita frente a uma lesão vascularizada por uma artéria única. Nos casos de irrigação contralateral, a lesão pode aumentar após um período.

A cirurgia pode ser indicada nos casos restritos ao arcabouço e unilaterais.

A traqueostomia é realizada nos casos de insucesso das demais alternativas se o paciente tiver dispnéia, esperando a involução espontânea da lesão.

Paralisias Laríngeas

A etiologia das paralisias das pregas vocais é de difícil diagnóstico. A diferenciação entre trauma obstétrico ou lesão congênita às vezes não é possível. Em crianças, 55% dos casos de paralisia estão relacionados a problemas congênitos ou perinatais. Malformações cervicais ou torácicas, cardiopatias, déficit neurológico e noções de traumatismo obstétrico são fundamentais nesta diferenciação. A malformação de Arnold-Chiari não é incomum, sendo uma das causas de paralisia. Nestes casos, a hidrocefalia pode levar a uma pressão no tronco cerebral e um comprometimento dos pares cranianos baixos (IX ao XII), após a correção da hidrocefalia em geral há uma melhora da paralisia. As paralisias congênitas laríngeas idiopáticas mostraram padrões normais do potencial, em avaliação eletromiográfica, não apresentando relação direta com o prognóstico. Portanto, acredita-se que, na verdade, ocorra uma assimetria da musculatura abdutora e adutora e não uma verdadeira paralisia.

Frente a um recém-nascido com dispnéia, disfonia ou engasgos, deve ser investigado um distúrbio da mobilidade laríngea. O quadro clínico depende do posicionamento das pregas vocais, sendo as paralisias em abdução pouco freqüentes nos recémnascidos.

O diagnóstico é feito através da nasolaringofibroscopia que permite uma avaliação dinâmica da laringe.

O tratamento depende da severidade do quadro clínico. Em geral, as paralisias unilaterais não necessitam de uma conduta muito invasiva. Nos casos de paralisia em abdução, onde ocorre um distúrbio da deglutição, o espessamento da dieta é fundamental e, nos casos mais graves, é necessária a dieta por sonda ou até mesmo uma gastrostomia. Nas paralisias em adução, onde a principal manifestação é a dispnéia, a traqueostomia pode ser necessária nos casos de paralisias bilaterais, a fim de melhorar a qualidade de vida e permitir um desenvolvimento pônderoestatural adequado. Se não houver uma regressão espontânea, aos 6 meses uma aritenoidectomia é uma alternativa para decanular o paciente. As paralisias relacionadas a traumas obstétricos em geral têm um melhor prognóstico.

Bibliografia

BENNINGER, M. & NOVELLY, N. – Voice disorder in children. *Instructional Course American Academy Meeting of Otolaryngology*, **6**:109-120, 1993.

BENT, J. *et al.* – Pediatric exercise induced laryngomalacia. *Ann. Otol. Rhinol.*, **105**:169-175, 1996.

BERKOWITZ, R. – Laryngeal eletromyography findings in idiophatic congenital bilateral vocal cord paralysis. *Ann. Otol. Rhinol.*, **105**:207-212, 1996.

BOUCHAYER, M. & CORNUT, G. – *Microsurgery of Benign Vocal Fold Lesions.* Raven Press, Phonosurgery, 1991. pp. 143-165.

CONTENCIN, P. – Malformations congénital du larynx. Edition Techiniques, *Encycl. Méd. Chir.* (Paris-France). **In**: TITZE, J. *Vocal Fold Physiology. ORL*, 20:613,1992. p. 10.

GRAY, S. *et al.* – *Molecular and Celular Structure of Vocal Fold Tissue.* Singular Publishing Group, 1993. pp. 1-35.

HOLLINGER, L. – Diagnosis and management of sugglotic stenosis in infants and children. *Instructional Course American Academy Meeting of Otolaryngology,* **6**:91-98, 1993.

ROBBINS, S. *et al.* – *Vasos Sanguíneos.* Patologia Estrutural e Funcional. Ed. Interamericana, 1986. pp. 487-527.

STROME, M. – Subglotic stenosis an ecletic approach. *Instructional Course American Academy Meeting of Otolaryngology*, **2**:71-77, 1989.

Capítulo 9

Abordagem Fonoaudiológica das Disfonias Infantis

ALCIONE RAMOS CAMPIOTTO

Piaget já dizia que discriminar é reconhecer (conhecer novamente) e imitar, dar significado motor ao que se observa, ou seja, não se discrimina aquilo que não se conhece; por outro lado, não se imita algo completamente novo; o objeto a ser imitado (neste caso um padrão vocal) deve ser suficientemente novo – para incitar à descoberta – e suficientemente conhecido para que possa ser reconhecido/discriminado e reproduzido.

DESENVOLVIMENTO VOCAL, CARACTERÍSTICAS VOCAIS DA INFÂNCIA, AMBIENTE SONORO/VOCAL E VOZES DA FAMÍLIA

Definir o que venha a ser um quadro de disfonia infantil certamente não é uma tarefa mais simples que definir o que seja um distúrbio vocal em adultos. Se, no segundo caso, existe muita controvérsia quanto ao que sejam os parâmetros vocais de "normalidade", tentar traçar tais parâmetros para a população infantil torna-se um desafio tão mais difícil quanto ingrato. De qualquer maneira, parece-nos que tal missão não deve ser a mais necessária. Compreender os mecanismos de produção da voz infantil, porém, e poder delinear quais comportamentos se mostram infrutíferos, por causarem esforço com desperdício de energia, ou, até mesmo, prejuízo na comunicação, este sim é o papel da equipe de trabalho – otorrinolaringologistas, fonoaudiólogos e, eventualmente, psicólogos – que atende as famílias, porque são elas que primeiramente atentam para o problema, que percebem que algo não vai bem no comportamento vocal dos pequenos.

Já vimos anteriormente que a laringe infantil, assim como todo o trato vocal e aparelho respiratório não são uma réplica em menor escala de tais estruturas do adulto; o organismo da criança, de um modo geral, não pode ser considerado como um organismo adulto em miniatura. Por outro lado, certamente a fisiologia da respiração/fonação da criança guarda semelhanças com os mesmos processos dos crescidos, embora deva ser considerada como um mecanismo com características próprias e, principalmente (isso não pode ser esquecido jamais!), em desenvolvimento, ou seja, em constante transformação.

Se acreditarmos nesta capacidade inerente de modificação, nesta instabilidade por natureza, não por incapacidade, deveremos estar atentos, quando nos for solicitada uma avaliação, para o estado dinâmico deste indivíduo, para as suas várias possibilidades vocais; ao invés de fazer uma leitura estática, considerando o que estamos vendo e ouvindo, num determinado espaço e momento, como sendo a voz, única e imutável, do nosso pequeno cliente.

Mas voltemos a falar a respeito dos parâmetros de normalidade da voz infantil. Tentemos pensar no que deve ser levado em conta durante a avaliação.

A idade e o sexo são sempre as primeiras informações que desejamos obter sobre nosso cliente; esses dados são tão importantes que muitas vezes já são anotados no primeiro contato telefônico, ou mesmo pela recepcionista, antes mesmo de vermos a criança. Tais condições, somadas àquelas referentes à estrutura corporal, bem como do meio sociocultural, no qual a criança está se desenvolvendo, incluídos aí os aspectos de demanda de comunicação, servirão para nos guiar quanto ao que podemos esperar em relação aos aspectos de qualidade vocal, "pitch", "loudness", padrão articulatório e de ressonância da criança que devemos avaliar.

Vejamos o que diz a literatura quanto ao que se pode esperar das vozes infantis de meninos e meninas.

As vozes dos bebês são geralmente caracterizadas por uma qualidade vocal descrita como delgada, resultado do trato vocal encurtado e da reduzida possibilidade de ressonância.

Quanto aos valores médios de freqüência fundamental, as tabelas de WILSON (1979) demonstram um decréscimo progressivo de 370 para 220 Hz, entre as idades de 1 a 9 anos, sendo que até então não existem diferenças significativas entre os valores obtidos com meninos e meninas. A partir de 10 anos, as vozes infantis passam a se diferenciar quanto à freqüência fundamental média.

Num estudo com uma população de crianças da cidade de São Paulo, com idade variando entre 8 e 12 anos, obtido em análise acústica computadorizada, foram encontrados valores de freqüência fundamental de aproximadamente 235 Hz, correspondendo ao lá $_2$ (BEHLAU e cols., 1985).

NAVAS (1989), em estudo semelhante com crianças com idades variando entre 5 e 7 anos, concluiu que a freqüência fundamental não apresentou diferenças significativas entre as idades analisadas, nem entre meninos e meninas.

BEHLAU afirma que a freqüência fundamental varia por toda a vida. Inicialmente bastante aguda nos bebês recém-nascidos – em torno de lá $_3$ (440 Hz), vai lentamente decrescendo, aos 3 anos de idade situa-se ao redor de mi $_3$ (320 Hz) até a pré-adolescência, quando encontramos valores médios em torno de ré $_3$ (290 Hz).

Segundo SCHRAGER (1966), em JACKSON-MENALDI (1992), as modificações fônicas em bebês se caracterizam por altas freqüências. O ataque do som é brusco, de forte intensidade e modulação muito reduzida (G_4), o grito pode chegar até o mi $_5$ (E_5).

FAIRBANKS e cols. (1949), em COLTON & CASPER (1996), localizaram um decréscimo nas médias das freqüências fundamentais de 294 a 227 Hz, entre as idades de 7 e 11 anos, respectivamente.

Quanto à extensão vocal, ao nascimento, os bebês demonstram uma excepcional variabilidade de tons, podendo emitir desde notas situadas na tessitura da voz masculina adulta até tons muito altos, podendo completar três oitavas. Esta variabilidade está diretamente relacionada à plasticidade da laringe e à ausência de um ligamento vocal maduro, porém os movimentos laríngeos são grosseiros e não há controle refinado desta variação. Com o passar dos anos, a extensão vocal reduz-se a uma oitava na primeira infância e amplia-se após a adolescência, mas sem chegar aos valores extremos observados nos bebês. Avaliações de sustentação de vogais em crianças indicam um paralelismo numérico entre os valores de tempo e idade do falante, ou seja, sob ordens, as crianças de 3 anos sustentam uma vogal por 3s, as de 4 por 4s e assim por diante até a adolescência.

A proporção s:z, que é uma medida simples destinada a examinar o efeito da patologia sobre a fonação, é considerada normal quando ao redor de 1, tanto para crianças quanto para adultos (COLTON & CASPER, 1996). Os mesmos autores apontam os resultados obtidos por TAIT; MICHEL; CARPENTER (1980) quanto às proporções s:z para meninos – 5 e 9 anos = média 0,92 – e meninas – 5 anos = média 0,83 e 9 anos = média 0,91.

PRATER & SWIFT (1984) referem que crianças em idade escolar sem alterações vocais devem ser capazes de sustentar as vogais e os fonemas fricativos /s/ e /z/ durante um tempo máximo aproximado de 10s.

Feita a revisão anterior, pensemos no processo de aprendizagem que permeia o desenvolvimento da voz na criança.

O conhecimento é um processo temporal que envolve a relação indivíduo-objeto. Nesta relação, há contribuições recíprocas: o primeiro contribui com a estrutura, o segundo possibilita a construção dessa estrutura pela experiência, que é, desse modo, um fator necessário, porém não suficiente para explicar o progresso da inteligência.

A aprendizagem, como sabemos, pode se fazer de duas maneiras: por acomodação e assimilação progressivas ou por adestramento (PIAGET, 1978). O processo de assimilação se divide em assimilação reprodutora, que é o esforço espontâneo de repetição de uma conduta; assimilação recognitiva, que reconhece semelhanças entre a situação presente e outras passadas; e a assimilação generalizadora. O progresso da assimilação e da acomodação leva ao desenvolvimento da imitação. Quanto ao adestramento, ele conduz à formação de uma pseudo-imitação muito mais fácil de adquirir, mais precoce, alimentada pela educação. Podemos dizer então que a criança aprende de duas maneiras: por experimentação (pólo assimilador) e por imitação (pólo acomodador).

Do mesmo modo, acontece com o desenvolvimento vocal, a criança experimenta e imita diferentes vozes, mais graves e mais agudas, mais fortes e mais fracas, mais suaves e mais ásperas desde cedo, tão logo comece a vocalizar e balbuciar.

A família, representando o meio, tem assim um papel determinante neste desenvolvimento, seja pela carga genética herdada – no tamanho e conformação da laringe e trato vocal, na predisposição às alergias e aos problemas respiratórios – seja pelos modelos de voz, ambiente vocal, enfim, que circundam a criança desde o seu nascimento.

Concluímos, então, que, naturalmente, a criança tenderá a reproduzir as vozes familiares e, ainda, observamos uma tendência à imitação da voz do genitor de mesmo sexo: o menino tende a imitar a voz do pai, e a menina tende a imitar a voz da mãe; isso por um mecanismo de identificação pessoal, do desenvolvimento psíquico.

A influência da família no desenvolvimento vocal da criança também se observa pela possibilidade desta em aceitar, incentivar ou, muitas vezes, repudiar os padrões vocais emitidos pelos seus filhos. Nesse processo, as palavras nem sempre são necessárias. Para além do dizer "fale direito", "não entendi o que você disse", "que voz é essa?", "não grite/não fale assim", estão os olhares de reprovação, gestos, expressões corporais e/ou faciais, mensagens subliminares de desaprovação. Tais mensagens também podem aparecer como uma atitude de ignorar a criança quando ela fala.

Não podemos nos esquecer, no entanto, que o raio de influência familiar sobre o desenvolvimento infantil decresce à medida que aumentam as influências sofridas de outras fontes, como os avós, tios, primos, vizinhos, professores e colegas da escola, e, sem dúvida alguma, da televisão e até mesmo, mais recentemente, dos jogos de videogames e CD Roms. Estes jogos, particularmente, apresentam cenas com níveis de ruído de alta intensidade, personagens com vozes agressivas, e às vezes nem humanas, todas muito freqüentemente imitadas por nossas crianças.

Ao abordarmos este aspecto do perigo da reprodução de vozes incompatíveis sobre a saúde vocal com nossos pacientes, teremos que lhes apresentar argumentos suficientemente bons a fim de convencê-los a não imitar tais vozes. Pois, o processo de imitação, além de, como já dissemos, integrar o processo de aprendizagem e desenvolvimento cognitivo mais amplamente, faz parte do processo de desenvolvimento psicoafetivo; a criança elabora internamente conflitos da sua realidade externa ao imitar, ao fazer de conta que é um personagem. Quantas vezes podemos observar crianças brincando "de casinha" – uma brincadeira altamente simbólica – e reproduzindo falas e expressões (faciais e corporais) de seus pais. A criança chega a verbalizar: "mãe vamos brincar; eu era a mamãe e você era a filhinha", e, em seguida diz: "a mamãe vai fazer a sua comidinha, o que você quer comer?", reproduzindo a qualidade vocal, a entonação e até mesmo os gestos de sua mãe.

O que estamos tentando demonstrar com os exemplos anteriores é que, resumidamente, a voz se desenvolve a partir de um potencial geneticamente herdado, sendo que a este potencial é somada a influência do ambiente sonoro/vocal que circunda a criança – sendo tal ambiente, por sua vez, influenciado por questões socioculturais, econômicas e históricas – e sendo os pais, não só o modelo principal de produção vocal dessas crianças, como também o principal árbitro no julgamento da "adequação" das suas emissões. Quanto aos juízes, é claro que realizarão seus julgamentos de maneira mais ou menos atenta, levando em conta seus próprios ideais de adequação, suas idéias sobre vozes/comportamentos saudáveis, sobre emissões socialmente aceitas, etc.

Desse modo, devemos manter nossa mente atenta para o fato de serem inúmeras e complexas as origens das produções vocais em todo ser humano, e, neste capítulo especialmente, em todas as crianças, quando as recebermos para avaliação.

Além disso, não estamos desprezando, e nem poderíamos, as questões relativas à individualidade de cada criança, os aspectos intrínsecos do desenvolvimento desses indivíduos que para nós se apresentam. Tais aspectos dizem respeito, justamente, a modos particulares de reação ao meio; aos aspectos afetivos de possibilidade de interação social, de comunicabilidade, de expressão da emoção, etc.

A criança, por ter um repertório verbal menos elaborado que o do adulto, por apresentar um raciocínio ainda pré-concreto ou lógico-concreto (e não lógico formal como os crescidos), dispõe de um meio muito menos simbólico de comunicação: ela precisa expressar seus sentimentos, pois não tem capacidade de elaborá-los verbalmente e esta expressão se dá de maneira global pelo seu movimento corporal, facial e pela sua voz, não com nuanças de entonação, por vezes muito discretas e sutis, como fazem os adultos, mas com qualidades exageradas, ora de intensidade, ora de ressonância, ora de tensão, etc. Ela não sabe dizer "estou brava"; ao contrário, mesmo não se dando conta de seus sentimentos, ela deverá "atuar" sua raiva – no seu corpo, na sua voz (mais tensa-estrangulada, mais intensa, mais laringofaríngea e menos articulada) – para que seja compreendida. Lembrando do papel dos juízes, dos pais e adultos que se relacionam com a criança, que transmitiram constantemente sinais de aprovação ou repúdio às atitudes dos filhos – e estes tenderão a reproduzir aquelas mais ou menos aceitas, dependendo do efeito que pretenda conseguir (de aceitação ou de provocação) – podemos prever que, quanto menos sensíveis e atentos aos comportamentos infantis, mais necessário será para a criança exagerar sua atuação para que seus sentimentos sejam traduzidos. Se é possível para o adulto logo dizer: "é, parece que você não está contente com isso", menos a criança deverá "atuar" sua raiva batendo os pés, chorando ou gritando. Gritar, aliás, é um meio muito eficiente, em nossa cultura, da criança conseguir dos pais o que deseja.

Concluindo, podemos dizer que qualquer observador menos atento saberá dizer que o ambiente sonoro/vocal das crianças em idade pré-escolar – anterior aos 7 anos – é extremamente ruidoso: basta freqüentarmos salas de aula do maternal e jardim da infância, parques, playgrounds, shoppings no domingo à tarde, matinês, festas de aniversário, entre outros, para verificarmos a veracidade desta informação. A possibilidade vocal da criança, muitas vezes erroneamente encarada como abusiva, deverá ser revista tanto pelo otorrinolaringologista, quanto pelo fonoaudiólogo. Não conseguiremos mudar o comportamento corporal/afetivo/vocal de nossas crianças, nem podemos condenar aquelas que se encontrem disfônicas a um exílio de sua condição natural – anteriormente descrita; de outro modo, meios deverão ser encontrados para que a criança possa viver plenamente toda sua energia e aprender a não perder seu poder de comunicação fazendo isso. O primeiro passo é localizar o problema. Vejamos agora o que devemos considerar em nossa avaliações.

Considerações Sobre a Avaliação

A avaliação fonoaudiológica, nos casos onde há queixa quanto ao desempenho vocal, tem início com uma consulta onde podem estar um ou ambos os pais, acompanhando a criança.

Em nossa experiência, existem dois tipos de famílias que usualmente nos procuram para avaliação: a primeira, e provavelmente a mais comum, é aquela indicada pelo otorrinolaringologista, em primeiro lugar, pela professora ou, menos freqüentemente, pelo pediatra, que observou a rouquidão (sintoma mais comum), antes mesmo que os pais notassem alguma dificuldade. Muitas vezes, essa rouquidão é atribuída, pelos pais, a estados gripais; mais raramente se percebe uma relação dessa alteração vocal com o choro intenso, por exemplo.

Nesses casos, como a queixa não é propriamente nem da família, muito menos da criança, é sempre mais difícil pesquisar os fatores causais.

O segundo tipo é aquele onde existe uma preocupação com o desempenho verbal/vocal da criança, porém do mesmo modo não é possível fazer a relação com os fatores causais, principalmente se forem eles, fatores ambientais/emocionais. Crianças inteligentes e sensíveis tendem a ser atropeladas por pais superexigentes – o menor desvio de conduta, seja no desempenho escolar ou social, pode gerar uma ansiedade nos pais em relação ao futuro dos filhos. Pais que conseguiram um status socioeconômico superior àquele que eles próprios vivenciaram em suas infâncias são muito preocupados em "dar o melhor para o filho". Infelizmente, esse "melhor" é vislumbrado a partir de conceitos absolutamente paternos – não se conta com o que a criança possa considerar como melhor. Os pais desejam filhos mais felizes – leia-se – mais bonitos, mais inteligentes, mais falantes, mais sociáveis, ótimos alunos ou esportistas – mas têm dificuldade em aceitar a natureza anímica destes mesmos filhos. Ele não precisaria ser o melhor na escolinha de futebol, se se sai muito bem nas aulas de artes, não é? Em termos. Discutir tais questões com os pais pode ser muito perigoso, pois cada pai e mãe já traçaram, durante toda a sua vida, o que consideram a trajetória ideal para seu filho.

Outro tipo de situação, menos freqüente que as duas situações anteriormente citadas, mas ainda razoavelmente comum, por exemplo, é aquela quando recebemos crianças consideradas disfônicas por seus pais, que nos são trazidas para avaliação, e encontrarmos mães com vozes alteradas que até se apercebem disso, mas relutam em procurar ajuda, evitando até mesmo a consulta com o otorrinolaringologista. Como abordar a questão do ambiente vocal nesses casos? Como é possível falar num ambiente vocalmente sadio com observância de regras básicas de higiene vocal se, no caso de uma disfonia funcional, obviamente tais aspectos não são os desenvolvidos pela mãe? Por que a criança deve ser submetida a uma terapia para modificação de seus hábitos, se sua própria mãe não admite rever seus comportamentos corporais, respiratórios, articulatórios vocais e afetivos responsáveis pela sua produção vocal?

Mas, não estamos falando da abordagem terapêutica ainda, vejamos quais são os dados mais relevantes da anamnese.

É claro que, primeiramente, tentamos realizar uma caracterização da queixa, quanto à época de aparecimento, caráter progressivo, evolução durante o dia, a semana e o ano (em função das diferentes estações), fatores de melhora e piora, situações que favorecem o aparecimento ou piora da disfonia, sintomas associados, etc.

É comum a presença de questões alérgicas e/ou respiratórias associadas ao distúrbio vocal. Por isso, os dados de respiração, relativos tanto às vias áreas superiores quanto às inferiores, são os abordados em seguida. Os casos de rinites alérgicas, sinusites, bronquites ou asma podem se apresentar como doenças primárias que originam laringites ou mesmo obstruções nasais freqüentes, que obrigam a um esforço aumentado de projeção vocal; a ressonância, não podendo ser equilibrada, apresenta-se hiponasal; a voz não alcança o volume e projeção necessários e a criança tenta compensar tal efeito, aumentando o tônus da musculatura faríngea, laríngea e cervical. Tal procedimento, obviamente leva a uma sobrecarga da laringe e pregas vocais, particularmente gerando edemas e posteriormente lesões de origem funcional.

Desse modo, não seria apressado concluir que, muitas vezes, o que determina um distúrbio vocal na criança são as questões relativas ao trato vocal, e não à laringe propriamente. Assim como os problemas respiratórios, os problemas articulatórios, e esses são freqüentes em crianças pré-escolares, podem ser a causa primária de um esforço de projeção da voz. Seria inadequado, então, tratar o nódulo vocal – lesão mais freqüente nas disfonias organofuncionais infantis – como causa das disfonias e, conseqüentemente, traçar um planejamento terapêutico visando a redução dos mesmos; muitas vezes eles não são tratados como devem, ou seja, como conseqüências de um desequilíbrio muscular (respiratório-articulatório) e não a sua causa.

Após a caracterização da queixa e o levantamento dos dados relativos à respiração, questionamos, ainda, os dados relativos ao desenvolvimento de linguagem e fala, e as possíveis alterações articulatórias. Em nossa experiência, no trabalho com crianças que apresentam disfonias hipercinéticas, os distúrbios de desenvolvimento não são os mais comuns, nem os relacionados à produção articulatória do ponto de vista lingüístico. Os problemas articulatórios mais freqüentes são aqueles que acompanham alterações do sistema estomatognático quanto a postura, tônus e funções de mastigação, deglutição e fala: os sigmatismos anteriores e posteriores. Podemos incluir, nesses casos, também a presença de uma abertura bucal, bem como uma flexibilidade articulatória reduzida. Já nas disfonias hipocinéticas, como geralmente se relacionam a distúrbios neurológicos ou sistêmicos (Andrews, 1995), distúrbios de desenvolvimento da linguagem e/ou fala podem estar associados.

Em seguida traçamos um perfil do comportamento afetivo/ social da criança considerando diferentes ambientes: sua casa, casa de familiares, escola, atividades esportivas ou artísticas, amigos e vizinhos.

Pesquisamos, ainda, outros casos semelhantes na família e, finalmente, são abordados os dados quanto à saúde geral da criança: doenças pregressas e atuais, assim como tratamentos medicamentosos e/ou cirúrgicos realizados.

O exame propriamente dito já tem início durante a anamnese, quando dados de identificação são colhidos com a própria criança. Desde esse momento a criança é observada quanto a sua postura, respiração, possibilidade de compreensão e elaboração do discurso, presença de hábitos parafuncionais, condição da articulação, ritmo e velocidade de fala, bem como da coordenação pneumofonoarticulatória. Aspectos mais específicos de qualidade vocal, "pitch", "loudness", ressonância, ataque e projeção vocais também já começam a ser analisados. Tarefas específicas, como a tomada dos tempos máximos de fonação, podem ou não ser realizadas junto à presença do(s) pai(s).

Num momento seguinte, a criança é observada longe da companhia dos pais, e dependendo de sua idade, o exame segue com uma conversa, com jogos, desenhos ou mesmo encenações com fantoches, por exemplo, ou simplesmente propondo que ela represente um determinado personagem. A criança é sempre gravada em audio – se for possível, também será gravada em videoteipe – falando, emitindo vogais prolongadas, contando, dizendo automatismos como os dias da semana e meses do ano, cantando e imitando vozes. É pedido à criança que produza uma voz muito forte, outra muito fraca, uma muito fina, outra muito grossa e assim por diante, a fim de se verificar a sua gama de possibilidades de fonação. Verifica-se, neste momento, a dinâmica muscular-respiratória, em cada um dos extremos. A criança é questionada quanto à sua opinião sobre sua voz e a voz de outras pessoas, como pais, irmãos, personagens de desenhos infantis, etc.

A criança pode se apresentar tímida, num primeiro contato, tendendo a responder às nossas perguntas com meneios de cabeça, sorrisos, olhares ou frases monovocabulares. Se isso ocorrer, não é conveniente forçar a criança com chantagens do tipo: "preciso ouvir sua voz", "fale comigo", "se eu não te ouvir você não poderá ir embora", etc. É preciso descobrir um tema de interesse para a criança. A criança, de acordo com sua idade, apresenta interesses específicos em relação a assuntos gerais, escolares, esportivos, musicais ou televisivos. Temos que fugir da tendência de infantilizá-la, falar de jogos, personagens ou brincadeiras que não correspondam àquelas que fazem parte do seu grupo etário-social. Por outro lado, a criança tende a ser muito menos formal que o adulto; geralmente é mais espontânea em suas manifestações, tanto de apreço quanto de desagrado. Do mesmo modo, ela espera um interlocutor presente, atento e sincero. Quanto mais verdadeiro for o contato do avaliador com a criança, maiores serão as chances de que ela colabore com o exame.

Um exame específico das estruturas do sistema estomatognático é, do mesmo modo, realizado, verificando-se as condições anatômicas, posturais, de tônus e mobilidade de cada uma delas.

Como dissemos anteriormente, não devemos considerar a voz vista e ouvida durante a avaliação fonoaudiológica, como sendo a única voz possível para a criança. Desse modo, poderemos pedir auxílio – por meio de carta ou telefonema – para outros adultos que convivam com a criança, como professores, avós, professores de natação, ou quem mais possa dar seu parecer sobre o desempenho vocal do nosso cliente, além dos pais.

As perguntas que buscamos responder com a nossa avaliação são: a voz dessa criança "combina" com seu aspecto físico (sexo, idade, altura)? Essa voz demonstra algum tipo de esforço/desgaste? Ela prejudica ou impede, de algum modo, a comunicação da criança (ela pode ser ouvida e compreendida)? A voz expressa o mesmo estado/sentimento que as palavras usadas? A produção vocal da criança é compatível com o perfil de personalidade relatado pelos pais?

Conforme a resposta a tais perguntas, poderemos concluir pela necessidade ou não de intervenção clínica (medicamentosa ou fonoaudiológica) e/ou cirúrgica neste paciente.

Abordagem Terapêutica

Nossa experiência demonstra que este primeiro passo – determinar o momento mais adequado de intervir fonoaudiologicamente num caso de disfonia infantil – é o sucesso garantido dessa intervenção, apesar de, nem sempre, ser algo muito fácil de se realizar. Sendo assim, precisamos de algumas diretrizes que nos auxiliem na eleição dos candidatos à terapia, por disfonia. Tentemos listar algumas:

A idade certamente deve ser um fator de referência, nesses casos. Quanto menor a criança, mais difícil será propor uma terapia sistemática, com duração e freqüência predeterminadas. Por outro lado, mais lúdicas deverão ser as sessões propostas, e, além disso, mais necessária será a presença do(s) pai(s)/acompanhante na sala de atendimento. A presença do acompanhante servirá não só para garantir a tranqüilidade da criança, mas, principalmente, para transmitir a ele um modelo de interação. A observação do terapeuta em relação às estruturas lingüísticas, intensidade e qualidade vocais, dinâmica respiratória, postura corporal empregadas serve como um modelo de atuação a ser reproduzido pelos pais, no dia-a-dia, junto aos filhos.

Outro fator a ser considerado é, sem dúvida, o grau de comprometimento vocal, incluindo-se aí questões de impedimento da comunicação e/ou do desenvolvimento vocal. Uma disfonia não pode privar a criança de suas atividades diárias. Se esse for o caso, a intervenção fonoaudiológica é sempre necessária.

Devemos levar em consideração, é claro, ainda, as questões relativas aos achados otorrinolaringológicos. Havendo comprometimentos funcionais quanto à respiração – tanto em nível nasal quanto pulmonar – ou mesmo disfunções laríngeas com lesões estruturais de pregas vocais, maior a chance da terapia sistemática se tornar necessária.

Finalmente, devemos sempre lembrar que existem as questões de prioridade: a voz pode estar muito comprometida, mas se existirem outras demandas igualmente relevantes – como por exemplo, situações de doenças sistêmicas necessitando tratamentos custosos, intensos ou prolongados, necessidade de intervenções cirúrgicas em outros órgãos, situações de limitação da locomoção, situações de desequilíbrio dinâmico familiar agudo, como num divórcio recente, dificuldades de desenvolvimento global, distúrbios psicológicos graves ou problemas escolares, dentre várias outras situações que possamos nos lembrar – é possível que o tratamento fonoaudiológico, visando o distúrbio vocal, deva aguardar um momento mais oportuno para ser realizado.

Por outro lado, o acompanhamento fonoaudiológico à distância, com reavaliações espaçadas, também pode ser uma alternativa interessante no tratamento das disfonias infantis. Algumas vezes, a intervenção na família quanto às dinâmicas vivenciadas, corrigindo, modificando ou substituindo comportamentos negativos à saúde vocal, mostra-se suficiente para a resolução da queixa inicial.

É muito importante não nos deixarmos levar pela idéia de que os únicos problemas, nas disfonias infantis, são a presença do mal uso ou abuso vocal, traçando nosso planejamento terapêutico, a partir dessa premissa, de modo a supervalorizar as técnicas de redução desses comportamentos vocais inadequados. Certamente, o abuso e o mal uso vocais são fatores etiológicos em muitos casos de disfonias funcionais ou organofuncionais em crianças pré-escolares, mas a verdade é que, como já descrevemos anteriormente, várias são as causas da utilização de padrões vocais inadequados. Convém lembrar que não são raros os casos de crianças que apresentam rouquidão, sintoma mais comum nas disfonias infantis (Andrews, 1995), e são descritas por seus pais como tímidas, de difícil socialização, apresentando dificuldades importantes de expressar-se verbalmente, em geral com pessoas desconhecidas ou pouco íntimas. Nesses casos, duas são as possibilidades: a primeira é que a criança apresente um padrão totalmente diverso em casa, autoritário e agressivo, caracterizado por voz em forte intensidade e, acompanhada de tensões corporais, principalmente cervicais evidentes; a segunda é que a fala sempre se apresente em fraca intensidade, mas com igual comportamento corporal de tensionamento muscular.

No caso de optarmos por uma intervenção sistemática, é importante lembrar que a maioria das técnicas empregadas no tratamento das disfonias em adultos deve ser adaptada quando for utilizada em crianças com menos de 7 anos. Mesmo com pacientes entre 7 e 12 anos, muitas vezes essas técnicas não podem ser simplesmente apresentadas à criança como fazemos com os adultos. Esse nos parece ser o grande problema no tratamento de crianças disfônicas: como adaptar tais técnicas?

Como já dissemos anteriormente, as sessões deverão ter conteúdos lúdicos variados, com o uso de jogos, recursos gráficos, recursos cênicos – fantasias, máscaras, etc. – e muito canto. Os exercícios deverão, na maior parte das vezes, estar associados a movimentos corporais. A abstração e a propriocepção não estão completamente desenvolvidas na criança, tornando inviável considerar que ela será capaz de monitorar a realização dos exercícios quanto a adequação da intensidade, tom e intensidade adequadas. Trabalhar associando os exercícios respiratórios ou fonatórios a movimentos corporais simples, rítmicos e coordenados facilita muito essa tarefa.

As técnicas empregadas são basicamente as mesmas utilizadas nas disfonias de adultos, mas, enfatizamos mais uma vez, deverão sempre se adequar a compreensão e possibilidades da nossa criança.

A proximidade ou contato físico auxilia na "condução" do movimento e som realizados pela criança, mas não deverá ser forçado ou imposto jamais. Será uma conseqüência natural na medida em que o relacionamento entre o paciente e o terapeuta se torna mais íntimo.

Finalmente, quaisquer que sejam os objetivos eleitos em cada sessão de terapia – normotonia corporal, respiração, articulação, ressonância, intensidade, tom médio, coordenação pneumofonoarticulatória – é importante lembrar que as estratégias não devem ser apresentadas de modo isolado, sem significação imediata do benefício ou da modificação que possa trazer à expressão vocal da criança. Quando os autores descrevem técnicas a serem utilizadas, fazem isso de maneira compartimentada e hierarquizada, mas isso deve ser compreendido como um recurso didático, não devendo ser reproduzido jamais no atendimento, nem de adultos, muito menos de crianças disfônicas.

Bibliografia

ANDREWS, M. L. – Manual of voice treatment. *Pediatrics Through Geriatrics.* San Diego, Singular Publishing, 1995.

ANDREWS, M.L. – Terapia vocal para crianças. *Os Primeiros Anos Escolares.* Porto Alegre, Arte Médicas, 1998.

BEHLAU, M.S; TOSI, O.; PONTES, P.A.L. – Determinação da freqüência fundamental e suas variações em altura ("jitter") e intensidade ("shimer"), para falantes do português brasileiro. *ACTA AWHO*, **4**:5-9, 1985.

BEHLAU, M.S & PONTES, P. – *Avaliação e Tratamento das Disfonias.* São Paulo, Lovise, 1995.

COLTON, R.H. & CASPER, J.K. – *Compreendendo os Problemas Vocais. Uma Perspectiva Fisiológica ao Diagnóstico e ao Tratamento.* Porto Alegre, Artes Médicas, 1996.

GONZÁLES, J.N. – *Fonación y Alteraciones de la Laringe.* Buenos Aires, Panamericana, 1981.

HERSAN, R.C.G.P. – Terapia de voz para crianças. **In**: FERREIRA, L. P. *Um Pouco de Nós Sobre Voz.* Carapicuíba, Pró-Fono, 1993.

JACKSON-MENALDI, M.C.A. – *La Voz Normal.* Buenos Aires, Panamericana, 1992.

NAVAS, D.M. – Análise computadorizada de freqüência fundamental e suas variações em altura (jitter) e intensidade (shimer) de vozes de crianças da cidade de São Paulo. *Rev. Pró-Fono*, **1**:17-22, 1989.

PERELLÓ, J. – *Canto Diccion.* Barcelona, Editorial Científico Médico, 1975.

PIAGET, J. – *A Formação do Símbolo na Criança.* Rio de Janeiro, Zahar, 1978.

WILSON, K. – *Voice Problems of Children.* Baltimore, Williams & Wilkins, 1979.

Capítulo 10

Insuficiência Respiratória Alta na Infância

MARIA DE FÁTIMA CARVALHO

A insuficiência respiratória alta é um processo potencialmente fatal e freqüentemente encontrado por médicos que trabalham em serviço de emergência.

Define-se insuficiência respiratória como a incapacidade do sistema respiratório em suprir a demanda metabólica do organismo para oxigenação e eliminação de gás carbônico. A baixa tensão de oxigênio (hipoxemia) e retenção de gás carbônico (hipercapnia) são dados característicos para sua definição. Entretanto, a insuficiência respiratória pode estar presente mesmo sem a alteração destes parâmetros, dependendo da idade do paciente, pressão barométrica, fração inspirada de oxigênio, evolução clínica da doença de base, etc.

A função respiratória depende da integração de uma série de elementos interligados como 7 elos de uma cadeia: cérebro, coluna vertebral, sistema neuromuscular, tórax e pleura, vias aéreas superiores, sistema cardiovascular, e vias aéreas inferiores e alvéolos. Qualquer rotura ou alteração de um dos elos pode gerar insuficiência respiratória (MARCONDES, 1991).

Um obstáculo à passagem aérea pode localizar-se em qualquer ponto, desde o nariz e a faringe até os bronquíolos. As peculiaridades da laringe na primeira infância são posição mais alta, calibre muito reduzido, cartilagens móveis e flexíveis, mucosa (inclusive a que recobre as aritenóides e a glote) relativamente espessa e frouxa, com pouco tecido conjuntivo de sustentação, suscetível a expandir-se excessivamente pelo edema, reduzindo a luz da via aérea.

Outra particularidade é o nariz humano, que nos primeiros meses de vida é um órgão primariamente respiratório.

A respiração nasal constitui-se num reflexo normal do recém-nascido, como no adulto, ao passo que a respiração bucal representa um ato voluntário, raramente praticado antes dos 5 meses de vida (PERNETTA, 1985).

O estridor respiratório é um ruído áspero audível à distância, que traduz um obstáculo parcial à circulação do ar pelas vias respiratórias superiores, principalmente laringe e traquéia.

A palavra estridor deriva do latim *stridere*, que significa um som áspero, chiante ou dissonante, mas seu caráter geralmente é musical ou sibilante. A freqüência do som também é variável, desde grave e sonoro, até agudo rangente ou assobiante. É relativamente comum no primeiro ano de vida, principalmente na fase neonatal.

O estridor é um sintoma e não um diagnóstico, e nunca deve ser considerado como benigno, independente da qualidade do ruído produzido. Pode ser inspiratório, expiratório ou misto.

O estridor inspiratório reflete uma obstrução no nível da glote, ou acima dela, produzindo um estridor mais agudo. O estridor expiratório geralmente é produzido por uma obstrução na parte mais distal da árvore traqueobrônquica e produz um som mais grave, sonoro e prolongado. Quando a causa da obstrução está imediatamente abaixo da glote ou na região proximal da traquéia, o estridor geralmente é inspiratório e expiratório, neste caso é chamado de estridor bifásico.

A causa mais comum de estridor respiratório crônico no lactente é o chamado estridor laríngeo congênito. O diagnóstico é clínico se estiverem presentes as características fundamentais, isto é, aparecer já ao nascimento ou primeiros dias de vida; modificar-se pela alteração de posição, atenuar-se no decúbito ventral; diminuir ou desaparecer durante o sono; a fonação mantém-se íntegra; a alimentação é normal; o estado geral, crescimento e desenvolvimento não se alteram, e depois de alguns meses nota-se regressão espontânea e progressiva até o desaparecimento completo no fim do primeiro ano de vida.

Na fase neonatal é preciso distingui-lo do estridor transitório, ligado ao trauma obstétrico e paralisia laríngea, em que há rouquidão; da tetania, em que coexistem outras alterações características; e das malformações congênitas da laringe, quase sempre acompanhadas de dispnéia e rouquidão.

Após a fase neonatal, os casos de estridor agudo geralmente são atribuídos a laringite, corpo estranho ou edema de laringe. Nos casos crônicos, levam-se em conta lesões intralaríngeas adquiridas, tais como a papilomatose.

Existem múltiplas causas de estridor em crianças. Ele pode ser congênito ou adquirido; mas nunca deve ser ignorado. Após tomar medidas necessárias para garantir uma via aérea permeável, a causa do estridor deve ser investigada, usando exames endoscópicos e radiográficos.

Causas de Insuficiência Respiratória Alta

Afecções da Boca, Faringe e Esôfago

Congênitas

Malformações Congênitas da Boca

O aumento considerável do volume da língua – macroglossia – leva a obstrução da faringe e dispnéia. A macroglossia é encontrada na síndrome de Down, hipotireoidismo congênito, mucopolissacaridoses e hiperplasia muscular difusa idiopática da língua (Lee, 1995).

Outra causa é a glossoptose – inclinação da base da língua para trás – que pode determinar diminuição da luz da faringe e oclusão da glote. A dispnéia é mais intensa quando a glossoptose coincide com a micrognatia – hipoplasia do maxilar inferior – como observamos nas síndromes de Pierre Robin, Treacher Collins, Mobius, Nager (disostose acrofacial) (Friedman e cols., 1996). A retroflexão da língua, obstruindo a abertura da laringe, é responsável pelas perturbações respiratórias que, às vezes, agravam-se, acompanhando-se de cianose e insuficiência respiratória. A hipoplasia do maxilar inferior predomina no ramo ascendente, que se encurta, dando lugar ao retrognatismo (arcada dentária da mandíbula recuada em relação ao maxilar superior). Na simples inspeção já se percebe o queixo retraído, apagado, típico da micrognatia. Ao se examinar o interior da boca vê-se que a ponta da língua, em vez de se situar no nível das bordas alveolares, está dirigida para cima e aplicada contra o palato, deixando à mostra sua face inferior. Nos pacientes com quadro de dispnéia, a respiração se normaliza quando a língua é puxada para frente ou colocando o paciente em decúbito lateral.

Nos casos mais graves de macroglossia ou glossoptose pode ser necessária a glossectomia parcial ou a glossopexia para facilitar a respiração e a alimentação (Fig. 10.1) (Lee, 1995).

Formações volumosas no assoalho da boca, tais como rânulas, angiomas cavernosos, cistos dermóides, cistos do ducto tireoglosso, higromas císticos, tireóides ou paratireóides ectópicas; impelindo a língua para trás, podem levar à insuficiência respiratória, principalmente no recém-nascido. Em todos os casos há uma melhora sensível com o decúbito lateral. O tratamento, em geral, é a exérese cirúrgica dessas massas, com especial cuidado nas formações de tecido tireóideo. Nestes casos, um mapeamento da tireóide deve ser feito antes de remover a

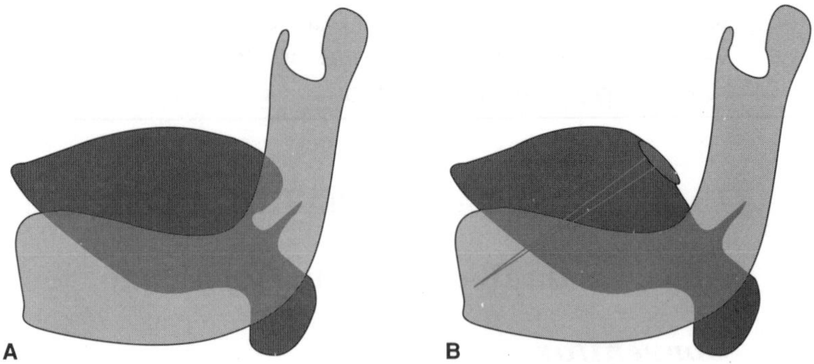

FIGURA 10.1 – Esquemas mostrando o conceito de glossopexia. **A**) Desenho com a mandíbula e a língua se projetando para trás. **B**) Um botão é colocado na base da língua e um ponto de tração é fixado no mento.

massa, porque este pode ser o único tecido tireóideo funcionante da criança. A terapia supressiva com hormônio tireóideo pode ser curativa, caso contrário a exérese cirúrgica torna-se necessária.

Algumas vezes, durante um ato anestésico, pode haver aspiração da língua obstruindo a faringe e oclusão da glote, resultando em dispnéia com estridor inspiratório.

Afecções do Mediastino

Na atresia do esôfago, o paciente apresenta abundante mucosidade na boca e pode chegar à cianose e à dispnéia quando se tenta alimentá-lo (PERNETTA, 1985).

Massas mediastinais ou vasos aberrantes provenientes do arco aórtico podem comprimir o esôfago juntamente com a tra-

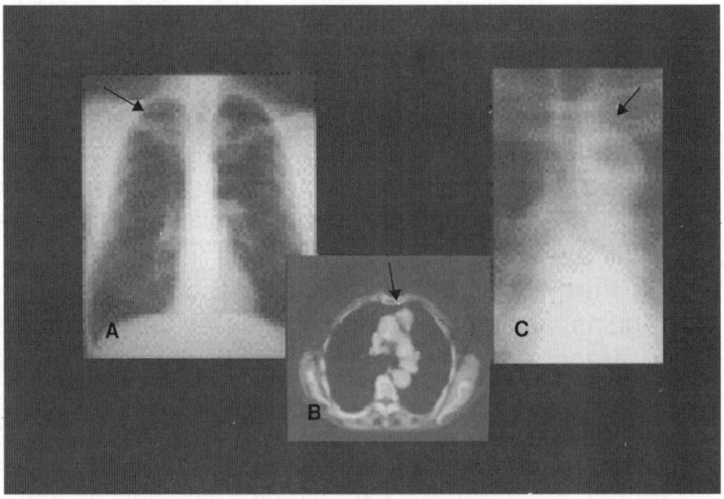

FIGURA 10.2 – Exames radiográficos mostrando três tipos de problemas que podem acometer o mediastino das crianças. **A**) Bócio mergulhante (*seta*). **B**) Timoma. **C**) Malformação de arco aórtico.

quéia. Ao exame, os pacientes apresentam estridor inspiratório e expiratório, tosse produtiva e disfagia. Pode haver insuficiência respiratória na tentativa de alimentar o paciente. Infecções repetidas do trato respiratório são comuns.

O diagnóstico de malformações associadas ao esôfago é feito por endoscopia, estudos contrastados do esôfago, tomografia computadorizada e ressonância nuclear magnética. A correção cirúrgica é obrigatória (FIG. 10.2).

Inflamatórias

Abscesso Periamigdaliano

É uma complicação da amigdalite aguda, cujo agente etiológico é quase sempre o estreptococo β-hemolítico do Grupo A, com extenso processo inflamatório que atinge a submucosa do palato, faringe e boca. Geralmente, é unilateral com acúmulo de secreção purulenta no espaço periamigdaliano com abaulamento do pilar anterior, amígdala projetada para a linha mediana e úvula deslocada para o lado oposto. A dor de garganta é intensa, há modificação da voz (pela imobilização do palato) e trismo (pela irritação dos músculos pterigóideos). Na criança pequena, o edema pode se espalhar rapidamente para a faringe e laringe, determinando obstrução respiratória. Nos casos mais graves, pode ser necessária traqueostomia. O tratamento consiste em antibioticoterapia e drenagem do abscesso (FIG. 10.3).

Angina de Ludwig

Processos infecciosos da cavidade bucal (dentários ou gengivais), linfadenite local supurada, osteíte do maxilar inferior ou trauma ocasionam, algumas vezes, infecção supurada no assoalho da boca (abscesso submandibular, flegmão séptico do assoalho da

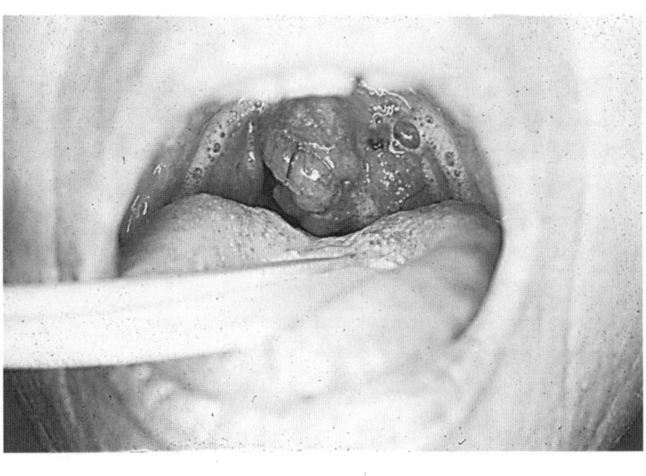

FIGURA 10.3 – Criança com amigdalite aguda e abscesso periamigdaliano.

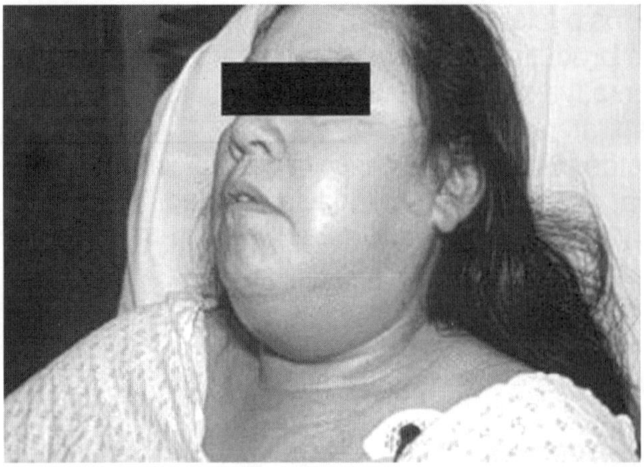

FIGURA 10.4 – Angina de Ludwig.

boca, angina de Ludwig) (FIG. 10.4). A região submandibular apresenta-se hiperemiada, edemaciada e muito dolorosa, podendo a celulite estender-se até o pescoço. A língua, impelida para cima e para trás, comprime a glote e fica parcialmente imobilizada pelo edema e pela dor. Conseqüentemente, a deglutição torna-se muito dolorosa, a voz alterada, há estridor inspiratório e até insuficiência respiratória. Os sintomas gerais são de infecção aguda, como febre alta, calafrios e leucocitose com neutrofilia. O tratamento é feito com antibioticoterapia de amplo espectro (PERNETTA, 1985).

Abscesso Retrofaríngeo

Nos 3 primeiros anos de vida, uma cadeia de linfonodos se estende, de cada lado da linha mediana, entre a faringe e os músculos pré-vertebrais. Qualquer infecção de rinofaringe repercute sobre esses linfonodos. Muito raramente a adenite supura, formando assim o abscesso retrofaríngeo. Como essa rede se atrofia depois dos 3 anos, é raro se encontrar abscesso retrofaríngeo acima desta idade. Este está relacionado com quadros de imunodepressão.

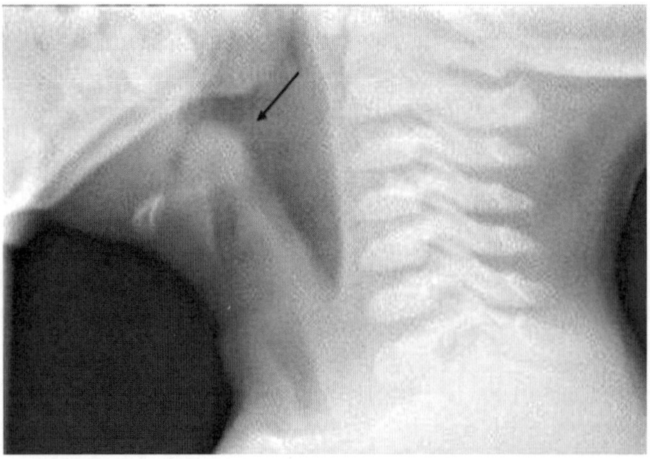

FIGURA 10.5 – Raio X de epiglotite.

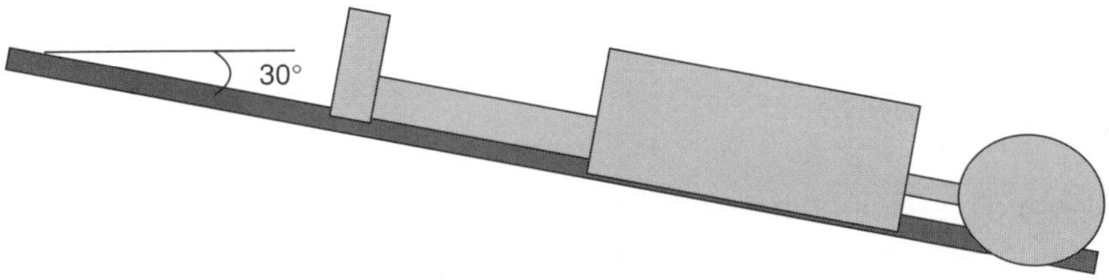

FIGURA 10.6 – Para drenagem do abscesso retrofaríngeo, a posição do paciente deve ser decúbito dorsal com inclinação do corpo em Trendelemburg de 30° para evitar a aspiração.

O quadro clínico é de febre, prostração, dispnéia e estridor inspiratório durante a evolução de uma rinofaringite aguda. A boca mantém-se constantemente aberta, a cabeça fortemente reclinada para trás. E, se tentarmos retificá-la, o estridor aumenta consideravelmente. A voz é anasalada, a deglutição difícil e os linfonodos cervicais estão hipertrofiados. À inspeção da garganta, observa-se uma saliência no fundo da faringe, em um dos lados da linha mediana, com hiperemia e edema da úvula e das regiões adjacentes. O tratamento é antibioticoterapia de amplo espectro com possível drenagem cirúrgica e, nos casos mais graves, traqueostomia (FIG. 10.6) (PERNETTA, 1985).

Outras

Embora rara, a difteria leva à insuficiência respiratória devido à formação de pseudomembranas na orofaringe; a mononucleose leva a uma hipertrofia exagerada de amígdalas e linfadenopatia cervical generalizada, que pode causar insuficiência respiratória (LEE, 1995).

Durante a narcose, pode haver aspiração da língua obstruindo a faringe e ocasionar oclusão da glote, levando à dispnéia com estridor respiratório (PERNETTA, 1985).

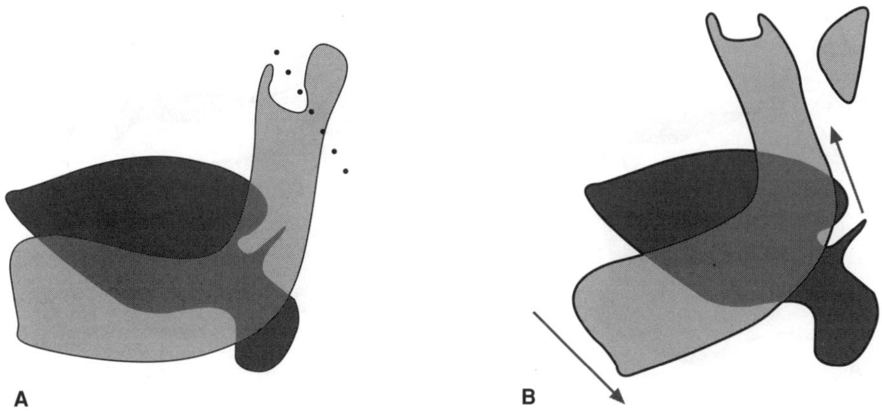

FIGURA 10.7 – **A** e **B**) Esquemas mostrando o posicionamento da mandíbula pós-fratura bilateral dos côndilos.

Traumática

Fratura de Mandíbula

Pode levar à insuficiência respiratória secundária à retroversão da língua, principalmente nos casos de fratura do côndilo bilateral, onde a mandíbula se eleva e se retrai (FIG. 10.7). O tratamento é a redução da fratura geralmente pela forma incruenta (LEE, 1995).

Afecções do Nariz e Rinofaringe

Congênitas

Atresia Bilateral das Coanas

Esta malformação congênita rara, cuja incidência é de 1 para 6.000 a 8.000 nascidos vivos (CUMBERWORTH e cols., 1995), deriva da persistência da membrana bucofaríngea embrionária (BROWN, 1993). GERSHONI & BARUCH (1992) afirmam que a atresia coanal tem causa genética autossômica recessiva.

A classificação, segundo FRASER (1910), após estudar 115 casos, dividia as atresias em ósseas, em 90% dos casos, e membranosas, em 10%. BROWN e cols., em 1996, estudaram 47 casos através de tomografia computadorizada e concluíram que a atresia puramente óssea ocorria em 29% dos casos e a mista, óssea e membranosa, em 71%. Não encontraram nenhuma puramente membranosa.

A atresia bilateral das coanas causa obstrução nasal total e, se não houver tratamento imediato, pode levar à asfixia, porque o recém-nascido não tem respiração bucal devido ao obstáculo

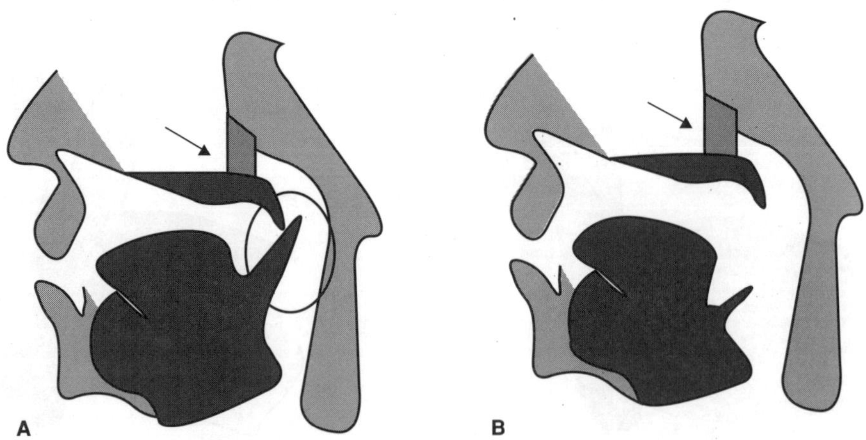

FIGURA 10.8 – **A**) O bloqueio da rinofaringe no neonato pode provocar insuficiência respiratória, pois a epiglote está em contato com a úvula, impedindo a respiração bucal. **B**) Notamos que no adulto isto não acontece.

oferecido pela epiglote alta (FIG. 10.8). Os pacientes apresentam episódios de dispnéia, principalmente noturnos. Pelas fossas nasais desprende-se um muco gelatinoso espesso.

A atresia das coanas pode estar presente em quadros sindrômicos, tais como síndrome de CHARGE (coloboma, cardiopatia, atresia das coanas, retardo no crescimento e desenvolvimento, genitália anormal e malformação otológica) (HARRIS e cols., 1997), acondroplasia (deformidade na caixa torácica, hipoplasia mesofacial, atresia das coanas, hipotonia muscular, compressão do forame magno e anormalidades cervicais) (BROWN, 1993), síndrome de Shprintzen-Goldberg (craniossinostose e fenótipo marfanóide) (SAAL e cols., 1995), síndrome de Antley- Bixler (craniossinostose, hipoplasia mesofacial, proptose, atresia das coanas, displasia de orelhas, anormalidades urogenitais e osteoarticulares) (HASSEL & BUTLER, 1994) e síndrome de Fraser (criptoftalmia, anormalidades em orelhas, nariz e laringe) (FORD e cols., 1992).

O diagnóstico é confirmado com testes de permeabilidade nasal, isto é, sonda introduzida pelo nariz não ultrapassa a rinofaringe, um corante como o azul de metileno instilado no nariz não aparece na parede posterior da faringe, exames radiográficos em incidência lateral, após introdução de contraste nas fossas nasais e, o exame mais sensível, a tomografia computadorizada.

Deve ser feito diagnóstico diferencial da atresia das coanas com a estenose da abertura piriforme (BIGNAULT & CASTILO, 1994; BURSTEIN & COHEN, 1995) que determina também obstrução nasal e pode levar à insuficiência respiratória em recém-nascidos. O diagnóstico é feito por tomografia computadorizada e o tratamento preconizado é cirúrgico pela via sublabial ou transbucal.

O tratamento imediato no período neonatal é manter uma via aérea oral, geralmente com uma sonda de Guedel e, caso necessário, alimentação por sonda.

A cirurgia reparadora definitiva é necessária, porém existem controvérsias quanto à abordagem cirúrgica que pode ser transnasal ou transpalatina. Segundo JUNG (1994) e GRAS e cols. (1991), a via transpalatina é mais segura, oferece ótimas condições para reconstrução e os resultados a longo prazo são bons. A via transnasal com endoscópio rígido foi utilizada por vários autores (CUMBERWORTH e cols., 1995; EL-GUINDY e cols., 1992; LAZAR & YOUNIS, 1995), promovendo uma imagem extremamente nítida, que permite ao cirurgião ver a ponta de seus instrumentos; assim, a parte óssea é retirada de modo seguro sob observação direta, fazendo uma abertura semelhante a uma coana normal. Outra técnica é a via transnasal utilizando laser de gás carbônico (BESTE e cols., 1994 e ROELLY e cols., 1992) mas, segundo os autores, essa técnica deve ser utilizada apenas em casos de recorrência.

Outras Causas Congênitas

A mucocele congênita do ducto nasolacrimal (WATTS & McCALLUM, 1996) é uma afecção rara que apresenta um prolapso ou expansão da mucocele na cavidade nasal, podendo determinar dificuldade na alimentação e até insuficiência respiratória nos recém-nascidos que são respiradores nasais obrigatórios. O tratamento é a marsupialização via endoscópica da mucocele.

Outra afecção rara é a condrodisplasia punctata (SEGUIN e cols., 1993), que é uma condrodisplasia esquelética heterogênea associada com anomalias na face, olhos, pele e hipoplasia nasal importante, podendo levar à dispnéia e à insuficiência respiratória.

Massas congênitas de linha média no nariz ou rinofaringe, como gliomas, encefaloceles e massas dermóides, podem ser causa de obstrução da via aérea.

Inflamatórias

Nos primeiros meses de vida, as fossas nasais são muito estreitas. A congestão da mucosa e secreções decorrentes de processos inflamatórios locais, como rinite, polipose nasal e sinusite, reduzem consideravelmente o calibre das fossas nasais e determinam com facilidade oclusão quase completa. Isto pode ser causa de embaraço respiratório.

O quadro clínico mostra uma criança de cabeça inclinada para trás para facilitar a respiração bucal, alteração na sucção, que interrompe-se a cada instante para permitir a respiração pela boca. Nos momentos de oclusão incompleta, a passagem do ar pelas fossas nasais estreitadas produz um ruído característico que é o ronco nasal.

A hiperplasia exagerada de adenóides obstruindo as coanas perturba de modo considerável a respiração. A hiperplasia de adenóides e amígdalas obstruindo as vias aéreas e causando hipoventilação, seguida de *cor pulmonale*, é chamada de síndrome cardiopulmonar, que se caracteriza por ruído durante a respiração, e piora durante o sono, letargia e sonolência. Ao exame físico, observamos respiração ruidosa e taquicardia. A radiografia de tórax apresenta cardiomegalia, e o eletrocardiograma apresenta sinais de sobrecarga atrial e ventricular direita. Na gasometria encontramos hipoxia e hipercapnia. A obstrução crônica pode se agravar em infecções respiratórias altas, ou amigdalites ou adenoidites agudas. O tratamento é cirúrgico – adenoidectomia ou adenoamigdalectomia – mas só deve ser realizado quando o paciente tiver condições clínicas satisfatórias. Após a cirurgia, os achados de exame geralmente voltam à normalidade (LOPES FILHO, 1994).

Traumática

Trauma nasal em crianças no período neonatal pode levar a obstrução nasal total e insuficiência respiratória (LEE, 1995).

Neoplásicas

Benignas

- Angiofibroma Juvenil

Sua ocorrência é rara, correspondendo a menos de 0,05% de todos os tumores de cabeça e pescoço (LOPES FILHO, 1994). Seu nome reflete o fato de que as manifestações primárias do tumor aparecem na adolescência, na média etária de 7 a 21 anos, com pico entre 14 e 18 anos. A afecção acomete apenas o sexo masculino (BIGNAULT & CASTILO, 1994). Sua etiologia é desconhecida, segundo NEEL e cols. (1973) o angiofibroma origina-se onde o processo esfenóide do osso palatino encontra a asa horizontal do vômer e a raiz do processo pterigóide do osso esfenóide. Esta junção forma a margem superior do forame esfenopalatino e constitui também o lugar onde a membrana viscerocraniana encontra a cartilagem neurocraniana.

O quadro clínico é de obstrução nasal e epistaxes recorrentes. Rinorréia purulenta pode ocorrer quando houver infecção secundária nos seios paranasais adjacentes devido ao bloqueio mecânico pela massa tumoral. Podem surgir sintomas de rinossinusites, hiposmia ou anosmia, rinolalia fechada, ronco e odor fétido. O bloqueio da tuba auditiva na rinofaringe pode levar a hipoacusia, otalgia e otite média supurada. A natureza invasiva do tumor pode levar à assimetria facial, homolateral ao tumor, quando há invasão da região pterigopalatina, fossa zigomática e região retrolabial. A proptose está presente quando o tumor invade a fissura orbitária inferior. O estado geral na maior parte dos casos é bom, já que o angiofibroma é um tumor benigno mas, às vezes, o paciente apresenta anemia devido às freqüentes epistaxes.

O diagnóstico é feito pela tomografia computadorizada que, além da função diagnóstica, auxilia na avaliação da extensão do tumor. Outro exame indispensável para o planejamento cirúrgico é a carotidoangiografia.

O tratamento é cirúrgico, embora haja relatos de uso de radioterapia e hormonioterapia. A embolização do tumor é um método bastante eficaz para reduzir a sua irrigação, com o intuito de reduzir o sangramento intra-operatório (LOPES FILHO, 1994).

- Teratoma

Os teratomas podem ser divididos em 4 grupos:

- ***Dermóides*** – O cisto dermóide é o teratoma mais comumente encontrado na nasofaringe, contém elementos teciduais derivados dos folhetos mesodérmicos e ectodérmicos. Na nasofaringe são massas polipóides recobertas com pele, com implantação na linha média ou infra-esfenóide. Pode causar obstrução respiratória e dificuldade à deglutição, o tratamento é a exérese cirúrgica (Lee, 1995).
- ***Teratomas verdadeiros*** – Contêm tecidos originários dos três folhetos germinativos bem diferenciados, clinicamente são massas sólidas e estão associados com malformações de crânio, como fissura palatina, geralmente são incompatíveis com a vida.
- ***Teratóides*** – Também derivados dos três folhetos embrionários, porém a diferenciação dos tecidos é muito pobre, apresenta-se como massa cística com revestimento epitelial.
- ***Epignathi*** – São a forma mais diferenciada, contêm tecidos dos três folhetos germinativos, originam-se na linha média ou lateralmente à base do esfenóide e projetam-se para cavidade oral, também são incompatíveis com a vida.

• Outros Tumores

Outros tumores benignos na infância que podem estar presentes no nariz e nasofaringe levando à obstrução da via aérea são os craniofaringiomas, cordomas, condromas, neurilemomas, neurofibromas, rabdomiomas, lipomas, hemangiopericitomas e adenomas pleomórficos.

Malignas

Os tumores malignos encontrados no nariz e nasofaringe são os linfomas, rabdomiossarcomas, carcinomas nasofaríngeos e neuroblastomas.

Afecções do Pescoço

Tumores do Pescoço

A rigor, qualquer massa no pescoço que faça compressão sobre a laringe e traquéia pode predispor à insuficiência respiratória.

Bócios congênitos volumosos provocam dispnéia com estridor inspiratório devido à compressão na traquéia, rouquidão e, às vezes, disfagia. A cabeça inclina-se fortemente para trás e por ocasião de esforços maiores ingurgitam-se as veias do pescoço

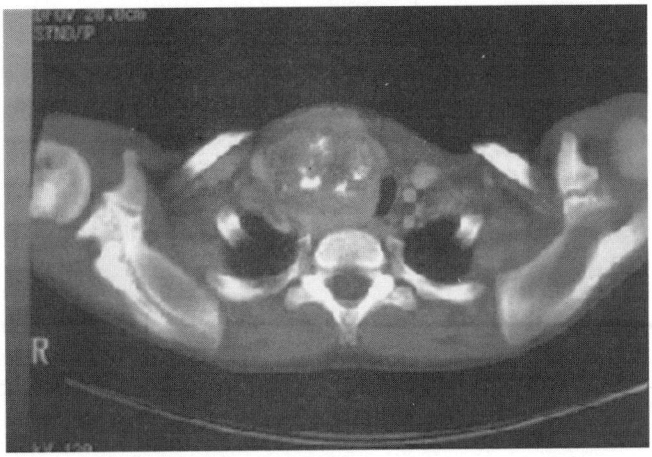

FIGURA 10.9 – Tomografia computadorizada do mediastino anterior de criança portadora de um neuroblastoma cervical. Percebemos a traquéia comprimida e desviada para a esquerda (*seta*).

e aparece a cianose. Nos casos mais graves, a traqueostomia está indicada (FIG. 10.9).

O linfangioma, ou higroma cístico, é uma massa compressiva macia e indolor, formada por áreas de dilatação linfática; este geralmente mantém-se adormecido durante um longo período e acredita-se que uma infecção local pode precipitar um rápido crescimento da massa (FIG. 10.10).

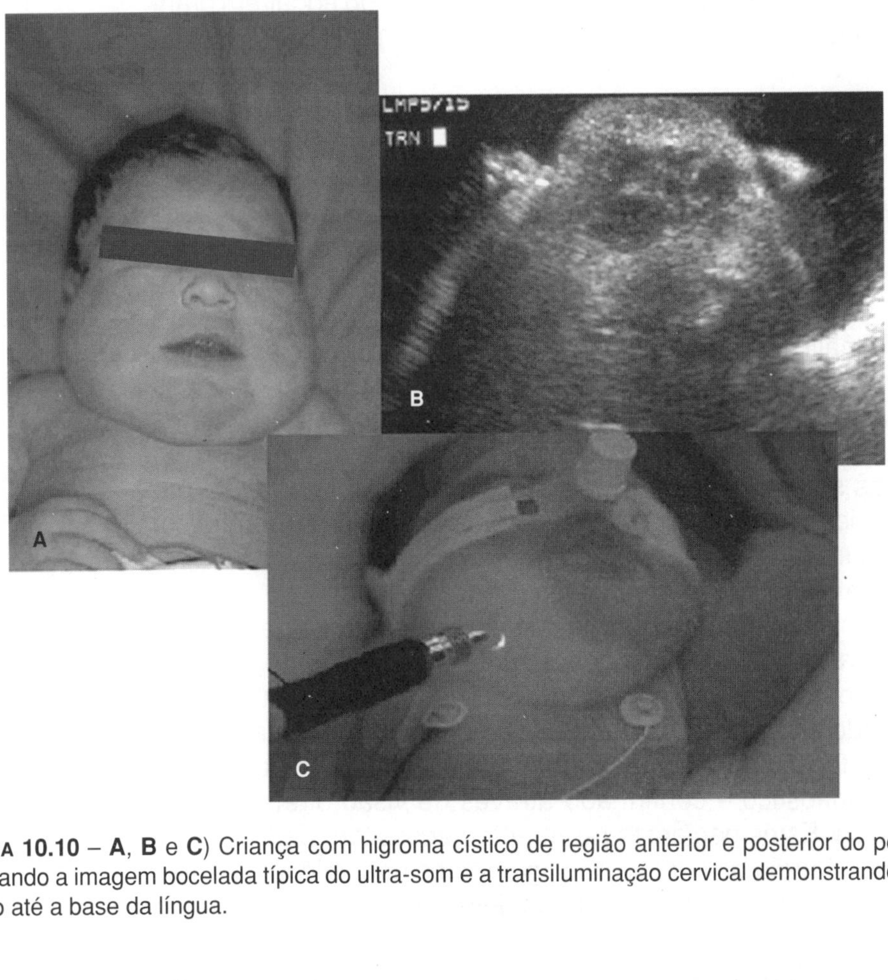

FIGURA 10.10 – **A**, **B** e **C**) Criança com higroma cístico de região anterior e posterior do pescoço, mostrando a imagem bocelada típica do ultra-som e a transiluminação cervical demonstrando a infiltração até a base da língua.

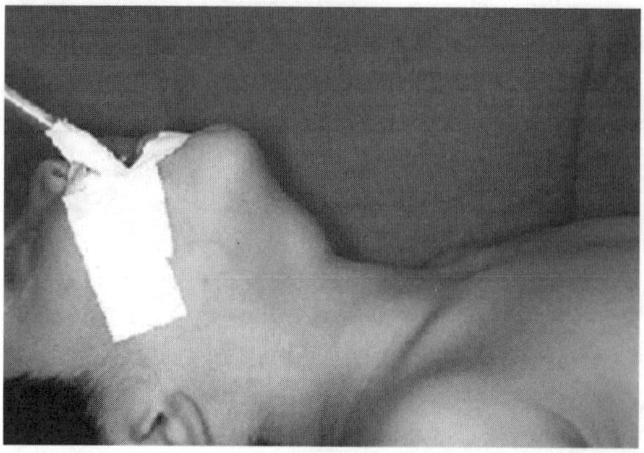

Figura 10.11 – Criança no período pré-operatório para exérese de cisto do ducto tireoglosso (cirurgia de Systrunk).

A apresentação clínica do higroma cístico depende do seu local de origem. A localização mais comum é no triângulo posterior do pescoço. Quando o triângulo anterior está envolvido, pode haver compressão faríngea e comprometimento da via aérea devido à extensão intra-oral. O tratamento é a exérese cirúrgica.

Também foram descritos comprometimento de via aérea decorrente de extensão laríngea de linfangioma cervical e até linfangioma primário de laringe, nestes casos a traqueostomia é quase sempre necessária (Lee, 1995).

Também os cistos do ducto tireoglosso quando adquirem grandes dimensões podem levar à dispnéia (Fig. 10.11).

Afecções da Laringe

Congênitas

Laringomalacia

É a malformação congênita mais comum que causa obstrução de via aérea e corresponde a 60% dos problemas laríngeos em crianças. Apesar de estar presente desde o nascimento, os sintomas podem se apresentar somente quando a criança já tem algumas semanas de vida. A laringomalacia caracteriza-se por uma flacidez excessiva do arcabouço cartilaginoso supraglótico. A causa mais provável seria um retardo na calcificação adequada da cartilagem, juntamente com anormalidades do sistema nervoso central. Esta flacidez leva a um colabamento da epiglote e dos ligamentos ariepiglóticos durante a inspiração; provocando estridor inspiratório intenso, podendo surgir dispnéia e cianose quando a criança se alimenta, fica em posição supina, durante uma infecção do trato respiratório ou agitação. A voz é normal.

O diagnóstico é confirmado através de visão direta, via endoscópica. Estes pacientes raramente necessitam de traqueostomia ou cirurgia de secção dos ligamentos ariepiglóticos. Antes de pensar em intervenção cirúrgica deve ser feita uma avaliação de refluxo gastroesofágico, porque esta pode piorar os sintomas obstrutivos, principalmente nos pacientes com laringomalacia.

O tratamento, na maioria dos casos, reduz-se ao acompanhamento clínico e suporte nutricional adequado. Os sintomas tendem a desaparecer por completo em aproximadamente 1 ano (MINITI e cols., 1993).

Traqueomalacia

A sua fisiopatogenia é semelhante à da laringomalacia, neste caso temos flacidez da cartilagem dos anéis traqueais, levando a um colapso traqueal. O quadro clínico é de estridor expiratório, porque o colapso da luz traqueal se dá na fase expiratória. Infecções de vias aéreas superiores ou presença de secreções exacerbam o estridor devido à dificuldade de expelir secreções brônquiais através do segmento colapsado. Freqüentemente, esses pacientes apresentam pneumonias lobares de repetição.

Em alguns casos pode ser necessária a traqueostomia para restabelecer a via aérea e, em casos severos, a utilização de aparelhos de pressão positiva contínua das vias aéreas (CPAP). Mas, felizmente, a maioria dos pacientes apresenta resolução espontânea durante o primeiro ano de vida.

Paralisia Congênita das Pregas Vocais

A paralisia congênita da prega vocal pode ser uni ou bilateral. Somente a paralisia bilateral pode causar insuficiência respiratória. As pregas vocais, neste caso, estão na posição paramediana com mínima ou nenhuma abdução durante a inspiração. Anomalias do sistema nervoso central, como hidrocefalia e síndrome de Arnold-Chiari, podem causar herniação do tronco cerebral com distensão do nervo vago bilateralmente.

O tratamento, nos casos de insuficiência respiratória aguda, é intubação ou traqueostomia. Se o paciente não apresentar insuficiência respiratória, o tratamento é feito através do acompanhamento clínico porque há tendência de melhora espontânea. Caso isto não ocorra, pode haver indicação de tratamento cirúrgico.

Estenose Subglótica Congênita

A estenose subglótica está presente quando um recém-nascido apresenta luz subglótica menor que 3,5 mm de diâmetro e não tem história de intubação endotraqueal ou trauma laríngeo. A causa pode ser uma cartilagem cricóide com diâmetro reduzido ou em posição anormal; ou ainda, a via aérea subglótica pode estar estreitada por um espessamento da submucosa, tanto por aumento de tecido conjuntivo como por glândulas mucosas dilatadas. Os primeiros sintomas geralmente aparecem nos primeiros meses de vida. O estridor é bifásico e agravado, tendo associação com laringotraqueobronquite de repetição (onde o edema causado pela infecção leva a piora do estridor e taquipnéia) e episódios de insuficiência respiratória.

Outras anomalias congênitas podem estar associadas à estenose subglótica, tais como fístula traqueoesofágica, laringomalacia, fissura palatina e ânus imperfurado.

O diagnóstico é feito por via endoscópica. Na maioria dos pacientes os sintomas desaparecem por volta de 1 ano e meio de idade, e menos da metade necessita de traqueostomia.

Atresia Laríngea

A atresia congênita da laringe é uma malformação rara e geralmente incompatível com a vida. Sua etiologia está associada com desenvolvimento anormal dos arcos branquiais. Segundo TANG e cols. (1996), o diagnóstico da atresia laríngea pode ser feito por ultra-sonografia no período pré-natal com o objetivo de programar manobras de ressuscitação no nascimento. Nos casos de atresia total, deve ser feita traqueostomia no momento do nascimento.

Membranas Congênitas

Membranas congênitas podem ocorrer em qualquer região da laringe, mas as glóticas correspondem a 75% de todas as membranas. A causa das membranas é uma falha na embriogênese laríngea, e os sintomas estão presentes desde o nascimento. Devido à vocalização necessitar de aproximação completa das pregas vocais, qualquer coisa que restrinja este movimento, como membrana congênita, o choro da criança será fraco ou ausente. O estridor é diretamente proporcional à extensão da membrana, sendo que a membrana que oclui totalmente a glote é incompatível com a vida. A correção cirúrgica consiste em romper a membrana (LEE, 1995).

Cistos Congênitos

Os cistos congênitos geralmente estão localizados na base da língua, face lingual da epiglote, ligamentos ariepiglóticos, pregas vestibulares e seios piriformes; podendo determinar obstrução da via aérea dependendo do seu volume. O diagnóstico é feito por laringoscopia direta e o tratamento é a exérese cirúrgica.

Hemangiomas

Hemangiomas podem aparecer em qualquer local do trato aéreo digestivo superior, incluindo nariz, cavidade oral, laringe e faringe. Hemangiomas congênitos na laringe são geralmente encontrados na região subglótica.

O hemangioma subglótico é um tumor benigno de natureza vascular. O quadro clínico é de estridor de natureza bifásica, que piora durante o choro ou esforço, porque o hemangioma fica ingurgitado de sangue, levando à obstrução luminal. Há uma preponderância no sexo feminino, e os sintomas se iniciam por volta dos 6 meses de vida. Cerca de 50% dos pacientes com hemangioma subglótico (FIG. 10.12) tem um ou mais hemangiomas cutâneos.

A maioria dos hemangiomas cresce até os 2 anos de idade e então começa a involuir espontaneamente.

O diagnóstico é feito por laringoscopia direta onde se observa uma massa séssil e compressiva, que se origina entre a borda inferior da prega vocal e a borda superior do anel cricóide.

O tratamento no caso de insuficiência respiratória é a traqueostomia, mas nos casos eletivos pode-se tentar exérese cirúrgica nos casos mais graves e, nos outros, tratamento com corticóides e vaporização com laser (FROEHLICH e cols., 1996), ou escleroterapia combinada com fotocoagulação a laser (OHLMS e cols., 1996).

Inflamatórias

Epiglotite

A epiglotite é causada na maioria das vezes pelo *Haemophilus influenzae* do Tipo B, mas também pode ser causada por outros agentes bacterianos. Acomete crianças na faixa etária de 2 a 6 anos, e caracteriza-se pela rápida evolução da sintomatologia.

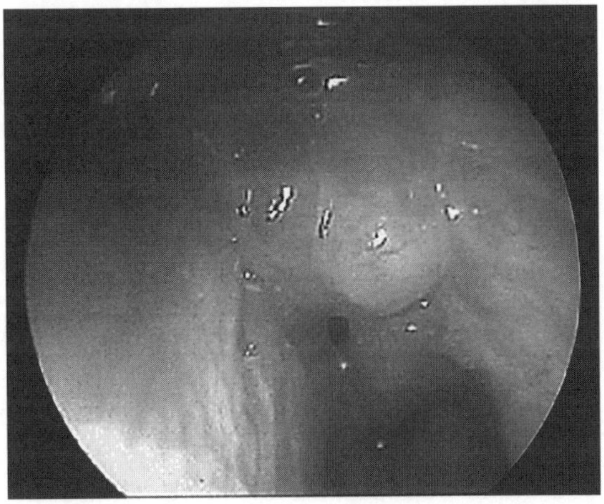

FIGURA 10.12 – Aspecto de hemangioma localizado na região anterior da subglote.

A epiglote apresenta-se com congestão e edema intensos. O paciente apresenta inicialmente dor de garganta, febre alta, prostração e letargia e evolui em menos de 24h para estridor inspiratório, taquipnéia, tiragem intercostal e cianose. A voz se torna abafada.

O diagnóstico é confirmado com um raio X de perfil da laringe, mostrando uma epiglote volumosa. A tentativa de visualização direta da epiglote deve ser evitada porque pode levar à insuficiência respiratória.

Assim que for feito o diagnóstico, a criança deve receber aporte de oxigênio e antibioticoterapia via endovenosa. Os casos de insuficiência respiratória aguda requerem intubação ou traqueostomia de urgência.

A resolução do processo ocorre em aproximadamente 4 dias.

Laringotraqueobronquite Aguda

Também conhecida como crupe agudo, é a causa mais freqüente de estridor em crianças. O agente etiológico é o vírus *parainfluenzae*, acometendo crianças de 6 meses a 5 anos. A instalação dos sintomas ocorre num período de 1 a 3 dias e geralmente está associada com uma infecção aguda do trato respiratório.

O quadro clínico é tosse produtiva associada com estridor inspiratório, rouquidão e dispnéia. Nas vias aéreas acumulamse grande quantidade de secreção espessa, difícil de ser eliminada. A dispnéia, quando muito intensa, acompanha-se de retração supra-esternal, paraclavicular, epigástrica e intercostal. O estado geral é fortemente comprometido, sendo que os pacientes apresentam anorexia, febre elevada, mal-estar e prostração.

O tratamento é de suporte, com reposição hídrica, oxigenioterapia e nebulização com epinefrina. O uso de corticóides é controverso. Traqueostomia ou intubação só são necessárias nos casos mais graves.

Podem ocorrer complicações secundárias à laringotraqueobronquite, tais como edema pulmonar, pneumonia e insuficiência cardíaca (Lee, 1995).

Traqueíte Bacteriana

A traqueíte bacteriana ou laringotraqueobronquite membranosa ocorre como uma superinfecção bacteriana de uma laringotraqueobronquite viral. Os agentes mais comuns são o *Staphylococcus aureus* e o *Haemophilus influenzae*. Acomete pacientes acima de 5 anos, com toxemia intensa e estridor, devido a uma secreção muito espessa na laringe e traquéia.

O diagnóstico é feito por radiografia de tórax e laringoscopia com endoscópio rígido ou flexível. Quando houver suspeita de traqueíte bacteriana, deve-se colher material para cultura durante o exame endoscópico. Intubação orotraqueal pode ser necessária em alguns pacientes com quadro grave. Deve-se iniciar antibioticoterapia contra os agentes anteriormente citados o mais rápido possível; internação hospitalar só é necessária nos casos que não respondem bem ao tratamento clínico (LEE, 1995).

Edema Angioneurótico Hereditário

Resulta da deficiência do inibidor de esterase C1 e pode levar a ataques recorrentes de edema laríngeo localizado. Os pacientes têm história familiar e pessoal de episódios prévios. Em alguns pacientes é necessária a traqueostomia (LEE, 1995).

Artrite Reumatóide Juvenil

Pacientes com artrite reumatóide juvenil podem apresentar quadro de estridor e obstrução de via aérea secundária à fixação da articulação cricoaritenóidea. A traqueostomia só é necessária nos casos em que o tratamento clínico com corticóide ou cirúrgico pela luxação de aritenóides não for efetiva.

Laringite Herpética

Segundo VITALE e cols. (1993), a laringite herpética acomete crianças no período neonatal, com instalação súbita de estridor e insuficiência respiratória. No exame endoscópico de laringe foram observados edema e eritema de toda região supra e subglótica, com placas ulceradas na mucosa. A cultura das lesões no caso relatado resultou no vírus do herpes simples Tipo 2, o mecanismo de infecção é via vaginal no momento do parto. O tratamento consiste em intubação orotraqueal e tratamento prolongado com terapia antiviral com aciclovir.

Papilomatose Laríngea

A papilomatose laríngea é uma infecção viral que causa tumoração benigna por proliferação do epitélio e caracteriza-se por recidivas freqüentes, com crescimento rápido que pode obliterar toda luz laríngea, levando à insuficiência respiratória.

O quadro clínico é de rouquidão ou até afonia e obstrução respiratória (dispnéia, tiragem, cornagem) geralmente insidiosa, mas nos casos mais graves podem requerer traqueostomia de urgência, o que consideramos bastante prejudicial para o curso da doença.

Localizam-se em qualquer porção da mucosa laríngea, sendo mais freqüente nas pregas vocais, assumindo aspecto vegetante, de bordas irregulares, deformando e obstruindo o espaço glótico.

Sua etiologia é o papilomavírus, subtipos do 6 ao 11.

O tratamento é a exérese cirúrgica que pode ser feita pelo método convencional ou com laser de gás carbônico (HERBERHOLD & WALTER, 1995), e terapia coadjuvante com interferon (RODRIGO e cols., 1995).

Deve-se evitar a traqueostomia ao máximo, porque há tendência da papilomatose se espalhar na região traqueobrônquica.

Traumáticas

Corpo Estranho

Não é rara, principalmente dos 6 meses aos 2 anos de vida, a penetração de corpo estranho nas vias aéreas quando a criança, tendo na boca um objeto de pequenas dimensões, realiza uma inspiração forçada (tosse, espirro, choro ou riso), o objeto é aspirado e, dependendo do seu tamanho e/ou formato, fica preso na laringe, traquéia ou árvore brônquica.

Permanecendo na laringe, a reação imediata consiste em violento paroxismo de tosse, com dispnéia e cianose, e eventualmente expectoração sanguinolenta. A evolução pode ser a expulsão pela tosse, obstrução completa da luz laríngea pelo corpo estranho com insuficiência respiratória ou permanência no local com obstrução parcial da luz.

No último caso, depois de algum tempo, a tosse melhora e desenvolve-se uma laringite aguda com disfonia e estridor respiratório muito intenso, sendo às vezes difícil de distinguir da laringite infecciosa aguda ou da laringotraqueobronquite aguda. Entretanto, é indispensável caracterizar se há presença de corpo estranho para retirá-lo o mais rápido possível.

Para o diagnóstico, dois sinais falam a favor de corpo estranho: falta de tendência à melhora e expectoração purulenta não muito espessa, às vezes com sangue. O raio X simples nas incidências lateral e ântero-posterior localizam o corpo estranho, mas se este não for radiopaco, faz-se o raio X contrastado com ingestão de pequena quantidade de bário, que indicará uma compressão do esôfago. Exames radiológicos negativos não excluem a presença de corpo estranho quando há forte suspeita.

O tratamento é a exérese do corpo estranho via laringoscopia direta ou com broncoscópio rígido. Tentativas extremas, como colocar um dedo na faringe, virar o paciente de cabeça para baixo, ou bater nas costas, só devem ser feitas em casos urgentes, como obstrução completa, porque há o risco de transformar uma obstrução incompleta em completa (LEE, 1995 e PERNETTA, 1985).

Trauma Cervical

Trauma cervical penetrante ou não, levando a deslocamento da cartilagem aritenóide, compressão da luz laríngea por hematoma ou edema de mucosa, ou até fratura laríngea, pode levar à insuficiência respiratória aguda.

Traumas Térmicos ou Químicos

Após a ingestão de substâncias ácidas, alcalóides ou corrosivas, ocorre um edema de mucosa generalizado podendo causar obstrução da via aérea (LEE, 1995; WATTS & MACCALLUM, 1996). Também pode haver lesão da mucosa respiratória após a inalação de ar quente, fumaça, vapor ou gases químicos. Queimaduras na face e região cervical podem levar à insuficiência respiratória pelo edema na mucosa do trato respiratório.

Estes pacientes devem ser observados com cuidado porque pode haver uma rápida deterioração do padrão respiratório. Deve ser feita rápida reposição hídrica, oxigenioterapia e nebulização com epinefrina, pode-se, ainda, usar corticóides por via sistêmica. A traqueostomia é necessária nos casos mais severos.

Iatrogênicas

Obstrução Laríngea

As causas mais comuns de obstrução de vias aéreas iatrogênicas são intubação, manipulação e cirurgia laríngea. Após intubação endotraqueal pode haver paralisia do nervo laríngeo recorrente, secundária a um deslocamento da cartilagem aritenóide; o trauma mecânico e a irritação local causada pelo tubo na árvore laringotraqueal pode causar ulceração, formação de granuloma, membranas, estenoses, necrose e infecções. Estas complicações geralmente ocorrem em casos de múltiplas tentativas de intubação, sondas muito justas, infecção do trato respiratório concomitante, tosse excessiva durante o período de intubação, movimentação do paciente intubado e intubação por mais de 1h.

Também pode haver paralisia do nervo laríngeo recorrente após cirurgias cervicais, como tireoidectomia, e cirurgias intratorácicas com lesão do nervo laríngeo recorrente esquerdo. Se a paralisia for bilateral, freqüentemente há necessidade de traqueostomia.

Obstrução Nasal

Obstrução nasal causada por estenose nasofaríngea é uma afecção rara que ocorre quando há fusão dos pilares amigdalianos e do palato mole na parede posterior da faringe por um tecido cicatricial, decorrente de adenoidectomia ou amigdalectomia, sífilis, queimadura por substâncias cáusticas, difteria e lúpus eritematoso sistêmico.

A obstrução nasal também pode ser decorrente de correção cirúrgica da insuficiência velopalatina, este tipo de correção geralmente é muito difícil e pode requerer múltiplas cirurgias.

O uso crônico de descongestionantes nasais tópicos pode levar à rinite medicamentosa com efeito rebote de dilatação da mucosa nasal, com obstrução nasal crônica. O abuso dos descongestionantes tópicos é comum em pacientes com obstrução secundária à polipose nasal ou desvio de septo. O tratamento da rinite medicamentosa consiste no uso de corticóides tópicos ou sistêmicos.

Apesar de raro em crianças, certos medicamentos de uso sistêmico podem causar obstrução nasal como efeito colateral, tais como anti-hipertensivos (reserpina, hidralazina, metildopa), β-bloqueadores (propranolol, nadolol) e antidepressivos (perfenazina, amitriptilina).

Neoplásicas

Hamartoma Laríngeo

Hamartomas são massas de proliferação mesenquimatosa, benignas, geralmente encontradas nos pulmões. Na laringe são raros os casos (apenas 9 descritos na língua inglesa).

O quadro clínico é de estridor congênito, na laringoscopia direta observa-se massa supraglótica recoberta por mucosa de aspecto normal. O grau de obstrução depende do tamanho da massa.

O tratamento na fase aguda é a traqueostomia e depois programar uma exérese do hamartoma, que pode ser realizada com laser de gás carbônico (LINDER, 1997).

Hemangioma

Ver Causas Congênitas.

Neurofibromas

Os neurofibromas são tumores benignos que podem surgir do nervo simpático, sensitivo ou motor. Podem se apresentar como um nódulo solitário ou em foco múltiplo, dando origem à neurofibromatose de Von Recklinghausen.

Como foco solitário é descrito o neurofibroma plexiforme de laringe, que é uma doença rara, geralmente originário do nervo laríngeo superior (EJNELL e cols., 1996) que pode causar estridor respiratório, disfagia e obstrução de via aérea. Segundo MARTIN e cols. (1995), a superfície do neurofibroma, regular ou irregular, tem implicação direta na instalação dos sintomas, sendo que as circunferências de superfície irregular são mais freqüentes e causam sintomatologia mais precocemente. O tratamento é cirúrgico para exérese do tumor.

A doença de Von Recklinghausen é hereditária de transmissão autossômica dominante, abrangendo um espectro enorme de alterações que vão desde lesões dermatológicas (manchas café com leite), tumores afetando os sistemas nervosos central e periférico, até anormalidades ósseas, endócrinas e do sistema vascular. A penetrância e a expressividade são muito variáveis (MARCONDES, 1991). O envolvimento laríngeo é raro e os sinais e sintomas mais freqüentes são dispnéia, estridor, afonia ou disfonia e disfagia (MASIP e cols., 1996). O tratamento consiste em exérese do tumor, mas segundo CZINGER & FEKETE-SZABÂ (1994), que relata o caso de um paciente de 8 anos com este tumor, deve ser feita traqueostomia previamente à cirurgia, às vezes anos antes da cirurgia.

Carcinomas

O carcinoma de laringe que mais acomete crianças é o carcinoma espinocelular que, embora raro em crianças, tem uma evolução bastante ruim e o diagnóstico deve ser feito o mais rápido possível. SIMON e cols. (1994) concluíram que existia associação do papilomavírus humano (HPV) 18 e 33 com carcinoma espinocelular em um paciente de 12 anos.

Após o diagnóstico deve ser feito o estadiamento, e o tratamento será de acordo com o mesmo, podendo ser radioterapia e/ou cirurgia.

Outras

Edema da Laringe

Pode ter várias etiologias, como alérgico, por inalação de irritantes químicos, cardíaco, apresenta-se com dispnéia violenta com estridor inspiratório. Deve-se primeiramente estabelecer uma via aérea permeável e em seguida investigar a etiologia para proceder um tratamento específico.

Laringospasmo

É uma das manifestações da tetania hipocalcêmica, e aparece nos 2 primeiros anos de vida. Reduz-se consideravelmente o diâmetro da glote durante a inspiração. A situação pode estender-se por vários minutos ou horas.

Nos casos leves, o estridor inspiratório é o único sintoma. Nos casos mais graves, há dispnéia e cianose; ocasionalmente entram em espasmos os músculos respiratórios, determinando fases de apnéia com cianose intensa.

A concomitância de outros sinais de tetania (espasmos carpopedais, convulsões, sinais de Chvostek e Trousseau, hipocalcemia) permite estabelecer o diagnóstico, além de uma taxa de cálcio sérico igual ou menor que 7 mg/100 ml. O tratamento é gliconato de sódio via endovenosa (PERNETTA, 1985).

Bibliografia

BARONE, C.M.; EISIG, S.; JIMENEZ, D.F.; ARGAMASO, R.V.; SHPRINZEN, R.J. – Achondroplasia: pre and postsurgical considerations for midface advancement. *Cleft Palate Craniofac. J.*, **31**(1):74-77, 1994.

BESTE, D.J.; CONTLEY, S.F.; BROWN, C.W. – Gastroesophageal reflux complicating choanal atresia repair. *Int. J. Pediatr. Otorhinolaringol.*, **29**(1):51-58, 1994.

BIGNAULT, A. & CASTILO, M. – Congenital nasal piriform aperture stenosis. *AJNR Am. J. Neuroradiol.*, **15**(5):877-878, 1994.

BROWN, O.E.; POWNELL, P.; MANNING, S.C. – Choanal atresia: a new anatomic classification and clinical management applications. *Laryngoscope*, **106**(11):97-101, 1996.

BROWN, S. – Choanal atresia – a patient care study. *Br. J. Theatre Nurs.*, **3**(4):4-7, 1993.

BURSTEIN, F.D. & COHEN, S.R. – Piriform aperture stenosis: a rare cause of neonatal airway obstruction. *Ann. Plast. Surg.*, **34**(1):56-58, 1995.

CZINGER, J. & FEKETE-SZABÂ, G. – Neurofibroma of the supraglottic larynx in childhood. *J. Laryngol. Otol.*, **108**(2):156-158, 1994.

CUMBERWORTH, V.L.; DJAZAERI, B.; MACKAY, I.S. – Endoscopic fenestration of choanal atresia. *J. Laryngol. Otol.*, **109**(1):31-35, 1995.

EJNELL, H.; JRUND, M.; BAILEY, M.; LINDEMAN, P. – Airway obstruction in children due to plexiform neurofibroma of the larynx. *J. Laryngol. Otol.*, **110**(11):1065-1068, 1996.

EL-GUINDY, A.; EL-SHERIEF, S.; HAGRASS, M.; GAMEA, A. – Endoscopic endonasal surgery of posterior choanal atresia. *J. Laryngol. Otol.*, **106**(6):528-529, 1992.

FORD, G.R.; IRVING, R.M.; JONES, N.S.; BAILEY, C.M. – ENT manifestations of Fraser syndrome. *J. Laryngol. Otol.*, **106**(1):1-4, 1992.

FRIEDMAN, R.A.; WOOD, E.; PRANSY, S.M.; SEID, A.B.; KEARNS, D.B. – Nager acrofacial dysostosis: management of a difficult airway. *Int. J. Pediatr. Otorhinolaryngol.*, **35**(1):69-72, 1996.

FROEHLICH, P.; SEID, A.B.; MORGON, A. – Contrasting strategic approaches to the management of subglottic hemangiomas. *Int. J. Pediatr. Otorhinolaryngol.*, **36**(2):137-146, 1996.

GERSHONI & BARUCH, R. – Choanal atresia: evidence for autosomal recessive inheritance. *Am. J. Med. Genet.*, **44**(6):754-756, 1992.

GRAS, J.N.; DOMENECH, E.; TALAVERA, J.; GOMEZ, M. – Correccion quirurgica de la atresia de coanas. Nuestra experiencia en los casos. *An. Otorrinolaringol. Ibero Am.*, **18**(3):271-277, 1991.

HARRIS, J.; ROBERT, E.; KILLIN, B. – Epidemiology of choanal atresia with special reference to the CHARGE association. *Pediatrics*, **99**(3):363-367, 1997.

HASSEL, S. & BUTLER, M.G. – Antley-Bixler syndrome: report of a patient and review of literature. *Clin. Genet.*, **46**(5):372-376, 1994.

HERBERHOLD, C. & WALTER, E.K. – Combined laser surgery and adjuvant intralesional interferon injection in patients with laryngotracheal papillomatosis. *Adv. Otorhinolaryngol.*, **49**:166-169, 1995.

JUNG, H. – Congenital choanal atresia and surgical correction. *Laryngorhinoologie*, **73**(11):586-590, 1994.

LAZAR, R.H. & YOUNIS, R.T. – Transnasal repair of choanal atresia using telescopes. *Arch. Otolaryngol. Head Neck Surg.*, **121**(5):517-520, 1995.

LEE, K.J. – *Essential Otolaryngology: Head and Neck Surgery.* 6th edition, Appleton and Lange, 1995.

LINDER, A. – Hamartoma of the larynx causing neonatal respiratory distress. *J. Laryngol. Otol.*, **111**:166-168, 1997.

LOPES FILHO, O. – *Tratado de Otorrinolaringologia.* São Paulo, Editora Roca, 1994.

MARCONDES, E. – *Pediatria Básica.* Savier, 8ª ed., 1991.

MARTIN, M.S.; STITH, J.; AWWAD, E.E.; HANDLER, S. – MR in neurofibromatosis of the larynx. *AJNR Am. J. Neuroradiol.*, **16**(3):503-506, 1995.

MASIP, M.J.; ESTEBAN, E.; ALBERTO, C.; MENOR, F.; CORTINA, H. – Laryngeal involvement in pediatric neurofibromatosis: a case report and review of the literature. *Pediatr. Radiol.*, **26**(7):488-492, 1996.

MINITI, A.; BENTO, R.F.; BUTUGAN, O. – *Otorrinolaringologia – Clínica e Cirúrgica.* Atheneu, 1993.

NEEL, H.B.; WHICKER, J.H.; DEVINE, K.D. – Juvenile angiofibroma. Review of 120 cases. *Am. J. Surg.*, **126**:547-552, 1973.

NEMECHEK, A.J. & AMEDEE, R.G. – Choanal atresia. *J. La. State Med. Soc.*, **146**(8): 337-340, 1994.

OHLMS, L.A.; FORSEN, J.; BURROWS, P.E. – Venous malformation of the pediatric airway. *Int. J. Pediatr. Otorhinolaryngol.*, **37**(2):99-114, 1996.

PERNETTA, C. – *Diagnóstico Diferencial em Pediatria.* Savier, 3ª ed., 1985.

RODRIGO C.O.; GISBERT A.J.; SANCHEZ, A.M.D.; MORERA P.C. – Papilomatosis laríngea infantil: Nuestra experiencia (tres casos). *Acta Otorrinolaringol. Esp.*, **46**(5):365-366, 1995.

ROELLY, P.; ROGER, G.; BELLITY, A.; GARABEDIAN, E.N. – Choanal atresia: management and surgical treatment. Study of 50 cases. *Ann. Pediatr. Paris*, **39**(8):479-483, 1992.

SAAL, H.M.; BULAS, D.I.; ALLEN, J.F.; VEZINA, L.G.;WALTON, D.; ROSENBAUM, K.N. – Patient with craniosynostosis and marfanoid phenotype (Shprintzen-Goldberg syndrome) and cloverleaf skrull. *Am. J. Med. Genet.*, **57**(4):573-578, 1995.

SEGUIN, J.H.; BAUGH, R.F.; McINTEE, R.A. – Airway manifestations of chondrodisplasia punctata. *Int. J. Pediatr. Otorhinolaryngol.*, **27**(1):85-90, 1993.

SIMON, M.; KAHN, T.; SCHNEIDER, A.; PIRSIG, W. – Laryngeal carcinoma in a 12-year-old child. Association with human papillomavius 18 and 33. *Arch Otolaryngol Head Neck Surg.*, **120**(3):277-282, 1994.

TANG, P.T.; MEAGHER, S.E., KHAN, A.A.; WOODWARD, C.S. – Laryngeal atresia: antenatal diagnosis in a twin pregnancy. *Ultrasound Obstet. Gynecol.*, **7**(5):371-373, 1996.

VITALE, V.J. & SAIMAN Jr., L.H.J. – Herpes laryngitis and tracheitis causing respiratory distress in a neonate. *Arch. Otolaryngol. Head Neck Surg.*, **119**:239-240, 1993.

WATTS, A.M. & McCALLUM, M.I. – Acute airway obstruction following facial scalding: differential diagnosis between a thermal and infective cause. *Burns*, **22**(7):570-573, 1996.

YEE, S.W.; SEIBERT, R.W.; BOWER, C.M.; GLASIER, C.M. – Congenital nasolacrimal duct mucocele: a cause of respiratory distress. *Int. J. Otorhinolaryngol.*, **29**(2):151-158, 1994.

Capítulo 11

Paralisia Laríngea na Infância

CLAUDIA ALESSANDRA ECKLEY

As características anatômicas e funcionais da laringe na infância, como visto em capítulos anteriores, levam o órgão infantil a apresentar certas condições agudas ou crônicas bastante distintas daquelas encontradas em adultos. Este fato torna o estudo específico da população pediátrica com alterações laríngeas de grande interesse e importância, já que não só os mecanismos causadores das alterações podem ser diferentes como também sua abordagem clínica e terapêutica (HEATLY, 1939). Apesar de toda complexidade da formação embriológica das estruturas laríngeas, verdadeiras malformações congênitas são bastante raras (HEATLY, 1939).

A paralisia das pregas vocais na infância foi descrita pela primeira vez por TAYLOR em 1882. Em 1915, CHEVALIER-JACKSON descreveu a presença de paralisia em abdução das pregas vocais de um recém-nascido de parto fórceps (CAVANAGH, 1955). Nas décadas de 30 a 60, alguns trabalhos isolados de paralisia das pregas vocais na infância foram relatados (HEATLY, 1939; CAVANAGH, 1955; NEW & CHILDREY, 1932; WORK, 1941; GRAHAM, 1963), porém apenas após 1975 as comunicações se tornaram mais freqüentes, possivelmente por ser diagnosticado um maior número de casos após o advento das fibras ópticas flexíveis que possibilitaram o exame de crianças, mesmo recém-nascidas, de forma pouco invasiva, sendo mais fácil a aceitação do exame por parte dos familiares e colegas pediatras. A outra provável causa deste aumento no diagnóstico de paralisias laríngeas foi a crescente incidência de recém-nascidos de baixo peso e com múltiplas malformações, que não sobreviviam no passado.

A paralisia das pregas vocais é a segunda causa mais freqüente de estridor em recém-nascidos, sendo a laringomalacia a primeira (GAUDEMAR e cols., 1996; REMACLE e cols., 1996; FRIEDMAN, 1997). Apesar de ser bastante incomum em recém-nascidos e crianças pequenas, quando presente, pode causar grande morbidade. No acometimento bilateral a gravidade é bem maior, podendo gerar insuficiência respiratória ou quadros aspirativos. Os casos unilaterais podem cursar com disfonia ou choro fraco, mas em geral, assim como na população adulta, as crianças tendem a ser oligossintomáticas (TUCKER, 1986). No entanto, mesmo a paralisia unilateral pode gerar insuficiência respiratória em recém-nascidos ou crianças muito pequenas, daí a grande importância de se fazer um diagnóstico adequado o mais precocemente possível.

ETIOLOGIA E CLASSIFICAÇÃO

Ao contrário das paralisias das pregas vocais em adultos que, em sua maioria, devem-se a traumas cirúrgicos, tumores ou disfunções neurológicas, as paralisias na infância têm causas bem mais diversas.

As paralisias laríngeas na infância podem ser subdivididas em congênitas e adquiridas, uni ou bilaterais. Existe um aparente predomínio de paralisia laríngea no sexo masculino (HEATLY, 1939; HOLINGER e cols., 1976; GENTILE e cols., 1986), bem como uma discreta prevalência de paralisia bilateral em relação à unilateral (HOLINGER e cols., 1976).

As causas congênitas mais comuns de paralisia das pregas vocais são as malformações do sistema nervoso central. Destas, a mais citada na literatura é a malformação de Arnold-Chiari, freqüentemente associada à meningoencefalocele e hidrocefalia (GRAHAM, 1963; DEDO, 1979). A malformação de Arnold-Chiari é caracterizada por uma protrusão da medula e cerebelo através do forame magno podendo vir a comprimir e tracionar os nervos vagos, além de outros pares cranianos (FIG. 11.1). A etiologia desta malformação é controversa. Alguns autores acreditam se tratar de um crescimento excessivo do SNC antes da 4ª semana de desenvolvimento (GRAHAM, 1963; DEDO, 1979).

As doenças e malformações cardiovasculares são a segunda causa mais comum de paralisia das pregas vocais na infância (HOLINGER e cols., 1976; DEDO, 1979). Cardiomegalia secundária ao defeito interseptal ou tetralogia de Fallot pode alongar o nervo laríngeo recorrente esquerdo. Anomalias dos grandes vasos, como no caso da aorta dilatada, da persistência do ducto arterioso ou do anel vascular, também podem paralisar a laringe (ZBAR e cols., 1996; FAN e cols., 1989).

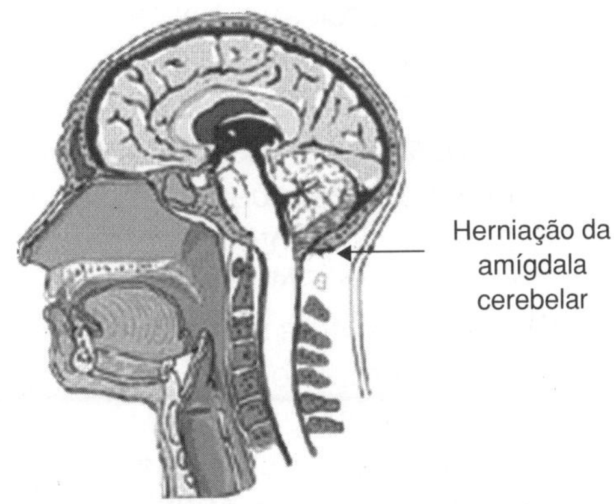

FIGURA 11.1 – Esquema mostrando a herniação da amígdala cerebelar (*seta*) através do forame magno, causando estiramento e compressão do nervo laríngeo recorrente.

Paralisia bilateral das pregas vocais por alterações genéticas autossômicas dominantes ligadas ao sexo, ou então autossômicas recessivas em pais consangüíneos, foi relatada isoladamente, não havendo mais de 5 casos nos últimos 30 anos (KOPPEL e cols., 1996).

Em geral, as doenças neurológicas estão mais associadas às paralisias bilaterais, enquanto que as unilaterais estão mais relacionadas aos traumas de parto ou cirúrgicos após correções de malformações cardíacas (ROSIN e cols., 1990). O nervo laríngeo recorrente esquerdo é mais vulnerável que o direito nestes casos, por ter um trajeto mais longo passando por trás do arco aórtico (FIG. 11.2).

As causas adquiridas podem ser infecciosas, tóxicas, metabólicas, idiopáticas e traumáticas.

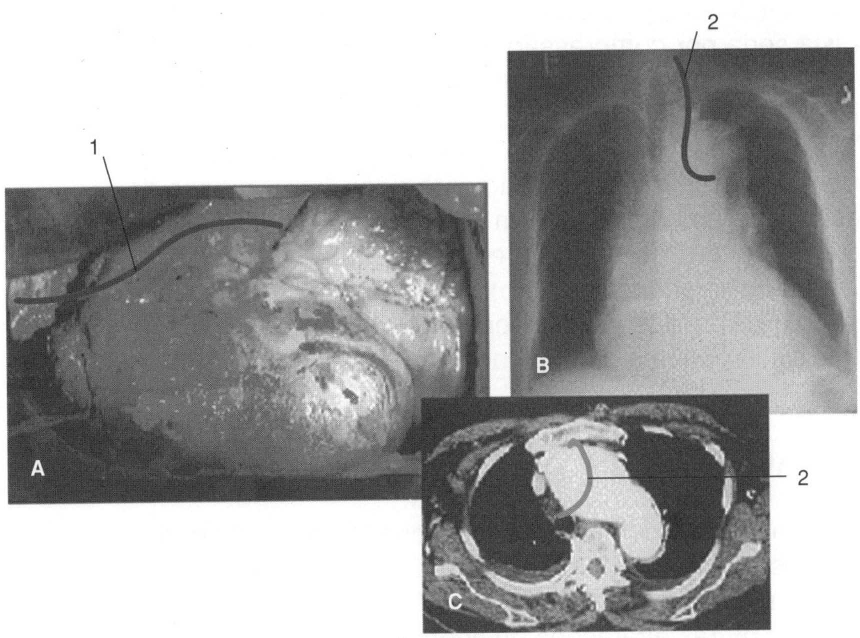

FIGURA 11.2 – **A**) Intra-operatório de aneurisma gigante do arco aórtico e trajeto do nervo laríngeo recorrente (1). **B** e **C**) Radiografias mostram seu trajeto sobre o aneurisma (2).

Causas infecciosas, tóxicas ou metabólicas têm sido relatadas mais raramente. New & Childrey (1932), bem como Cavanagh (1955), relataram alguns casos de paralisia bilateral das pregas vocais causados por lues, tétano e difteria, que regrediram após o tratamento das infecções de base. Felizmente, as imunizações diminuíram grandemente a ocorrência de paralisias infecciosas. Infecções virais do SNC pelo vírus Epstein-Barr (Parano e cols., 1996) ou outros vírus são citados isoladamente (Dedo, 1979). Meningites, encefalites e poliomielite são todas causas reconhecidas de paralisia das pregas vocais (Holinger e cols., 1976). Reações tóxicas a drogas antimalária (Graham, 1963), quimioterápicos (Work, 1941; Graham, 1963; Gaudemar e cols., 1996) ou inseticidas organofosforados (Thompson & Stocks, 1997; Silva e cols., 1994; Liquidato e cols., 1997) também têm sido relatadas raramente como causadoras de paralisia das pregas vocais.

As causas traumáticas, como citado anteriormente, podem ocorrer por trauma de parto ou por trauma cirúrgico após correção de malformações cardíacas e esofágicas, entre outras. O trauma craniano durante o parto, bem como a hipoxia são causas conhecidas de paralisia laríngea. Os principais mecanismos de parto responsáveis por paralisia do nervo laríngeo são aqueles onde há distocia de ombro, sendo necessária grande rotação e estiramento do pescoço, e os casos de parto fórceps também por estiramento ou mesmo por trauma direto.

Existem ainda relatos de paralisia das pregas vocais, uni ou bilateral, após intubação orotraqueal, mas nem todos os autores aceitam esta explicação como provável causa da paralisia e preferem chamar estas paralisias de idiopáticas (Rosin e cols., 1990). O suposto mecanismo pelo qual a intubação orotraqueal causaria paralisia seria por compressão do nervo laríngeo recorrente pelo balão ou pela própria cânula endotraqueal na parte superior da cartilagem tireóide.

Paralisias idiopáticas após infecções virais são controversas, mas parecem regredir espontaneamente após 2 a 6 meses de observação, e raramente requerem traqueostomia para garantir a via aérea (Tucker, 1986; Rosin e cols., 1990).

À medida que a criança se aproxima da adolescência, a incidência de paralisias das pregas vocais diminui e a etiologia se torna mais similar àquela da população adulta.

Apresentação Clínica

Os sintomas mais comumente relacionados à paralisia das pregas vocais na infância são estridor, cianose, apnéia, dificuldade às mamadas, chegando à aspiração, retrações intercostais, disfonia e outras alterações do choro e fala.

Estridor laríngeo, cianose e apnéia são relatados com maior freqüência nas crianças com paralisia de ambas as pregas vocais. Já a disfonia e outras alterações do choro e fala são mais comuns nas paralisias unilaterais. Dificuldade para a alimentação e retração intercostal são relatadas com igual freqüência para as paralisias uni e bilaterais (ROSIN e cols., 1990; COHEN e cols., 1982).

Nas crianças, o choro pode estar inalterado havendo apenas um estridor de alta freqüência, não necessariamente relacionado a desconforto respiratório agudo. Estes casos são geralmente acompanhados de retração supra-esternal e epigástrica. Quando ocorre obstrução prolongada, a fadiga pode levar à insuficiência respiratória, sendo necessária intubação orotraqueal ou traqueostomia.

O grau de aspiração, principalmente de líquidos, ajuda a localizar a lesão como sendo acima ou abaixo da origem do nervo laríngeo superior. No entanto, com o passar do tempo, a maioria dos pacientes com acometimento do nervo laríngeo superior encontra mecanismos adaptativos controlando os episódios aspirativos e este critério diagnóstico se perde.

A obstrução respiratória é obviamente o sintoma de maior gravidade, sendo evidenciada por estridor, cianose, dispnéia, retração e batimentos das asas das narinas. As dimensões laríngeas bastante reduzidas na infância, associadas à maior flacidez deste órgão imaturo, tornam qualquer infecção das vias aéreas superiores com conseqüente edema um risco grande para obstrução respiratória nestas crianças com paralisia laríngea. De fato, nos casos onde a paralisia é unilateral ou onde, apesar de bilateral, a fenda glótica é razoável, os sintomas iniciais podem ocorrer apenas após um quadro agudo de infecção das vias aéreas superiores.

DIAGNÓSTICO

Todo recém-nascido, lactente ou criança com algum dos sintomas relatados anteriormente, ou com anomalias de esôfago, coração ou SNC deve ser considerado como população de risco para apresentar paralisia das pregas vocais, devendo ser devidamente avaliado. No entanto, a avaliação destas pequenas crianças é um desafio, pois mesmo com a laringoscopia direta nem sempre é possível ter certeza da paralisia, principalmente quando esta é unilateral. Apesar disso, a laringoscopia direta continua sendo o exame diagnóstico de escolha nestes casos.

Sempre que possível, deve-se tentar palpar as aritenóides a fim de avaliar sua mobilidade passiva, já que a fixação congênita ou traumática da articulação cricoaritenóidea, membranas laríngeas posteriores e fusões congênitas das pregas vocais muitas vezes só podem ser diferenciadas de paralisias desta forma (TUCKER, 1986). Esta é a razão pela qual alguns autores ainda preferem a laringoscopia direta com uso de laringoscópio rígido

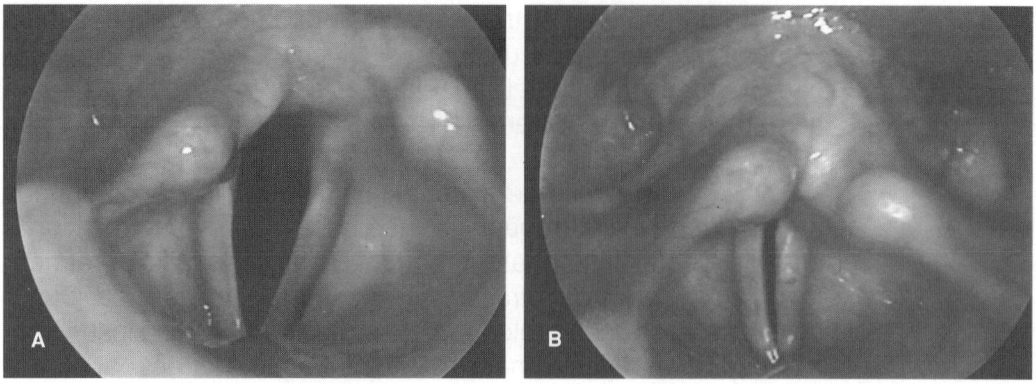

FIGURA 11.3 – Laringoscopia mostrando paralisia da prega vocal direita. **A**) Respiração. **B**) Fonação.

sob anestesia para avaliar os casos suspeitos. Deve-se, porém, tomar cuidado com a inserção do laringoscópio rígido, pois este pode imobilizar a prega vocal dando a impressão de fixação, quando de fato não há nenhuma alteração da mobilidade laríngea.

A grande maioria dos autores atuais acha que o laringoscópio flexível fornece suficiente visualização da mobilidade das pregas vocais, tendo a vantagem de poder ser realizada com a criança acordada em condições mais fisiológicas. Isto se torna de especial importância naquelas crianças gravemente doentes, onde a anestesia geral seria mais um risco para o estado geral de sua saúde (FIG. 11.3).

A maior limitação para o uso da laringoscopia flexível em crianças é a falta de colaboração do paciente. Isto, às vezes, encurta muito o tempo do exame, dificultando a visualização adequada da laringe. Além disso, não é possível fazer a palpação das estruturas laríngeas com esta técnica. Segundo FRIEDMAN (1997), 15 a 20% de seus pacientes abaixo de 3 anos de idade não podem ser adequadamente examinados por laringoscopia flexível. Nós discordamos deste ponto de vista e consideramos que a criança abaixo dos 3 anos de idade é mais facilmente examinada que as maiores, uma vez que o trajeto do fibroscópio não encontra grandes obstáculos nasais e a criança é restringida com menor esforço.

Além da visualização direta, dispomos ainda de exames de imagem que podem auxiliar no diagnóstico de paralisias das pregas vocais. As radiografias simples da laringe são de difícil obtenção em crianças e sua interpretação é duvidosa (FRIEDMAN, 1997; ZAPLETAL e cols., 1997). A videofluoroscopia é outra técnica de difícil realização em crianças, mas quando disponível pode ser útil. A laringografia, que consiste na injeção de contraste na via aérea para posterior observação radiográfica da posição das pregas vocais, tem sido descrita isoladamente como a técnica diagnóstica mais sensível para mostrar alterações sutis na mucosa das pregas vocais, mas é excessivamente perigosa para ser realizada em crianças pequenas pelo risco de aspiração (FRIEDMAN, 1997). Deglutogramas podem auxiliar na determinação de alterações faringoesofágicas associadas ou ainda refluxo gastroesofágico, podendo fornecer o diagnóstico de várias malformações vasculares congênitas (GENTILE e cols., 1986). As tomografias computadorizadas da laringe são pouco específicas, sendo os sinais mais característicos de paralisia das pregas vocais a posição anteriorizada da aritenóide do lado afetado, a dilatação ipsilateral do seio piriforme e o arqueamento da cartilagem tireóide associados à dilatação do ventrículo no mesmo lado.

O estudo tomográfico do sistema nervoso central é indicado para afastar malformações e outras alterações neurológicas (BOEY e cols., 1995). Em 1997, FRIEDMAN descreveu o ultra-som computadorizado como técnica não invasiva altamente sensível e específica de diagnosticar paralisia das pregas vocais em crianças e adultos, ressaltando que esta técnica não fornece radiação e tem custo relativamente baixo.

A ressonância magnética não tem sido usada como rotina para o diagnóstico de paralisias laríngeas na infância por também depender de sedação.

A eletromiografia dos músculos cricotireóideo e tireoaritenóideo é a técnica consagrada de diagnóstico da mobilidade laríngea em adultos, servindo para diferenciar paresias e paralisias de outras alterações estruturais da laringe, além de fornecer importantes informações prognósticas (BERKOWITZ, 1996). Porém, na infância tem seu uso bastante limitado por depender de anestesia geral para realização. Os relatos do uso desta técnica diagnóstica em crianças são tão isolados que não dispomos sequer de padrões de normalidade na infância (BERKOWITZ, 1996).

TRATAMENTO

O tratamento é influenciado por diversos fatores, incluindo o tipo de paralisia (uni ou bilateral), grau de obstrução respiratória e aspiração e, em menor grau, a causa da paralisia.

Também devemos levar em consideração a associação com outros déficits neurológicos (deglutição e respiração), probabilidade de recuperação espontânea, expectativa de vida e potencial mental do paciente, entre outras coisas. O diagnóstico etiológico pode ser determinado em até 90% dos pacientes.

As prioridades do tratamento são manter uma boa via aérea e garantir uma nutrição adequada. A traqueostomia é necessária em cerca de 50 a 80% das crianças com paralisia bilateral das pregas vocais e apenas 20% das crianças com paralisia unilateral (GENTILE e cols., 1986; DEDO, 1979). Sondas nasogástricas e gastrostomias podem ser necessárias temporariamente nos casos de paralisia bilateral até que a criança adquira técnicas adequadas de deglutição. A aspiração ocorre em menor grau nos casos de paralisia unilateral. Graus mínimos de aspiração podem estar presentes, sendo assintomáticos.

A recuperação espontânea da paralisia laríngea pode ocorrer, em média 6 meses a 1 ano após sua instalação (Dedo, 1979; Woodman & Pennington, 1976; Lewy, 1976; Woodson & Miller, 1981; Hirano e cols., 1990; Levine e cols., 1995), havendo relatos de recuperação até após 3 anos (Woodson & Miller, 1981; Levine e cols., 1995). Há uma maior probabilidade de que isto ocorra nos casos de intoxicação, infecção ou onde houve suposto estiramento ou compressão dos nervos laríngeos sem lesão direta ou secção. Assim sendo, tratamentos invasivos e irreversíveis devem ser postergados para se dar chance de que esta recuperação espontânea ocorra.

É difícil determinar o tempo ideal para intervenção nos casos de paralisia laríngea em crianças, mas sendo garantidas a respiração e a nutrição, as demais intervenções supostamente corretivas devem ser postergadas até após 1 ano a instalação da paralisia (Woodson & Miller, 1981).

Por terem apresentações clínicas, etiologias e conseqüentemente tratamentos bem distintos, dividiremos o tratamento das paralisias laríngeas em dois grupos, as uni e as bilaterais, para fins didáticos e práticos.

Paralisias Bilaterais

Como os sintomas de apresentação mais comuns nas paralisias bilaterais são estridor, cianose e apnéia, dificilmente uma criança pequena com esta anomalia é capaz de sobreviver por muito tempo sem intervenção nas vias aéreas, principalmente se a paralisia for em adução, como é mais comum (Heatly, 1939; Cavanagh, 1955; Tucker, 1986; Rosin e cols., 1990; Woodman & Pennington, 1976; Woodson & Miller, 1981). Intubação orotraqueal deve estabilizar o quadro de imediato, sendo feita posterior avaliação minuciosa.

Em pacientes pediátricos, as paralisias bilaterais podem ser abordadas de quatro maneiras distintas: *a*) traqueostomia; *b*) lateralização; *c*) medialização e *d*) reinervação.

Traqueostomia, em geral, é temporária, mas ocasionalmente pode se tornar permanente. Esta técnica viabiliza a via aérea de forma rápida e efetiva não causando alterações vocais maiores do que aquelas já existentes pela paralisia laríngea. Além disso, trata-se de técnica reversível. No entanto, as dificuldades de decanulação na criança muito pequena são sempre um desafio.

Lateralização pode ser atingida por várias técnicas, desde aritenoidectomia e cordotomia até por colocação de um ponto com tração lateral (Figs. 11.4 e 11.5) (Tucker, 1986; Woodman & Pennington, 1976; Bigenzahn & Hoefler, 1996).

Estas técnicas são irreversíveis e a qualidade vocal será inversamente proporcional ao tamanho da fenda glótica final. A desvantagem é que a via aérea estática criada para a criança de

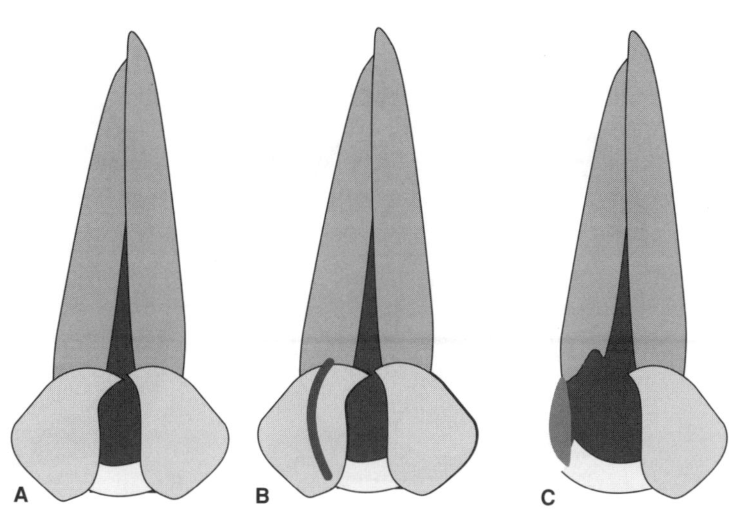

FIGURA 11.4 – **A**, **B** e **C**) Esquemas de criança com paralisia bilateral das pregas vocais em linha paramediana, submetida a incisão de mucosa supra-aritenóidea e retirada da cartilagem.

certa idade não será necessariamente adequada para esta criança quando ela crescer. Assim sendo, esta abordagem não deve ser a de primeira escolha para o tratamento de crianças.

Medialização através da rotação das aritenóides, injeção de substâncias como gelfoam, gordura ou colágeno lateral ao músculo tireoaritenóideo ou tireoplastia somente deve ser indicada quando a aspiração e/ou disfonia forem muito acentuada (FIG. 11.6). No passado, o teflon era muito utilizado nas injeções das pregas vocais (LEWY, 1976; HIRANO e cols., 1990; LEVINE e cols., 1995), porém o grande índice das reações de corpo estranho e rejeição deste material associado à sua irreversibilidade tem feito com que esta substância seja progressivamente abandonada para tal fim.

Estas técnicas devem ser postergadas o máximo possível, se não evitadas ao todo na população pediátrica. A traqueostomia associada à gastrostomia ou o uso de sonda nasoenteral deve permanecer como primeira escolha até se aguardar possí-

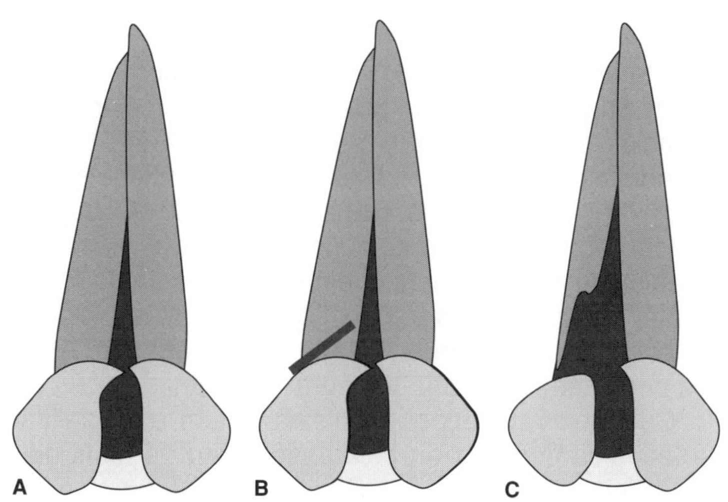

FIGURA 11.5 – **A**, **B** e **C**) Esquemas da mesma criança da Figura 11.4, porém submetida à cordotomia esquerda.

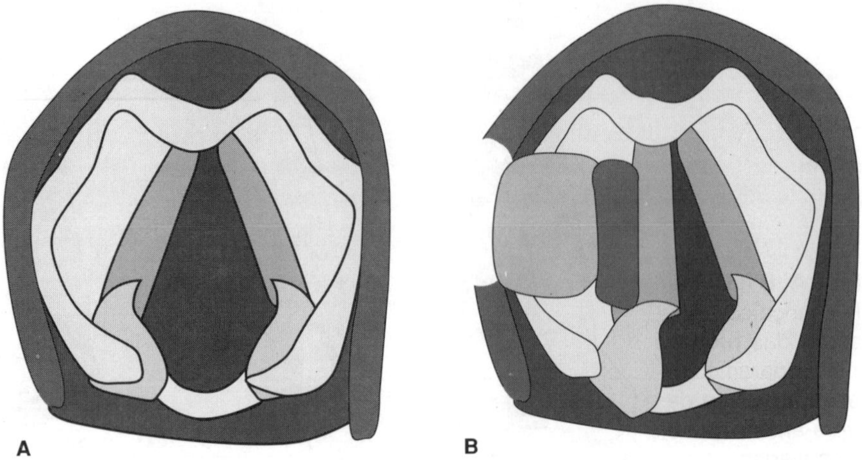

Figura 11.6 – **A** e **B**) Tireoplastia do Tipo I com abertura de uma janela de cartilagem na ala da tireóide e colocação do bloco de material inabsorvível para medializar a prega vocal.

vel reversão espontânea ou desenvolvimento e crescimento maior da laringe.

Reinervação de uma ou ambas as cricoaritenóides posteriores, a fim de tentar restabelecer a abdução das pregas vocais, potencialmente oferece muitas vantagens sobre as demais técnicas. Se bem-sucedida, restaura a via aérea e preserva a voz residual, não invalidando o uso de outras técnicas caso não seja bem-sucedida. Por não utilizar o nervo laríngeo recorrente e por não fixar as pregas vocais, esta técnica pode ser utilizada mesmo quando ainda se espera algum grau de recuperação espontânea (Tucker, 1986). No entanto, as principais desvantagens da reinervação são a demora de 2 a 6 meses após a cirurgia para suficiente melhora que permita decanulação (nos casos bem-sucedidos), além da grande dificuldade técnica para sua realização.

Paralisias Unilaterais

Alterações da qualidade vocal, ou seja, choro fraco ou disfonia, são as principais apresentações das paralisias unilaterais. Insuficiência respiratória ocorre mais freqüentemente que na população adulta pelas características anatomofuncionais da laringe da criança e, principalmente, do recém-nascido. A insuficiência respiratória ocorre geralmente após infecção das vias aéreas superiores ou de outros fatores que causem edema da mucosa respiratória, como o refluxo gastroesofágico. Estas crianças, em geral, encontram-se bem equilibradas clinicamente. A traqueostomia pode ser necessária temporariamente.

Quando as alterações vocais persistem, a medialização pode ser atingida por uma ou pela associação de mais de uma das três técnicas seguintes.

Injeção de colágeno/gordura/gelfoam fornece melhora quase imediata da voz e do mecanismo da tosse. As desvantagens em crianças são sua irreversibilidade, dificuldade de avaliar a quantidade a ser injetada, principalmente no caso da gordura que sofre reabsorção de cerca de 30% do volume injetado, riscos de rejeição (bastante diminuídos após ter sido abolido o uso de teflon), mudanças nas características vibratórias das pregas vocais pelo efeito de massa da substância injetada (menor para a gordura e maior para o colágeno) e risco de comprometimento da via aérea da criança por suas dimensões diminutas.

Medialização por diversas técnicas, como citado nas paralisias bilaterais, visa aproximar de forma definitiva a prega vocal da linha média. As vantagens desta técnica são sua capacidade de corrigir defeitos de qualquer magnitude, até mesmo em casos de fixação, não causando mudanças na massa da prega vocal e, conseqüentemente, em suas características vibratórias. Ocasionalmente, esta técnica pode ser associada à injeção de substâncias na prega vocal para ajustes sutis. Nestes casos, a qualidade vocal poderá ficar comprometida, como citado anteriormente. As desvantagens desta técnica são a necessidade de traqueostomia temporária na maioria dos casos, o uso de anestesia geral por ser uma técnica aberta, o risco potencial de comprometimento da via aérea de dimensões pequenas, sua irreversibilidade e a dificuldade de avaliar a posição adequada das pregas vocais sob anestesia geral.

Segundo TUCKER (1986), apesar da medialização cirúrgica ser mais utilizada em crianças do que a lateralização, também é uma técnica irreversível e não recupera a capacidade de tensão da prega vocal. Assim sendo, a qualidade final da voz pode ser pior por causa da incapacidade de controle tensional, ou seja, da freqüência da voz.

Reinervação seletiva dos adutores laríngeos como opção terapêutica nas paralisias unilaterais em crianças tem como vantagens o não comprometimento do potencial de recuperação espontânea, não empregar substâncias heterólogas, geralmente não necessitar de traqueostomia, não excluir o uso de qualquer outra técnica associada e restaurar a capacidade tensional da prega vocal, conferindo uma melhor qualidade vocal final. As desvantagens desta técnica são o fato de requerer uma cirurgia aberta com anestesia geral e demorar até 6 meses para restaurar a adução (nos casos bem-sucedidos). Além disso, estas técnicas de reinervação são tecnicamente difíceis e parecem ter bons resultados apenas nas mãos de alguns cirurgiões.

Felizmente, a maioria das crianças pequenas toleram bem a paralisia laríngea unilateral vindo a se sentir mais incomodadas com a voz fraca apenas ao atingirem a idade escolar quando seu convívio social aumenta. Além disso, é importante ressaltar que a grande maioria destas crianças encontra equilíbrio satisfatório do quadro espontaneamente ou após fonoterapia, não sendo necessária intervenção cirúrgica.

Assim sendo, o tratamento de escolha para melhorar a voz de crianças com paralisia laríngea unilateral é a fonoterapia. Nos casos de paralisia bilateral com insuficiência respiratória, o tratamento de escolha é a traqueostomia, que por ser reversível, permite aguardar uma possível regressão espontânea do quadro.

CONCLUSÕES

Apesar das paralisias laríngeas serem raras na infância, quando presentes podem causar grande morbidade. As causas desta anomalia na infância são bem mais diversas que aquelas encontradas em adultos. Assim sendo, todos envolvidos no tratamento de crianças com dificuldades respiratórias, alimentares ou malformações do SNC, coração e esôfago devem suspeitar da possibilidade de haver uma paralisia das pregas vocais e proceder a uma pesquisa diagnóstica adequada. A laringoscopia com fibroscópio flexível, por ser não invasiva e poder ser realizada basicamente em qualquer criança, mesmo as de risco e as muito pequenas, deve ser realizada de rotina nos casos suspeitos para que o tratamento adequado seja instituído o mais brevemente possível. O diagnóstico destas pequenas crianças é sempre um desafio, mesmo para os especialistas mais bem treinados.

Sempre que possível, uma abordagem terapêutica que vise chegar o mais próximo possível de uma função normal, sem comprometer de forma irreversível a voz, deve ser a escolha. Procedimentos que possam acarretar perdas maiores da voz na tentativa de garantir a via aérea sem traqueostomia devem ser postergados a fim de se aguardar uma recuperação espontânea, que pode ocorrer até 1 ano após a instalação do quadro, ou então até a própria criança ter idade suficiente para participar das decisões sobre seu tratamento.

Bibliografia

BERKOWITZ, R.G. – Laryngeal electromyography findings in idiopathic congenital bilateral vocal cord paralysis. *Ann. Otol. Rhinol. Laryngol.*, **105**:207-212, 1996.

BIGENZAHN, W. & HOEFLER, H. – Minimally invasive laser surgery for the treatment of bilateral vocal cord paralysis. *Laryngoscope*, **106**:791-793, 1996.

BOEY, H.P.; CUNNINGHAM, M.J.; WEBER, A.L. – Central nervous system imaging in the evaluation of children with true vocal cord paralysis. *Ann. Otol. Rhinol. Laryngol.*, **104**:76-77, 1995.

CAVANAGH, F. – Vocal palsies in children. *J. Laryngol. Otol.*, **69**:399-418, 1955.

COHEN, S.R.; GELLER, K.A.; BIRNS, J.W.; THOMPSON, J.W. – Laryngeal paralysis in children. A long-term retrospective study. *Ann. Otol. Rhinol. Laryngol.*, **91**:417-424, 1982.

DEDO, D.D. – Pediatric vocal cord paralysis. *Laryngoscope*, **89**:1378-1384, 1979.

FAN, L.L.; CAMPBELL, D.N.; CLARKE, D.R.; WASHINGTON, R.L.; FIX, E.J.; WHITE, C.W. – Paralyzed left vocal cord associated with ligation of patent ductus arteriosus. *J. Thorac. Surg.*, **98**:611-613, 1989.

FRIEDMAN, E.M. – Role of ultrasound in the assessment of vocal cord function in infants and children. *Ann. Otol. Rhinol. Laryngol.*, **106**:199-209, 1997.

GAUDEMAR, I.; ROUDAIRE, M.; FRANÇOIS, M.; NARCY, P. – Outcome of laryngeal paralysis in neonates: A long term retrospective study of 113 cases. *Int. J. Ped. Otorhinolaryngol.*, **34**:101-110, 1996.

GENTILE, R.D.; MILLER, R.H.; WOODSON, G.E. – Vocal cord paralysis in children 1 year of age and younger. *Ann. Otol. Rhinol. Laryngol.*, **95**:622-625, 1986.

GRAHAM, M.D. – Bilateral vocal cord paralysis associated with meningomyelocele and the arnold-chiari malformation. *Laryngoscope*, **73**:85-92, 1963.

HEATLY, C.A. – The larynx in infancy. A study of chronic stridor. *Arch. Otolaryngol.*, **29**:90-103, 1939.

HIRANO, M.; TANAKA, S.; TANAKA, Y.; HIBI, S. – Transcutaneous intrafold injection for unilateral vocal fold paralysis: Functional results. *Ann. Otol. Rhinol. Laryngol.*, **99**:598-604, 1990.

HOLINGER, L.D.; HOLINGER, P.C.; HOLINGER, P.H. – Etiology of bilateral abductor vocal cord paralysis. A review of 389 cases. *Ann. Otol.*, **85**:428-436, 1976.

KOPPEL, R.; FRIEDMAN, S.; FALLET, S. – Congenital vocal cord paralysis with possible autossomal recessive inheritance: Case report and review of literature. *Am. J. Med. Gen.*, **64**:485-487, 1996.

LEVINE, B.A.; JACOBS, I.N.; WETMORE, R.F.; HANDLER, S.D. – Vocal cord injection in children with unilateral vocal cord paralysis. *Arch. Otolaryngol. H&N Surg.*, **121**:116-119, 1995.

LEWY, R.B. – Experience with vocal cord injection. *Ann. Otol.*, **85**:440-450, 1976.

LIQUIDATO, B.M.; ECKLEY, C.A.; ALVES, A.L.; ROSSI, H.; BEZERRA, H. – Paralisia de pregas vocais em crianças e adolescentes. **In**: BEHLAU, M. *Laringologia e Voz Hoje.* Rio de Janeiro, Revinter. 1997. pp. 293-296.

NEW, G.B. & CHILDREY, J.H. – Paralysis of the vocal cords. A study of two-hundred and seventeen medical cases. *Arch. Otolaryngol.*, **16**(2):143-159, 1932.

PARANO, E.; PAVONE, L.; MUSUMECI, S.; GIAMBUSSO, F.; TRIFILETTI, R.R. – Acute palsy of the recurrent laryngeal nerve complicating epstein-barr virus infection. *Neuropediatrics*, **27**:164-166, 1996.

REMACLE, M.; LAWSON, G.; MAYNÉ, A.; JAMART, J. – Subtotal carbon dioxide laser arytenoidectomy by endoscopic approach for treatment of bilateral cord immobility in adduction. *Ann. Otol. Rhinol. Laryngol.*, **105**:438-445, 1996.

ROSIN, D.F.; HANDLER, S.D.; POTSIC, W.P.; WETMORE, R.F.; TOM, L.W.C. – Vocal cord paralysis in children. *Laryngoscope*, **100**:1174-1179, 1990.

SILVA, H.J.; SANMUGANATHAN, P.S.; SENANAYAKE, N. – Isolated bilateral laryngeal nerve paralysis: a delayed complication of organophosphorus poisining. *Human & Experimental Toxicol*, **13**:171-173, 1994.

THOMPSON, J.W. & STOCKS, R.M. – Brief bilateral vocal cord paralysis after inseticide poisining. *Arch. Otolaryngol. H&N Surg.*, **123**:93-96, 1997.

TUCKER, H.M. – Vocal cord paralysis in small children: principles in management. *Ann. Otol. Rhinol. Laryngol.*, **95**:618-621, 1986.

WOODMAN, D. & PENNINGTON, C.L. – Bilateral abductor paralysis: 30 years experience with arythenoidectomy. *Ann. Otol.*, **85**:437-439, 1976.

WOODSON, G.E. & MILLER, R.H. – The timing of surgical intervention in vocal cord paralysis. *Otolaryngol. H&N Surg.*, **89**:264-267, 1981.

WORK, W.P. – Paralysis and paresis of the vocal cords. A statistical review. *Arch. Otolaryngol.*, **34**:267-282, 1941.

ZAPLETAL, A.; KURLAND, G.; BOAS, S.R.; NOYES, B.E.; GREALLY, P.; FARO, A.; ARMITAGE, J.M.; ORENSTEIN, D.M. – Airway function tests and vocal cord paralysis in lung transplant recipients. *Ped. Pneumol.*, **23**:87-94, 1997.

ZBAR, R.I.S.; CHEN, A.H.; BEHRENDT, D.M.; BELL, E.F.; SMITH, R.J.H. – Incidence of vocal fold paralysis in infants undergoing lagation of patent ductus arteriosus. *Ann. Thorac. Surg.*, **61**:814-816, 1996.

Capítulo 12

Laringites na Infância

BIANCA M. LIQUIDATO

As inflamações agudas da laringe da criança são causadas por múltiplos agentes etiológicos e têm particular importância devido à sua rapidez de instalação e ao potencial de levarem a um quadro de insuficiência respiratória.

De modo geral, tais infecções comportam-se de maneira diferente na criança em relação ao adulto devido às características anatômicas particulares da laringe infantil, como sua forma e mucosa frouxamente aderida, podendo acumular edema inflamatório em seu tecido conjuntivo.

HISTÓRICO

Ainda no século XVIII, temos relatos de epiglotite levando à morte. George Washington, o grande estadista americano, parece ter sofrido da enfermidade e, segundo declarações da época, veio a falecer devido à relutância de seus médicos em realizar uma traqueostomia, procedimento pouco conhecido nos EUA de então.

THEISEN em 1900 relatou três casos de "angina epiglotídea".

LETTERMAN em 1914 descreveu muitas das características como são conhecidas atualmente.

HYDE & RUCHMAN, em 1931, relatam um caso de criança de 4 anos com laringite aguda com edema da epiglote de evolução favorável após traqueostomia, estabelecendo assim este procedimento como padrão de abordagem terapêutica.

Entre 1920 e 1940 vários autores descreveram casos de laringotraqueobronquites de etiologia bacteriana.

SINCLAIR em 1941 relata 10 casos de laringites por *Haemophilus influenzae*, com acometimento da epiglote, porém descrevendo igual comprometimento do restante da laringe, sem preocupação com a divisão dos segmentos glóticos. O autor relata também cura dos pacientes aos quais foi administrada sulfa (ROSS e cols., 1992) e óbito dos demais.

JACKSON em 1945 descreveu quadro infeccioso da laringe, traquéia e brônquios com exsudato espesso e obstrutivo.

RABE em 1948 definiu claramente três processos infecciosos agudos distintos da área laríngea: crupe diftérico, crupe pelo *Haemophilus influenzae* (epiglotite) e crupe viral. O crupe viral foi mais tarde dividido em laringite, laringotraqueíte e laringotraqueobronquite agudas dependendo da extensão da doença.

Nos anos 50 foi introduzido o controle da via aérea por endoscopia rígida, facilitando o acompanhamento da via aérea na evolução da doença.

Em 1965 foi sugerido o uso da intubação nasotraqueal e, em menos de 10 anos, este procedimento se tornou amplamente aceito como tratamento de escolha para as supraglotites, substituindo a traqueostomia.

CLASSIFICAÇÃO

As doenças inflamatórias da laringe não se comportam sempre de maneira estanque, nem sempre obedecem os padrões de disseminação da drenagem linfática, como os tumores, mesmo assim, podem ser classificadas de um modo didático de acordo com o QUADRO 12.1.

As laringites por causas químicas e traumáticas serão abordadas e discutidas detalhadamente em outros capítulos.

SUPRAGLOTITE

O termo supraglotite é mais apropriado que o anteriormente usado "epiglotite", pois a infecção não se restringe somente à epiglote, mas estende-se a outras estruturas supraglóticas. Esta é uma infecção da epiglote, pregas ariepiglóticas e tecidos moles ao redor das cartilagens aritenóides.

É uma infecção de alta mortalidade, que necessita reconhecimento rápido e atitudes precisas durante o atendimento inicial, constituindo uma emergência médica.

Quadro 12.1 – Etiologias das laringites.

Infecciosas
Supraglotite aguda
Crupe viral
  Laringite
  Laringotraqueíte
  Laringotraqueobronquite
  Crupe espasmódico
Traqueíte bacteriana
  Crupe pseudomembranoso ou laringotraqueobronquite membranosa
Laringotraqueíte diftérica

Químicas
  Refluxo gastroesofágico
  Aspiração de substância cáustica

Traumáticas
  Trauma de intubação
  Corpo estranho de laringe

Etiologia, Epidemiologia e Fisiopatologia

Normalmente atinge crianças entre 2 e 6 anos, mas pode ocorrer em crianças mais velhas e adultos. A infecção ocorre predominantemente no sexo masculino.

O principal agente isolado é o *Haemophilus influenzae* Tipo B, mas ocasionalmente podem ser encontrados o *Streptococcus hemolytic* do Grupo A e *Staphylococcus aureus.*

A incidência anual de epiglotite em crianças na Suécia e EUA é de cerca de 14/100 mil habitantes e acomete preferencialmente dois picos etários: crianças muito novas e adultos jovens. A mortalidade é de cerca de 1% em crianças.

O isolamento do *Haemophilus influenzae* ocorreu em 92% das hemoculturas de crianças com epiglotite em estudo realizado na Suécia. Nos EUA, em estudo multicêntrico de 1980 a 1992, o *Haemophilus influenzae* foi isolado em 99,2% das hemoculturas realizadas.

O isolamento de outras bactérias, como *Streptococcus hemolytic* do Grupo A tem tido discreto aumento nos últimos anos, particularmente em crianças não vacinadas.

Outros agentes, que não o habitual *H. influenzae* Tipo B, foram responsabilizados por casos de epiglotite, como o vírus da varicela e o vírus parainfluenza. O *Haemophilus parainfluenzae* apesar de ser considerado habitante normal da faringe já foi responsabilizado por epiglotite e, além disto, tem como papel importante a transferência de resistência à ampicilina a *Haemophilus influenzae* suscetível.

A epiglotite por *Candida albicans* é entidade rara, mas que vem aumentando em incidência, ocorre principalmente em imunodeprimidos com granulocitopenia e pode se apresentar como uma faringite refratária.

Quadro Clínico

A supraglotite aguda pode ser responsável por morte em poucas horas se não for corretamente diagnosticada e tratada. O quadro é súbito, sendo que a criança apresenta dispnéia, estridor inspiratório, febre alta (39°C), disfagia e sialorréia intensa. A criança apresenta-se sentada, com o tórax levemente flexionado para frente e o queixo elevado. A voz pode estar abafada e mais tardiamente pode ocorrer afonia.

Existem na verdade 4 estágios evolutivos da dispnéia:

- Fase da dispnéia inicial: a criança está calma.
- Fase da dispnéia marcada: a criança está agitada.
- Fase da dispnéia avançada: a criança se esgota.
- Fase da asfixia: a criança está esgotada.

Em Pronto Socorro é necessário estar alerta a estas fases, principalmente quando uma criança dispnéica se apresenta dormindo.

Com a evolução do quadro, surgem taquicardia, hipoxia, hipercapnia e acidose que em estágio mais tardio levam a depressão respiratória e colapso circulatório.

O quadro clínico em crianças menores de 2 anos pode não ser tão típico. A febre pode estar ausente ou ser baixa, pode haver antecedente de infecção de vias aéreas superiores e tosse do crupe.

Além disto, existem as apresentações atípicas que podem simular o crupe viral, faringite ou coexistir com meningite (FIG. 12.1).

Pneumonia e adenite cervical podem complicar a evolução da doença em 5 a 25% dos casos. Outras doenças associadas são otites, celulites faciais e gastroenterites.

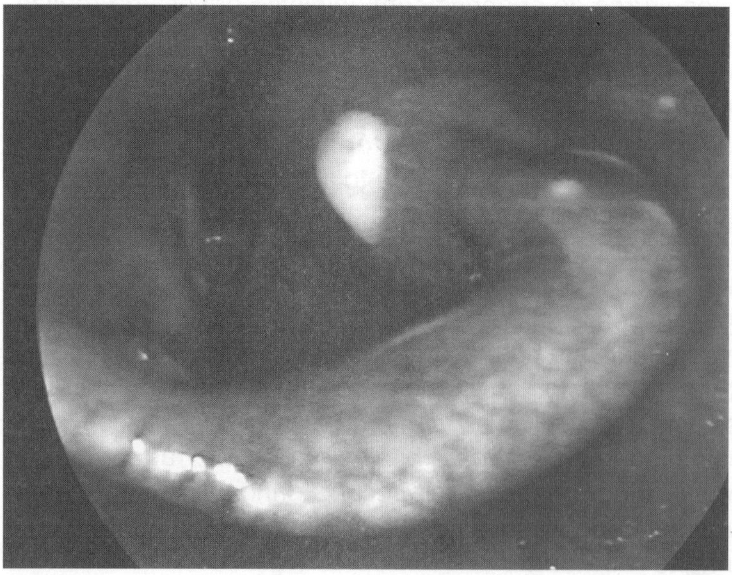

FIGURA 12.1 – Laringoscopia mostrando abscesso em prega ariepiglótica com drenagem de secreção purulenta.

Diagnóstico

O diagnóstico é baseado nas características clínicas. Deve-se evitar o exame direto com o abaixador de língua para não promover maior edema ou um espasmo da laringe. A laringoscopia deve ser realizada em centro cirúrgico. À laringoscopia, observa-se uma epiglote edemaciada e de coloração vermelho-cereja.

O leucograma apresenta contagem de células brancas aumentada com leucocitose à custa de neutrofilia e desvio à esquerda.

Podem ser realizadas culturas da epiglote e hemoculturas. Tanto as culturas da secreção da epiglote quanto as hemoculturas podem ser positivas em cerca de 50 a 60% dos casos.

Em pacientes com condições clínicas estáveis deve ser realizada radiografia de perfil do pescoço, que pode mostrar uma epiglote bastante aumentada, caracterizando o chamado "sinal do polegar". Segundo a literatura, a radiografia confirma o diagnóstico de 50 até 88% das vezes (FIG. 12.2).

Tratamento

Os alvos principais no tratamento das infecções laringotraqueais na infância são estabelecer um diagnóstico rápido e manter ou estabilizar a via aérea da criança.

Atualmente, cerca de 10 a 20% dos *Haemophilus influenzae* são produtores de β-lactamase, devendo-se levar isto em conta na escolha do antibiótico a ser usado.

A criança deve ser mantida em ambiente hospitalar, não importando a gravidade do caso, uma vez que sua evolução para a insuficiência respiratória é bastante rápida.

A ampicilina, por muito tempo usada no tratamento das epiglotites por *Haemophilus influenzae*, atualmente tem se mostrado

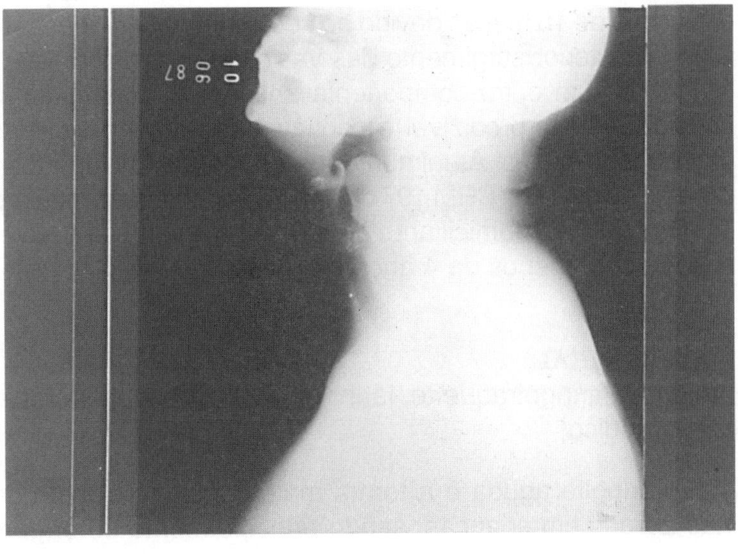

FIGURA 12.2 – Radiografia de abscesso em região retrocrióidea.

ineficaz quando usada isoladamente. Recomenda-se as associações desta com cloranfenicol ou sulfactam e, mais recentemente, o uso de cefalosporinas de segunda ou terceira geração, como cefuroxima e ceftriaxona.

A obtenção de uma via aérea permeável é de fundamental importância no tratamento da supraglotite aguda. Mesmo que a criança esteja com dispnéia leve, deve-se estar atento para realizar, em questão de minutos, a intubação nasotraqueal guiada por fibroscópio em ambiente de centro cirúrgico, por indivíduo experiente, tomando-se o cuidado de ter à mão material para realização de uma traqueostomia de urgência.

A duração da intubação é em geral de 24 a 48h, tempo suficiente para a resolução do quadro inflamatório laríngeo.

Há a possibilidade de manter os casos estáveis inicialmente apenas em observação clínica do ponto de vista respiratório antes de se optar por intubação, mas sempre em unidades de terapia intensiva. Tal conduta deve ser tomada preferencialmente para crianças acima dos 6 anos.

Na nossa experiência, os corticóides têm papel importante no tratamento do quadro, reduzindo o edema e proporcionando uma extubação precoce.

Profilaxia

Nos últimos anos tem-se observado uma tendência mundial de redução no número de casos de epiglotite. Isto se deve à vacinação contra o *Haemophilus influenzae* Tipo B. O surgimento de vacinas que podem ser administradas a crianças a partir dos 2 meses é de grande importância, visto que 71% das infecções por este agente levam a meningites, e a taxa de resistência às medicações mais usadas vem aumentando a cada dia.

A vacina inicialmente sintetizada era baseada na cápsula de polirribosilribitol fosfato (PRP) e recomendada apenas para crianças acima de 18 meses devido ao tipo de imunidade desenvolvida. Com o posterior surgimento das vacinas conjugadas, isto é, com ligação de um outro componente antigênico, conseguiu-se uma imunidade mais predizível e confiável, inclusive para crianças a partir dos 2 meses. Atualmente, os antígenos conjugados utilizados são de proteína CRM 197 da difteria e proteína do meningococo.

Os contatos domiciliares devem ser tratados se houver outra criança com menos de 4 anos de idade.

CRUPE VIRAL

(laringite, laringotraqueíte, laringotraqueobronquite, crupe espasmódico)

A laringite aguda é a forma mais comum de obstrução das vias aéreas em crianças, sendo principalmente de origem viral.

Seu curso clínico é variável, necessitando sempre de reavaliações, inclusive por via endoscópica. O tratamento baseia-se na administração de corticosteróides e inalação com epinefrina racêmica, porém deve-se estar alerta para uma piora clínica que poderia indicar infecção bacteriana.

Epidemiologia, Etiologia e Fisiopatogenia

O crupe viral é causado principalmente pelos vírus influenza e parainfluenza. Outros vírus relacionados são vírus sincicial respiratório, rinovírus, adenovírus, echovírus e coxsackie. Os herpesvírus 1 e 2 são mais raros, mas podem ocorrer durante a vigência de uso excessivo de corticosteróides e podem levar à estenose com maior freqüência do que outras infecções virais.

A doença atinge crianças na faixa etária de 3 meses a 3 anos, com pico de incidência aos 2 anos.

A laringotraqueobronquite severa ocorre com freqüência em pacientes menores de 2 anos hospitalizados com sarampo e pode estar relacionada à infecção bacteriana ou superinfecção viral.

As condições meteorológicas podem influenciar na incidência da doença, como temperaturas baixas, queda súbita da temperatura durante 1 mês ou umidade absoluta do ar abaixo de 30%. Ocorre principalmente no final do outono e início do inverno.

As crianças são muito suscetíveis a estas infecções virais graças às características anatômicas da sua laringe. O edema e infiltrado inflamatório desencadeados pela infecção, juntamente com as secreções espessas produzidas levam a maior estreitamento da região subglótica e traquéia, levando aos sintomas respiratórios.

Algumas crianças cursam com laringites de repetição e tem sido investigado um papel imunológico ou de hipereatividade da via aérea nestes quadros de laringotraqueítes agudas recorrentes, tendo sido encontradas IgE específicas para o vírus parainfluenza.

Quadro Clínico

O crupe espasmódico tem aparecimento rápido, geralmente ocorre durante a noite e desperta a criança do sono. O primeiro sintoma é tosse seca, de "cachorro". A criança normalmente está afebril e levemente dispnéica, mas pode melhorar no trajeto de casa até o hospital. O quadro tem melhora rápida, mas pode reaparecer nas noites subseqüentes.

A laringotraqueobronquite viral normalmente tem um estabelecimento gradual. A criança apresenta-se com voz rouca áspera, tosse e estridor. As temperaturas giram em torno dos 38 a 38,5°C. O desconforto respiratório é leve a moderado, mas existem casos em que a dispnéia pode se agravar, chegando a apresentar retrações intercostais e de fúrcula.

Em recém-nascidos, a laringite deve ser lembrada como diagnóstico diferencial das malformações congênitas.

Diagnóstico

O diagnóstico é principalmente clínico.

O hemograma, quando realizado, pode revelar discreta linfocitose.

A radiografia ântero-posterior da região cervical mostra um edema da região subglótica, constituindo uma imagem em "gargalo de garrafa de vinho" e é importante para estabelecer o diagnóstico diferencial entre corpo estranho de via aérea como causa de estridor (FIG. 12.3).

A gasometria arterial não tem valor preditivo na indicação de intubação, já que não há diferença significativa entre valores de pH, pCO_2 e pO_2 entre pacientes que têm ou não indicação. A avaliação clínica cuidadosa é de maior relevância.

O uso da nasofibroscopia com aparelho flexível no diagnóstico diferencial entre laringotraqueítes severas e supraglotites é fundamental, já que muitas vezes o diagnóstico clínico se torna difícil.

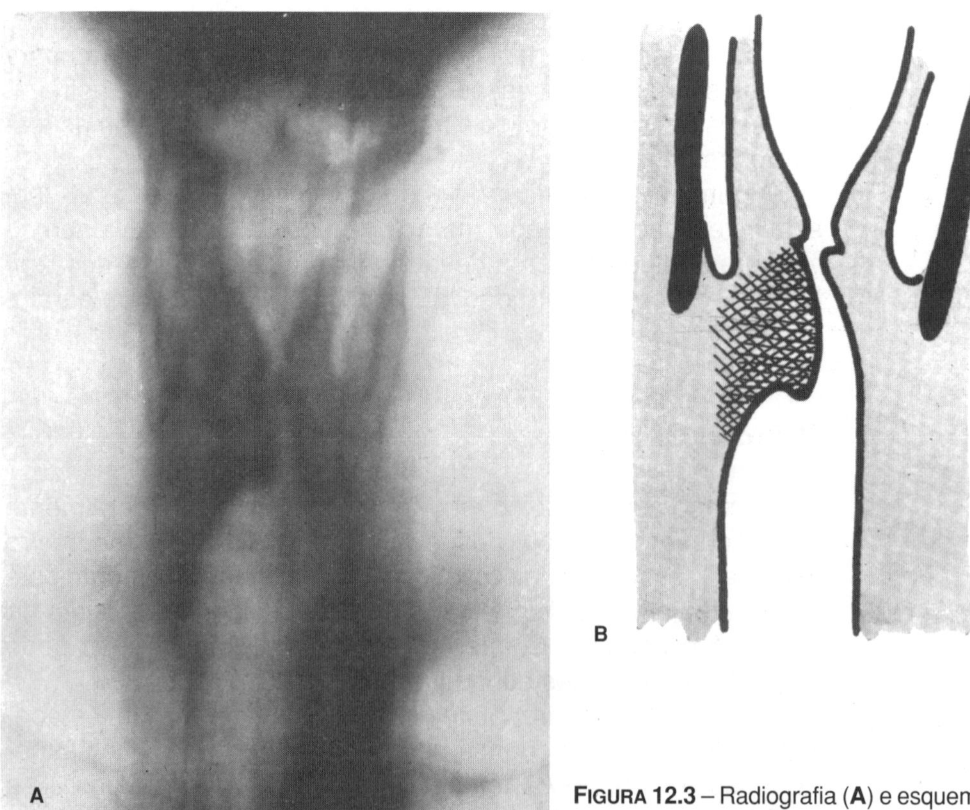

FIGURA 12.3 – Radiografia (**A**) e esquema (**B**) da laringe de paciente com laringite subglótica.

Tratamento

O tratamento do crupe espasmódico baseia-se somente em nebulizações.

A maioria das crianças com laringites ou laringotraqueobronquites não necessita de intubação. São quadros leves que melhoram em curto espaço de tempo, sem tratamento específico e muitas vezes sem internação.

Recomenda-se o uso de umidificação por vaporizadores ou tendas; epinefrina racêmica aerossolizada e corticosteróides.

A dose de epinefrina racêmica a 2,25% é de 0,25 a 0,5 ml em 1,5 a 3,5 ml de soro fisiológico.

A administração de corticosteróides no tratamento das laringotraqueítes sempre foi um ponto de controvérsias. Contudo, estudos recentes mostraram que em doses baixas e por curto período de tempo, há diminuição da morbidade e melhora da resposta clínica. Os antibióticos, muitas vezes, são usados profilaticamente nos casos de laringotraqueítes. Deve-se ter em mente que tais medicações podem causar infecções fúngicas, principalmente por *Candida,* e, assim, restringir o uso de corticosteróides apenas por 24h e indicar antibióticos apenas com evidências de infecção bacteriana.

A dose de corticosteróides recomendada é de 0,6 mg/kg de dexametasona.

Antiinflamatórios não hormonais, como nimesulida, podem ser utilizados no tratamento.

Existem estudos experimentais baseados em drogas imunoestimulantes para tratamento das infecções respiratórias de repetição, visando mudanças nas porcentagens de OKT4 e OKT8.

Pequena porcentagem destas crianças, cerca de 1 a 1,5%, desenvolve um quadro severo, evoluindo para fadiga, diminuição do esforço respiratório, hipoxemia, hipercapnia, acidose e resposta pobre à epinefrina, sendo assim indicada intubação nasotraqueal. É fundamental a escolha correta do tubo, que deve ser um tamanho menor que o normalmente recomendado para a idade. O tamanho pode ser obtido pela fórmula:

Idade em anos/ 4 + 4 = normal, menos 1 nesta situação.

A criança deve ser extubada quando está afebril, há diminuição das secreções aspiradas e há escape de ar ao redor do tubo. Mesmo se o escape não ocorrer, deve ser extubada eletivamente em 5 a 7 dias se houver melhora clínica.

A principal complicação dos quadros severos que necessitam de intubação é a estenose subglótica que ocorre em 5% dos casos, principalmente por traumatismo do tubo endotraqueal com necrose e posterior fibrose circular. Tal complicação será abordada em outro capítulo.

Traqueíte Bacteriana

A traqueíte bacteriana pode ser também conhecida por crupe membranoso e laringotraqueobronquite membranosa.

É uma doença distinta do crupe viral, mas pode evoluir como uma complicação a ela.

Etiologia e Fisiopatologia

Os agentes causadores mais freqüentemente isolados são o *Staphylococcus aureus*, *Streptococcus* sp. e *Haemophilus influenzae*. No período neonatal, o *Streptococcus pneumoniae* pode estar presente.

A laringite membranosa pode se constituir numa complicação séria de várias infecções virais, como mononucleose infecciosa e sarampo.

Existe uma coincidência de 70% entre as bactérias da parede posterior da faringe e da laringe, sendo que entre os anaeróbios esta taxa aumenta para 80%.

Em estudo sobre a presença de imunidade contra a *Moraxella catarrhalis* em escolares entre 8 e 13 anos, observou-se presença de anticorpos em 16% dos indivíduos sadios e 57% dos indivíduos com laringite, indicando um provável papel na etiologia desta doença.

Quadro Clínico

É uma doença obstrutiva aguda infecciosa das vias aéreas superiores com características comuns ao crupe e à supraglotite.

O quadro se apresenta como o crupe viral, porém em curto espaço de tempo há uma piora intensa das condições respiratórias, a febre é alta, acima de 39°C, e a criança encontra-se toxemiada.

Os sintomas de obstrução das vias aéreas superiores não apresentam resposta ao tratamento habitual do crupe viral devido ao grande edema da mucosa e às secreções purulentas espessas.

A complicação mais comum da traqueíte bacteriana é a pneumonia, podendo levar a um agravamento ainda maior das condições clínicas.

Diagnóstico

São feitas as radiografias de laringe e traquéia que podem mostrar, além do estreitamento na região subglótica, a presença de membranas parcialmente destacadas.

Cerca de 50% das crianças com traqueíte bacteriana apresentam consolidações pulmonares ao raio X de tórax.

Tratamento

Os antibióticos devem ser administrados a todos os pacientes com a escolha guiada pelo resultado da cultura das secreções.

Recomenda-se o uso de oxacilina na dose de 100 mg/kg/dia. A nafcilina mais cefuroxima ou cefotaxima e clindamicina mais cloranfenicol também são usados como regimes de tratamento.

A minociclina pode ser usada no tratamento das faringolaringites. Ela apresenta uma efetividade de 81%, sendo de grande utilidade principalmente na erradicação do *H. influenzae*.

O aspecto mais importante da terapêutica é estabelecer uma via aérea livre com aspiração freqüente das secreções. Na maioria dos casos, há indicação de intubação e mais raramente de traqueostomia, quando há obstrução do tubo pelas secreções ou maior risco de estenose subglótica.

Laringotraqueíte Diftérica

A difteria foi a doença responsável pelo uso da traqueostomia em crianças como medida de urgência em insuficiência respiratória.

É causada pelo *Corynebacterium diphteriae* toxigênico e apesar da vacinação ainda são encontrados casos isolados em nossos dias.

Nos EUA, entre 1982 e 1991, a incidência foi de 2,8 casos/ano.

Houve recente epidemia de difteria na Rússia, que atingiu principalmente adultos jovens, devido à baixa imunização nesta faixa etária.

Quadro Clínico

A doença manifesta-se com obstrução nasal, faringite, anorexia e febre baixa, que contrasta com o aspecto toxemiado da criança. São observadas placas verde-acinzentadas recobrindo as amígdalas, parede posterior da faringe, podendo se estender ao palato e laringe, levando à insuficiência respiratória. Podem ser encontrados linfadenite cervical e edema dos tecidos moles do pescoço, constituindo o "pescoço taurino".

O quadro clínico em adultos é menos definido que na criança e se agrava dependendo das condições clínicas prévias, principalmente em alcoólatras.

As manifestações sistêmicas incluem miocardite, que pode chegar a insuficiência cardíaca, necrose tubular aguda dos rins e, tardiamente, neurite periférica atingindo, inclusive, pares cranianos. Como exceção, a paralisia de palato pode ocorrer precocemente.

Fisiopatogenia

Após um período de intubação de 2 a 4 dias, a bactéria que colonizou pele ou vias respiratórias altas libera exotoxina que interrompe a síntese de proteínas pelas células e leva à formação de um exsudato fibrinoso, constituindo as membranas acinzentadas aderentes e edema da região, levando ao surgimento do estridor e comprometimento da via aérea.

Diagnóstico

O diagnóstico definitivo é feito através da cultura das secreções no meio de Loeffler e realização do teste de Elek.

Tratamento

Não se deve esperar pelo resultado da cultura em caso de suspeita clínica de difteria. O tratamento baseia-se no uso da antitoxina diftérica, com realização prévia do teste e dessensibilização se necessário.

Recomenda-se o uso de penicilina ou eritromicina para erradicação do foco infeccioso.

Nos casos em que existe insuficiência respiratória, a traqueostomia é preferida para manutenção da via aérea.

Outras Laringites

As laringites por *Candida* vêm se tornando mais freqüentes e surgem em crianças com AIDS e outras imunodepressões, apesar de terem sido relatadas também em recém-nascidos aparentemente sadios. Os achados de exame são típicos, mas pode ser realizada cultura para fungos (Fig. 12.4). O tratamento é feito com cetoconazol ou anfotericina B, dependendo da gravidade do caso.

Dentre as causas específicas de laringites, não devemos esquecer da tuberculose que pode se apresentar como causa de estridor na criança e não é necessariamente decorrente de foco infeccioso pulmonar. A tuberculose apresentou recrudescência nos últimos anos com os casos de AIDS e surgimento de resistência ao esquema tríplice de tratamento, propiciados por tratamentos incompletos e falta de aderência ao mesmo (Fig. 12.5).

Na América do Norte, a coccidioidomicose disseminada é causa de comprometimento da via aérea em crianças.

Corpos estranhos não somente fazem parte do diagnóstico diferencial do estridor na infância, quando aspirados, mas também quando pequenos e não identificados podem causar infecção. Corpos estranhos de pequenas dimensões, como cascas

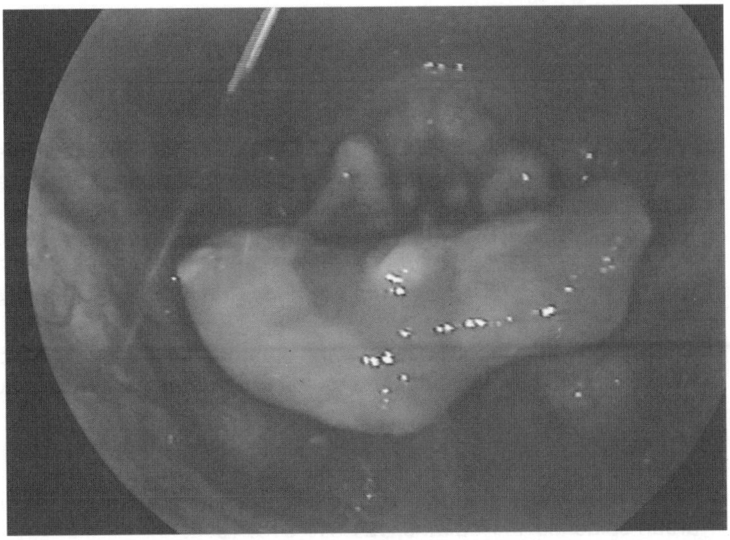

FIGURA 12.4 – Laringoscopia com paciente portador de candidíase.

de amendoim na base da língua, epiglote e seio piriforme, podem levar à formação de abscessos nestas regiões.

As alterações laríngeas relacionadas a quadros alérgicos ocorrem nas reações de anafilaxia e ao contrário do que se pensava anteriormente não são apenas mediadas por IgE (picadas de insetos, nozes, chocolate, etc.), podem ser desencadeadas por vários outros mecanismos, como ativação do complemento (reações transfusionais); mediadas pelo ácido araquidônico (aspirina, outros antiinflamatórios não hormonais, conservantes) e liberação direta de mediadores pelos mastócitos (contrastes, opiáceos, curares). Podem se caracterizar como laringospasmo na anafilaxia, edema laríngeo na anafilaxia com urticária ou angioedema, laringite alérgica em alergias inalatórias, irritabilidade das vias aéreas superiores secundária à rinite alérgica e mesmo laringotraqueíte recorrente.

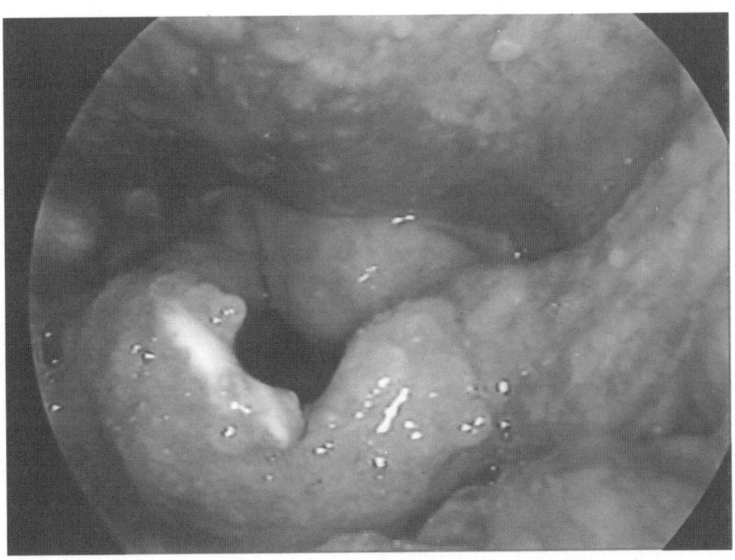

FIGURA 12.5 – Laringoscopia de laringite tuberculosa.

Bibliografia

BAILEY, B. & BILLER, H. – *Surgery of the Larynx*. Philadelphia, W.B. Saunders, 1985.

COSTA, H.; DUPRAT, A.; ECKLEY, C.; SILVA, L. – Granulomatous infections of the larynx. *III World Symposiun on Laryngotracheal Reconstruction*. Montecarlo, 1996.

FRIED, M. – *The Larynx. A Multidisciplinary Approach*. New York, Mosby, 1996.

NARCY, P. *et al.* – *Le Larynx de l'Enfant*. Paris, Librairie Arnette, 1979.

PIALOUX, P. *et al.* – *L'ORL Devant l'Urgence*. Tome II. Paris, Librairie Arnette, 1976.

PILLSBURY, H. & SASAKI, C. – Granulomatous diseases of the larynx. **In**: KORNBLUNT, A. Granulomatous Diseases of the Head and Neck. *Otolaryngol. Clin. North. Am.*, **15**:3, 1982.

RAMADAN, H. *et al.* – Laryngeal tuberculosis: presentation of 16 cases and review of the literature. *J. Otolaryngol.*, **22**:39-41, 1993.

ROSS, L. *et al.* – Laryngotracheobronchitis as a complication of measles during urban epidemic. *J. Pediatric*, **121**:511-515, 1992.

SOULIERE, C. & KIRCHNER, J. – Laryngeal perichondritis and abcess. *Arch Otolaryngol. Head Neck Surg.*, **111**:481-484, 1985.

Capítulo 13

Papilomatose Respiratória Recorrente

CLAUDIA ALESSANDRA ECKLEY

A papilomatose respiratória recorrente (PRR) é uma doença viral incomum que causa proliferação epitelial benigna da mucosa respiratória no ser humano. No passado, esta entidade era denominada de "papilomatose laríngea juvenil", mas o nome foi devidamente modificado por STRONG e cols. (1976) por haver envolvimento extralaríngeo e por também ocorrer na população adulta. Na atualidade, duas formas distintas desta doença são reconhecidas. A primeira delas é denominada *papilomatose respiratória recorrente de instalação juvenil* (PRR-IJ); inicia-se na infância, geralmente até os 12 anos de idade, sendo o tumor laríngeo benigno mais comum em crianças e a segunda causa mais freqüente de disfonia na infância. A segunda forma da doença é chamada *papilomatose respiratória recorrente de instalação adulta* (PRR-IA), que inicia-se entre os 18 e 20 anos de idade e, geralmente, tem evolução clínica menos agressiva que a forma de instalação juvenil. Outros locais comuns de ocorrência da doença são a cavidade oral, o vestíbulo nasal e a nasofaringe. Estes tumores, ao contrário dos laríngeos ou mais distais do trato respiratório, tendem a ser únicos. As lesões orais costumam ser assintomáticas constituindo achado de exame. Estas são facilmente removidas com anestesia local.

As lesões laríngeas causam disfonia sem dor, podendo gerar obstrução respiratória por crescimento exofítico. Na maioria dos casos, os papilomas laríngeos podem ser controlados após um número limitado de exéreses cirúrgicas, mas em alguns doentes os papilomas recorrem com teimosia exagerada, sendo necessários múltiplos procedimentos cirúrgicos, às vezes com apenas algumas semanas de intervalo, a fim de evitar obstrução das vias aéreas. Estes casos mais graves costumam ocorrer na população pediátrica. Assim sendo, apesar da papilomatose respiratória recorrente laríngea ser uma doença benigna, pode causar grande morbidade.

Etiologia e Epidemiologia

Estudos recentes comprovaram a presença de papilomavírus humano (HPV) Tipos 6 e 11 nas lesões de indivíduos com papilomatose respiratória recorrente. Estes dois subtipos virais são os mesmos associados com condilomas genitais. Na papilomatose laríngea foram relatados 4 subtipos de HPV-6. Estes foram denominados HPV-6c a 6f. O estudo de Mounts & Kashima (1984) correlacionou o subtipo 6c (também chamado de 11) com os casos mais agressivos de PRR, onde ocorre invasão da traquéia e dos pulmões, sendo encontrado tanto nos casos de instalação juvenil como nos casos de instalação adulta. Os autores concluíram que este subtipo de papilomavírus é indicativo de mal prognóstico.

A PRR-IJ e a PRR-IA perecem ter características epidemiológicas distintas, o que indica um provável mecanismo de transmissão diferente nas duas formas da doença. A transmissão da PRR-IA ainda é pouco conhecida, mas a maioria dos autores acredita que esteja relacionada com a prática de sexo orogenital e com promiscuidade sexual, sendo mais freqüente em indivíduos que tiveram mais de 11 parceiros sexuais (Scneider e cols., 1987; Koutsky e cols., 1988; Kashima e cols., 1992). Já a forma de transmissão da PRR-IJ parece ser mais conhecida, havendo diversos estudos retrospectivos e prospectivos que correlacionam em até 50% a presença de condiloma cervical, na mãe no momento do parto, com a ocorrência de papilomatose na criança (Scneider e cols., 1987; Kashima e cols., 1992; Majoros e cols., 1964; Morgan & Zitsch, 1986; Bent III & Porubsky, 1993).

Esta relação de condiloma materno com papiloma laríngeo já era conhecida por Hajek em 1956. Acredita-se que a infecção ocorra quando a criança passa pelo canal do parto da mãe infectada com papilomavírus. O estudo de Shah e cols. (1986) constatou que apenas 1 dos 109 pacientes com PRR-IJ havia nascido de parto cesariana. Bennet & Powell (1987), fizeram a mesma correlação entre a maior incidência de papilomatose respiratória recorrente em indivíduos nascidos de parto vaginal, sugerindo que mulheres com condiloma cervical deveriam ter seus filhos através de parto cesariana. Em 1992, Kashima e cols. relataram a tríade clínica que, segundo os autores, estaria presente na maioria dos indivíduos com PRR-IJ: ser o primeiro filho, ter nascido de parto vaginal e de mãe adolescente. A explicação para a maior incidência de PRR neste grupo estaria relacionada ao fato de muitas mães adolescentes terem como perfil uma certa promiscuidade sexual, podendo apresentar infecções genitais recentes por papilomavírus que costumam ter alta virulência (SCNEIDER e cols., 1987; KASHIMA e cols., 1992; RANDO e cols., 1989). Associado a isso, encontra-se uma maior quantidade de HPV em lesões genitais no final do 3º trimestre de gestação (SCNEIDER e cols., 1987), especialmente em mulheres com infecções recentes. A criança que nasce de parto vaginal fica exposta às secreções do canal de parto que estão infectadas de HPV. Esta exposição se torna maior ainda em situações onde a segunda fase do trabalho de parto é prolongada, como ocorre na primigesta. Isto explicaria o fato da criança nascida de primigesta adolescente ter risco aumentado de adquirir PRR-IJ.

Outro fator que deve ser considerado é a suscetibilidade do hospedeiro. Apenas 20 a 30% dos indivíduos com PRR-IJ e 10 a 20% dos indivíduos com PRR-IA tiveram contato prolongado com o papilomavírus humano (KASHIMA e cols., 1992; BENT III & PORUBSKY, 1993; HAJEK, 1956). A receptibilidade do hospedeiro, quer recém-nascido ou adulto, pode estar relacionada a imunodeficiência, co-infecção, microtrauma ou agressão epitelial por tabaco e outros agentes químicos. MAJOROS e cols. (1964) relataram função diminuída dos linfócitos NK ("natural killers") em dois doentes com PRR.

A distribuição do HPV pelo trato respiratório sugere que o vírus tem predileção pelos locais de junção escamociliar, ou seja, os locais de transição entre epitélio escamoso e respiratório (KASHIMA e cols., 1993). Estes locais seriam a região anterior das narinas, a nasofaringe na transição entre rino e orofaringe no palato mole, a superfície laríngea da epiglote, as pregas vestibulares, a traquéia e os brônquios. O epitélio ciliado sofre metaplasia escamosa quando exposto a trauma químico ou físico contínuo. Daí também ocorre uma maior incidência de papilomas no local de traqueotomias, tanto no orifício quanto na parede posterior da traquéia no local onde a ponta da cânula toca continuamente.

Não há, até o presente momento, nenhuma documentação da transmissão da PRR por intervenções sofridas pelo recém-nascido no berçário ou outros locais.

Além das formas de transmissão relatadas anteriormente, não são reconhecidas outras formas de transmissão direta da PRR. Apesar de se tratar de uma infecção respiratória, não há relatos de contaminação entre irmãos (KASHIMA & SHAH, 1987), que supostamente têm contato próximo prolongado. Também não há relatos da contaminação da equipe cirúrgica no ato da exérese dos papilomas, apesar de já ter sido constatada a presença de DNA do HPV na fumaça gerada pela vaporização de papilomas laríngeos com laser CO_2 (KASHIMA & SHAH, 1987; KASHIMA e cols., 1991).

Manifestações Clínicas

As principais manifestações clínicas da papilomatose respiratória recorrente com localização laríngea são a disfonia e o estridor laríngeo, ambos de intensidade variável de acordo com a gravidade do acometimento das pregas vocais e da fenda glótica. O estridor laríngeo costuma ser inicialmente inspiratório, podendo se tornar bifásico. Na PRR-IJ, a disfonia pode estar presente desde o nascimento. Sintomas menos comuns são a dispnéia, retardo de crescimento, tosse crônica e pneumonias recorrentes. Estes sintomas são responsáveis pelo freqüente diagnóstico errôneo de asma, crupe, amigdalite crônica ou alergias. Na população pediátrica, o diagnóstico diferencial de disfonia e estridor deveria incluir membranas glóticas, nódulos das pregas vocais, laringomalacia ou paralisia unilateral das pregas vocais.

Os sintomas respiratórios podem se agravar na vigência de infecções do trato respiratório, sendo que a manifestação inicial da doença pode ser a emergência respiratória. Isto ocorre principalmente na população pediátrica devido ao tamanho reduzido da laringe e a agressividade da infecção na infância.

Como citado anteriormente, a lesão papilomatosa pode ocorrer em qualquer ponto, desde a cavidade oral até o parênquima pulmonar, mas na maioria dos casos há envolvimento glótico.

A papilomatose pulmonar é rara, sendo descrita em menos de 1% da população (Singer e cols., 1966; Cohen e cols., 1980; Weiss & Kashima, 1983). Manifesta-se inicialmente como nódulos não calcificados assintomáticos localizados no parênquima pulmonar. Estes nódulos podem demonstrar aumento progressivo, ocorrendo cavitação central (Fig. 13.1A e B).

Não obstante destes achados radiológicos ricos, as manifestações clínicas tendem a ser leves e de lenta progressão. A papilomatose pulmonar pode, eventualmente, evoluir para insuficiência respiratória e óbito. Segundo Weiss & Kashima (1983), um certo número destes casos apresenta focos de metaplasia escamosa e alguns evoluem com carcinoma espinocelular do pulmão. Estes tumores freqüentemente passam desapercebidos e são achados de necropsia. Tanto o HPV-6 como o HPV-11 foram encontrados em casos de papilomatose pulmonar.

Diagnóstico

O diagnóstico desta doença é feito através da história de disfonia e/ou estridor laríngeo, em geral progressivos, e através do exame clínico. É importante conhecer o passado ginecológico da mãe e o mecanismo do parto, principalmente na população pediátrica, devido à forte correlação entre condilomas vaginais na mãe e PRR.

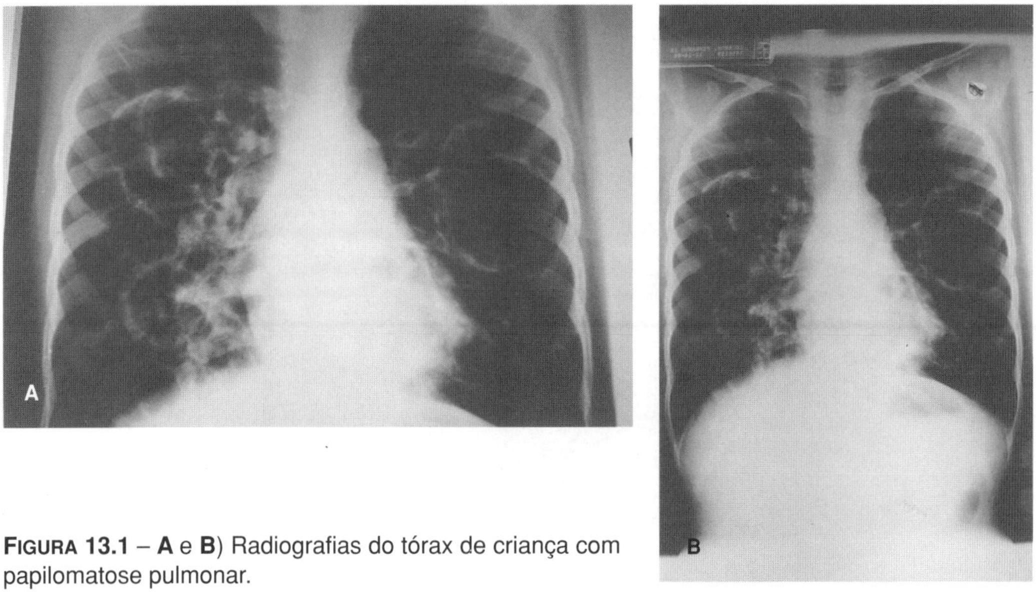

FIGURA 13.1 – **A** e **B**) Radiografias do tórax de criança com papilomatose pulmonar.

No exame físico deve-se estar atento ao grau de esforço respiratório que o paciente apresenta, pois será sugestivo da gravidade de acometimento das vias aéreas ditando a urgência do tratamento.

O exame laríngeo pode ser feito com espelho de Garcia ou, preferencialmente, com laringoscópio rígido ou nasofibroscópio flexível que permitem melhor iluminação e amplificação da imagem das lesões.

As lesões têm aspecto bastante característico de vegetações multinodulares sésseis e de base larga ou exofíticas únicas com pedículo estreito (FIG. 13.2A e B).

Geralmente têm coloração rósea-clara, apresentam consistência firme à palpação, e muitas vezes assemelham-se a cachos de uvas (FIG. 13.2A e B). Os casos mais exuberantes tendem a ser encontrados na população com a forma de instalação juvenil.

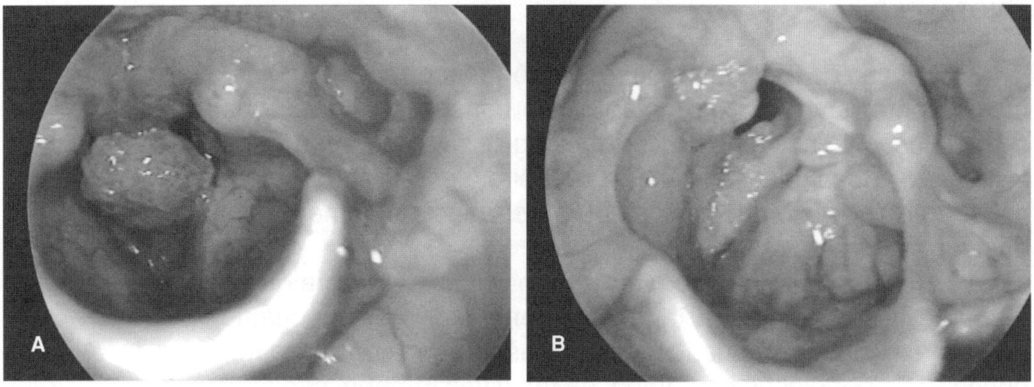

FIGURA 13.2 – **A** e **B**) Laringoscopias de papilomatose laríngea.

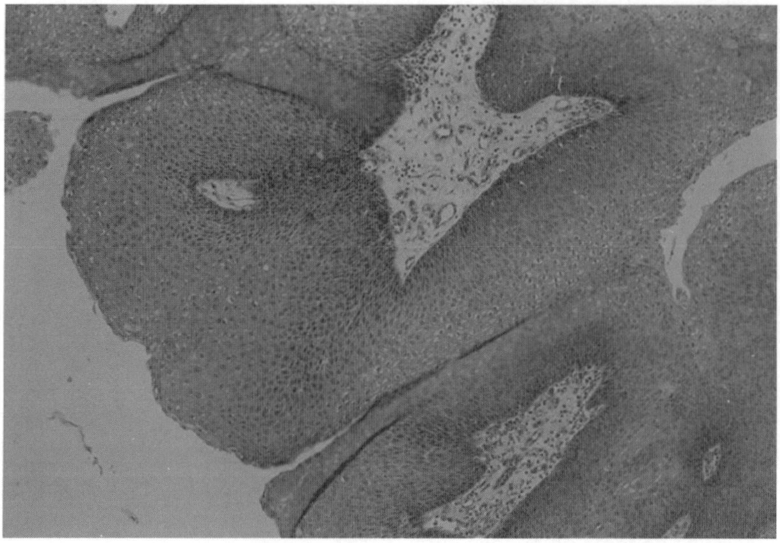

FIGURA 13.3 – Corte histológico de papiloma laríngeo.

O diagnóstico definitivo é feito através da biópsia da lesão. Esta, vista ao microscópio, demonstra estroma vascular coberto por crescimento anormal de epitélio escamoso não ceratinizado (FIG. 13.3), bastante semelhante aos achados da papilomatose cutânea e genital.

Estudos para identificação do antígeno viral em PRR demonstraram presença de antígeno apenas nos núcleos das células da camada superficial do epitélio e sempre em pequena quantidade, quando comparadas às infecções por papilomavírus fora do trato respiratório (BRAUN e cols., 1982).

Na PRR-IJ com início antes da puberdade, 25% dos pacientes são diagnosticados antes de 1 ano de idade e 50 a 75% são diagnosticados antes dos 5 anos de idade. O restante é diagnosticado até o início da adolescência. A papilomatose laríngea raramente é diagnosticada nos anos tardios da adolescência. O segundo pico de diagnóstico ocorre por volta dos 20 anos nos casos da PRR-IA.

EVOLUÇÃO

A evolução da papilomatose respiratória recorrente é sabidamente imprevisível. Há, no entanto, um consenso que a forma de instalação juvenil tende a ser mais agressiva que a forma de instalação adulta, tanto no que diz respeito à extensão da doença, quanto aos sintomas clínicos ou a freqüência e número total de cirurgias realizadas.

A PRR-IJ, por manifestar-se de forma mais agressiva que a forma de instalação adulta, tanto na extensão das lesões quanto em sua exuberância, causa obstrução respiratória com certa freqüência. Na população pediátrica, as recidivas também são muito mais freqüentes sendo necessárias várias intervenções cirúrgicas. A doença costuma passar por período de acalmia na adolescência, podendo até entrar em remissão espontânea, ou voltando a manifestar-se de forma menos agressiva na idade adulta. Já a forma de instalação adulta, em geral, não é tão agressiva, apresentando com freqüência lesões únicas ou pouco exofíticas que passam por longos períodos de remissão após exérese cirúrgica ou até resolução completa. Remissão espontânea nestes casos também já foi descrita (SOLOMON e cols., 1985; ABRAMSON e cols., 1985).

Degeneração maligna da PRR, dando origem a carcinoma espinocelular, tem sido descrita na literatura, mas é rara (MOUNTS & KASHIMA, 1984; SOLOMON e cols., 1985; ABRAMSON e cols., 1985; KASHIMA e cols., 1986; KASHIMA & KESSIS, 1992). Alguns autores acreditam ser mais provável haver um carcinoma de base que não é inicialmente detectado por serem feitas apenas biópsias superficiais. Há, porém, trabalhos que demonstram a presença de HPV-6 e HPV-11 no epitélio supostamente normal adjacente às lesões neoplásicas (KASHIMA e cols., 1986; KASHIMA & KESSIS, 1992; CRIPE, 1990). Segundo CRIPE (1990), a transformação maligna ocorre quando o plasmídeo do HPV, que normalmente é extracelular, é incorporado ao DNA da célula hospedeira e perde seu segmento repressor.

Isto pode ocorrer como resultado de radioterapia, exposição a tabaco ou diminuição da imunidade (BENT III & PORUBSKY, 1993). A papilomatose invasiva foi descrita pela primeira vez por SCHADING e cols., em 1986. Refere-se a forma agressiva, não maligna, da PRR que espalha-se fora do trato respiratório. O autor acredita que isto se deva à provável manipulação cirúrgica, causando novos locais de junção escamociliar, associado às condições do hospedeiro.

Vários pesquisadores têm explorado a razão pela qual a infecção respiratória por papilomavírus tende a recorrer, mesmo após várias exéreses cirúrgicas. Acredita-se que isto ocorra devido à persistência do HPV no tecido de morfologia normal. Há relatos de 40 até 78% de HPV latente em tecido adjacente normal (BENT III & PORUBSKY, 1993; STEINBER e cols., 1983; ABRAMSON e cols., 1992; PIGNATARI e cols., 1992). O HPV foi encontrado no trato respiratório de doentes com PRR em remissão, podendo ser esta a causa das recorrências (STEINBER e cols., 1983).

TRATAMENTO

Nenhum tratamento ou combinação de tratamentos da PRR mostrou-se consistentemente eficaz até o presente momento. Já foram descritas várias formas de tratamento não invasivas e invasivas. Tratamentos como radioterapia, ultra-som, vacinas e corticóides provaram ser ineficazes ou até agravantes (BENT III

& PORUBSKY, 1993), como no caso da radioterapia que pode gerar transformação maligna da infecção por papilomavírus humano (KASHIMA e cols., 1986; KASHIMA & KESSIS, 1992). Outros tratamentos, como o uso da podofilina, de criocirurgia, dos fatores de transferência e do levamisol, usados no passado, apresentaram resultados pouco conclusivos sendo, também, preteridos por técnicas mais eficazes de terapia. O uso de quimioterápicos tópicos (5-fluorouracil) ou sistêmicos (bleomicina) foi de sucesso relativo no tratamento da PRR, porém estas drogas acabaram sendo proibidas devido sua alta toxicidade.

O tratamento adjuvante mais promissor da última década tem sido o α-interferon, que atua inibindo o crescimento dos papilomavírus (HEALY e cols., 1988; LEVENTHAL e cols., 1988; LEVENTHAL e cols., 1991). Vários estudos clínicos prospectivos foram realizados utilizando doses distintas durante períodos diferentes de tratamento, associados ao tratamento cirúrgico, evidenciando efeito inibitório definido na recidiva da papilomatose. Segundo LEVENTHAL e cols., 1988, a administração prolongada (1 ano ou mais) de α-interferon na dose de 5 Mu/m^2 de superfície corpórea alcançou remissão completa em 40% dos pacientes com PRR-IJ e remissão parcial em outros 40%. O efeito rebote descrito por HEALY e cols. em 1988, que ocorria após a suspensão do uso de interferon, não foi observado por LEVENTHAL e cols. em estudo realizado no mesmo ano, provavelmente devido ao segundo estudo ter usado dosagem maior (o dobro) e por período de tempo mais prolongado.

Já que nenhum tratamento clínico isolado é capaz de curar a infecção por papilomavírus humano, o objetivo do tratamento da PRR é alcançar um estado sem lesões através da excisão cirúrgica. O tratamento cirúrgico de escolha para a PRR é a microcirurgia da laringe, tanto convencional com micropinças ou por laser CO_2. Visa-se a erradicação do papiloma com preservação do tecido normal. Isto, em teoria, melhoraria as chances de cura e aumentaria os intervalos entre as intervenções cirúrgicas. No entanto, deve-se tomar muito cuidado para evitar manipulação excessivamente agressiva que pode não só gerar cicatrizes difíceis de corrigir, como também criar novos focos de papilomatose. Cuidado especial deve ser tomado para evitar uma traqueotomia. Vários autores têm relatado a disseminação da doença no local da traqueotomia ou para os pulmões (BENT III & PORUBSKY, 1993; HAJEK, 1956; RANDO e cols., 1989; KASHIMA e cols., 1993; SOLOMON e cols., 1985).

As vantagens da cirurgia com laser CO_2 em relação à cirurgia convencional com micropinças é o fácil acesso e controle exato em vias aéreas pequenas, além da hemostasia e diminuição do edema pós-operatório (RANDO e cols., 1989). As desvantagens da cirurgia com laser são o risco de fogo endotraqueal e as cicatrizes tardias devido ao hiperaquecimento dos tecidos. A incidência de lesões causadas por microcirurgia tradicional não é conhecida.

PROGNÓSTICO

A história natural da papilomatose respiratória recorrente varia desde uma lesão isolada que pode ser erradicada permanentemente após um único ou múltiplos atos cirúrgicos, até lesões de padrão progressivo e disseminado com desenvolvimento de múltiplos focos que requerem repetidas exéreses cirúrgicas. Um número indefinido de casos pode sofrer remissão espontânea.

Remissão completa da papilomatose só pode ser definida do ponto de vista clínico, histológico e viral conjuntamente, já que há relatos de achado de papilomavírus em tecido supostamente normal de indivíduos com história de papilomatose da laringe em remissão do ponto de vista clínico. No passado, acreditava-se que a PRR-IJ sofria remissão espontânea na puberdade, mas hoje sabe-se que podem haver recorrências na vida adulta precoce ou tardia.

Com o intuito de melhor avaliar a evolução e eficácia das diferentes opções terapêuticas da PRR, várias formas de estadiamento da doença têm sido empregadas. Alguns baseiam este estadiamento na freqüência das intervenções cirúrgicas, no intervalo entre estas intervenções ou no número total de intervenções endoscópicas realizadas em um determinado período de tempo. Em 1985, um grupo internacional de estudo de papilomatoses desenvolveu um novo sistema de estadiamento da PRR, baseado na extensão anatômica da doença, no tipo do crescimento tumoral (se séssil ou exofítico) e no grau de obstrução das vias aéreas. Este sistema de avaliação, através de um escore composto, é capaz de descrever a severidade da doença e monitorar sua evolução (KASHIMA e cols., 1995).

Papilomas multifocais com extensão mucosa disseminada, envolvendo a laringe, árvore traqueobrônquica, pulmões, fossas nasais e nasofaringe, raramente ocorrem como manifestação inicial da doença. Em geral, o acometimento brônquico e pulmonar ocorre como conseqüência de uma traqueotomia.

A identificação precoce e a erradicação de todos os papilomas encontrados é fundamental para a prevenção da disseminação da doença. Exame telescópico da árvore brônquica deveria ser feito na ocasião da intervenção cirúrgica endoscópica. Além disso, devese obter raio X simples de tórax de todos os doentes inicialmente diagnosticados com PRR para haver um parâmetro inicial de comparação. Estas radiografias devem ser repetidas anualmente para monitorar possível extensão pulmonar da doença.

Agradecimentos

Ao Dr. Haskins Kashima, professor de Otorrinolaringologia, Cirurgia de Cabeça e Pescoço da Universidade Johns Hopkins pela colaboração com material de pesquisa e ilustrações para este capítulo.

Bibliografia

ABRAMSON, A.L.; BRANDSMA, J.; STEINBERG, B.; WINKLER, B. – Verrucous carcinoma of the larynx: possible HPV etiology. *Arch. Otolaryngol.*, **111**:709-715, 1985.

ABRAMSON, A.L.; SHIKOWITZ, M.J.; MULLOLY, V.M. *et al.* – Clinical effects of photodynamic therapy on recurrent respiratory papillomatosis. *Arch. Otolaryngol. Head Neck Surg.*, **118**:25-29, 1992.

BENNETT, R.S. & POWELL, K.R. – Human papillomaviruses: association between laryngeal papillomas and genital warts. *Ped. Infect. Dis. J.*, **6**:299, 1987.

BENT III, J.P. & PORUBSKY, E.S. – Recurrent respiratory papillomatosis. *Insights in Otolaryngology*, **8**(3):1-9, 1993.

BRAUN, L.; KASHIMA, H.K.; EGGELSTON, J.; SHAH, K. – Demonstration of papillomavirus antigen in paraffin sections of laryngeal papillomas. *Laryngoscope*, **92**:640-643, 1982.

COHEN, S.R.; GELLER, K.A.; SELTZER, S. – Papilloma of the larynx and bronchial tree in children: a retrospective study. *Ann. Otol.*, **89**:497-503, 1980.

CRIPE, T.P. – Human papillomaviruses: pediatric perspectives on a family of multifacted tumorigenic pathogens. *Pediatr. Infect. Dis. J.,* **9**:836-844, 1990.

HAJEK, E.F. – Contribution to the etiology of laryngeal papilloma in children. *J. Laryngol. Otol.*, **70**:166-168, 1956.

HEALY, G.B.; GELBER, R.D.; TROWBRIDGE, A.L.; GRUNDFAST, K.M. *et al.* – Treatment of recurrent respiratory papillomatosis with human leukocyte interferon. *New Engl. J. Med.*, **319**(7):401-407, 1988.

KASHIMA, H.K.; MOUNTS, P.; KUHAJDA, F.; LOURY, M. – Demonstration of human papillomavirus capsid antigen in carcinoma in situ of the larynx. *Ann. Otol. Rhinol. Laryngol.*, **95**(6):603-607, 1986.

KASHIMA, H.K. & SHAH, K. – Recurrent respiratory papillomatosis. Clinical overview and management principles. *OB/GYN Clin. N. Am.*, **14**(2):581-588, 1987.

KASHIMA, H.K.; KESSIS, T.; MOUNTS, P.; SHAH, K. – Polymerase chain reaction (PCR) identification of human papillomavirus DNA in CO_2 laser plume from recurrent respiratory papillomatosis (RRP). *Otolaryngol. Head Neck Surg.*, **104**:191-195, 1991.

KASHIMA, H.K. & KESSIS, K.V. – Human papillomavirus in sinonasal papillomas and squamous cell carcinoma. *Laryngoscope*, **102**:973-976, 1992.

KASHIMA, H.K.; SHAH, F.; LYLES, A.; GLACKIN, R. *et al.* – A comparison of risk factors in juvenile-onset and adult-onset recurrent respiratory papillomatosis. *Laryngoscope*, **102**(1):9-13, 1992.

KASHIMA, H.K.; MOUNTS, P.; LEVENTHAL, B.; HRUBAN, R.H. – Sites of predilection in recurrent respiratory papillomatosis. *Ann. Otol. Rhinol. Laryngol.*, **102**:580-583, 1993.

KASHIMA, H.K.; LEVENTHAL, B.; MOUNTS, P. – The papilloma study group 1995 scoring system to access severity in recurrent respiratory papillomatosis. Papillomaviruses: molecular and clinical aspects. **In**: HOWLEY, P.M. & BROKER, T.R. *Ucla Symposia on Molecular and Cellular Biology.* New series, 1995. pp. 125-136.

KOUTSKY, L.A.; GALLOWAY, D.A.; HOLMER, K.K. – Epidemiology of genital human papillomavirus infection. *Epidemiol. Rev.*, **10**:122-162, 1988.

LEVENTHAL, B.G.; KASHIMA, H.K.; MOUNTS, P.; THURNMOND, L. *et al.* – Long-term response of recurrent respiratory papillomatosis to treatment with linphoblastoid interferon alfa-n1. *N. Engl. J. Med.*, **325**(9):613-617, 1991.

LEVENTHAL, B.G.; KASHIMA, H.K.; WECK, P.W.; MOUNTS, P. *et al.* – Randomized surgical adjuvant trial of interferon alfa-n1 in recurrent papillomatosis. *Arch. Otolaryngol. Head Neck Surg.*, **114**:1163-1169, 1988.

MAJOROS, M.; PARKHILL, E.; DIVINE, K. – Papilloma of the larynx in children: a clinicopathologic study. *Am. J. Surg.*, **108**:470-475, 1964.

MORGAN, A.H. & ZITSCH, R.P. – Recurrent respiratory papillomatosis in children: a retrospective study of management and complications. *ENT. J.*, **65**:19-28, 1986.

MOUNTS, P. & KASHIMA, H.K. – Association of human papilloma subtype and clinical course in respiratory papillomatosis. *Laryngoscope*, **94**(1):28-33, 1984.

PIGNATARI, S.; SMITH, E.M.; GRAY, S.D. *et al.* – Detection of human papillomavirus infection in diseased and nondiseased sites of respiratory tract in recurrent respiratory papillomatosis patients with DNA hybridization. *Ann. Otol. Rhinol. Laryngol.*, **101**:408-412, 1992.

RANDO, R.F.; LINDHEIM, M.D.; HASTY, L. *et al.* – Increased frequency of detection of human papillomavirus deoxyribonucleic acid in exfoliated cervical cells during pregnancy. *Am. J. Obstet. Gynecol.*, **161**:50-53, 1989.

SCHADING, V.J.; CLARK, D.S.; CLEGG, T.J.; YAO, C.S. – Invasive papillomatosis and squamous carcinoma complicating juvenile laryngeal papillomatosis. *Arch. Otolaryngol. Head Neck Surg.*, **112**:966-971, 1986.

SCNEIDER, A.; HOTZ, N.; GISSMANN, L. – Increased prevalence of human papillomaviruses in lower genital tract of pregnant women. *Int. J. Cancer*, **40**:198-201, 1987.

SHAH, K.; KASHIMA, H.K.; POLK, B.F. – Rarity of cesarean section in cases of juvenile – onset respiratory papillomatosis. *Obstet. Gynecol.*, **68**:795-799, 1986.

SINGER, D.B.; GREENBART, S.D.; HARRISON, G.M. – Papillomatosis of the lung. *Am. Rev. Respir. Dis.*, **94**:777-781,1966.

SOLOMON, D.; SMITH, R.R.L.; KASHIMA, H.K.; LEVENTHAL, B.G. – Malignant transformation in non-irradiated recurrent respiratory papillomatosis. *Laryngoscope*, **95**(8):900-904, 1985.

STEINBERG, B.M.; TOPP, W.; SCNEIDER, O.S.; ABRAMSON, A.L. – Laryngeal papillomavirus infection during clinical remission. *N. Engl. J. Med.*, **308**:1261-1264, 1983.

STRONG, M.S.; VAUGHAN, C.W.; COOPERBAND, S.R. – Recurrent respiratory papillomatosis. Management with CO_2 laser. *Ann. Otol. Rhinol. Laryngol.*, **85**:508-516, 1976.

WEISS, M.D. & KASHIMA, H.K. – Tracheal involvement in laryngeal papillomatosis. *Laryngoscope*, **93**:45-48, 1983.

Capítulo 14

Estenose Laringotraqueal em Crianças

RITA DE CÁSSIA SOLER

INTRODUÇÃO

A estenose laringotraqueal pode afligir pacientes de todas as idades. Esta entidade patológica tem se tornado um problema freqüente em otorrinolaringologia pediátrica, visto que hoje contamos com a presença de várias unidades de terapia intensiva infantil, onde a quantidade de prematuros com doenças respiratórias neonatais tem aumentado em grande número e os casos de doenças anteriormente consideradas sem prognóstico alcançam a alta hospitalar. Em geral, ao necessitar de cuidados intensivos e ventilatórios, as crianças são submetidas à intubação endotraqueal por períodos prolongados, ou à traqueostomia, o que pode facilitar a escarificação laringotraqueal e propiciar o desenvolvimento de tecidos de reparação nem sempre apropriados.

Neonatos prematuros (gestações equivalentes ou menores que 36 semanas), ou com peso ao nascimento menor que 1.500 g, formam a população destas unidades. Mas também crianças mais velhas têm encontrado nas UTI condições de preservação da vida com as quais não contavam até 15 anos atrás.

As complicações precoces ocorrem em 50% nestes prematuros em comparação aos de termo que apresentam complicações em torno de 24% (COTTON).

A incidência de estenose subglótica após intubações é de 1 a 8% (TUCKER). Recentemente, o reconhecimento do problema tem levado a maiores cuidados no manuseio dos tubos endotraqueais.

A duração da intubação geralmente correlaciona-se com o risco de lesões significantes no complexo laringotraqueal. Estas lesões têm sido descritas depois de 17h de intubação em adultos e depois de 1 semana em neonatos.

Reconhecendo a importância do problema, enfatizaremos neste capítulo a importância da estenose subglótica infantil, bem como o diagnóstico diferencial e a terapêutica adequada para a resolução deste processo.

Histopatogenia da Estenose Laringotraqueal

A laringe pediátrica difere em posição, tamanho, consistência e configuração da laringe do adulto. Ela pode ser atingida por desordens de origem congênitas, inflamatórias, infecciosas e neoplásicas.

As lesões ocasionadas pela intubação contribuem para a maioria dos casos de estenose subglótica. Devido ao tamanho, posição e consistência da laringe pediátrica, esta é menos suscetível a lesões pela intubação do que o adulto. Crianças mais jovens podem tolerar intubações prolongadas por períodos maiores do que crianças mais velhas ou adultos. Provavelmente, isto ocorre devido à imaturidade da cartilagem cricóide e pela elasticidade do arcabouço laríngeo na infância.

A matriz é o fator que confere rigidez à cartilagem. A cartilagem cricóide em neonatos, especialmente em prematuros, é hipercelular. Com o crescimento, a matriz aumenta e se torna menos hidratada, mais fibrosa e mais rígida. Por essa razão, as laringes de crianças mais velhas e adultos toleram menos o trauma que as de crianças menores e neonatos.

DONNELLY (1969) realizou um estudo em necropsias de laringe de adultos, e concluiu que o dano causado pelo tubo endotraqueal ocorria na mucosa sobre o processo vocal das aritenóides e áreas subjacentes da subglote, sobre a lâmina cricóide. O grau de comprometimento dependia da duração da intubação.

Seus achados mostraram que laringes intubadas por:

- Menos de 12h apresentavam perda do epitélio e capilares vazios.
- 12 a 48h tinham ulceração com necrose do estroma.
- Mais de 48h mostravam úlceras nos processos vocais e na subglote. Freqüentemente, o pericôndrio destas cartilagens estava exposto.
- Mais de 96h apresentavam escavação da cartilagem.
- Mais de 120h tinham no mínimo um processo vocal perdido e havia separação parcial ou completa do restante da prega vocal.

GOULD & HOWARD (1985) encontraram alterações pós-intubação em neonatos que pareciam semelhantes àquelas encontradas nos adultos. A alteração precoce de perda do epitélio e ulcerações estavam presentes em ângulos externos do triângulo glótico sobre o processo vocal das aritenóides após apenas algumas horas de intubação. O epitélio inferior a essa área também foi afetado. Havia ulcerações de mucosa e o pericôndrio do processo vocal e a lâmina cricóide e, eventualmente, as cartilagens estavam erosadas. Depois de removido o tubo, mudanças reparativas nem sempre adequadas foram encontradas, o que poderia ocasionar a estenose subglótica.

A lesão laríngea mais precoce produzida por um tubo endotraqueal é a hiperemia que pode ser seguida por isquemia e ulceração. Neste caso, a úlcera pode se desenvolver e apresentar-se de 2 maneiras:

a) Úlcera superficial e abrasão – O tubo endotraqueal posicionado na laringe pode causar abrasão mecânica da mucosa superficial, resultando na perda ou destruição do epitélio. A infecção secundária produz, então, a chamada úlcera de contato. A úlcera pode ser superficial, com a membrana basal do epitélio intacta, ou mais profunda, com algum grau de destruição do tecido conjuntivo subjacente.

b) Necrose de pressão e úlcera de densidade completa – A pressão pode induzir necrose através do mecanismo de isquemia, causando uma exfoliação na mucosa necrosada. Esta ulceração induzida pela isquemia pode envolver não somente o epitélio, mas também o tecido conjuntivo adjacente. O tecido comprimido e a necrose induzida pela isquemia agem juntos, causando uma ulceração profunda da laringe.

A localização da úlcera tem relação com a configuração laríngea e com a força exercida pelo tubo endotraqueal.

Uma das áreas mais expostas ao trauma é a parte cartilaginosa das pregas vocais, pois os processos vocais da criança são longos e frágeis.

Se o tubo for muito estreito, pode se alojar entre as duas pregas, provocando danos à mucosa com a localização mais comum da úlcera incluindo a superfície medial das cartilagens aritenóides, os processos vocais, a glote posterior e a região interaritenóidea (FIG. 14.1).

Outra região de interesse é a subglote. Quanto mais jovem a criança, mais a lâmina póstero-superior da cricóide tem a forma ovalada, ao invés do aspecto circular do adulto. A discordância da forma ovalada da subglote com a circular do tubo submete as paredes da região a uma pressão suficiente para ocasionar a isquemia (FIG. 14.2).

A cicatrização da úlcera envolve regeneração do epitélio (cicatrização primária) ou processo reparativo (cicatrização secun-

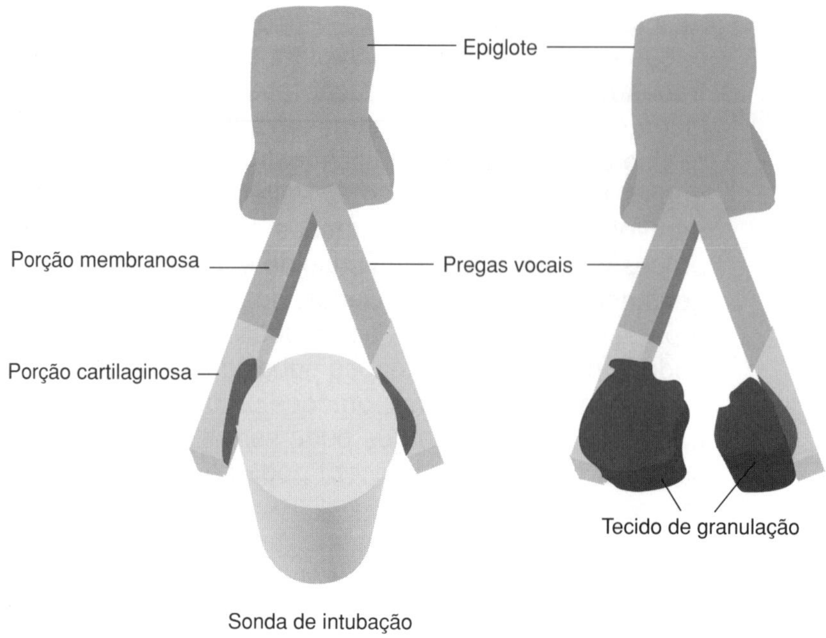

FIGURA 14.1 – Tubo circular muito pequeno, apoiando-se contra os processos vocais e provocando trauma.

dária). Como descrito por alguns autores, a regeneração do epitélio no foco ulcerado torna-se uma metaplasia escamosa. Alguns autores acreditam que a presença desta metaplasia reflete a cura de uma úlcera preexistente. Em outros casos, a metaplasia escamosa parece fazer parte do processo de reepitelização. Nas úlceras subglóticas, o epitélio cilíndrico ciliado é transformado em epitélio escamoso estratificado. Na glote, onde o epitélio normal é escamoso estratificado, quando encontramos uma úlcera cicatrizada, o epitélio torna-se muito espesso e muito celular, refletindo uma condição hiperplásica.

O processo de cura de uma úlcera mais extensa e mais profunda pode envolver a formação de *tecido de granulação*. Este

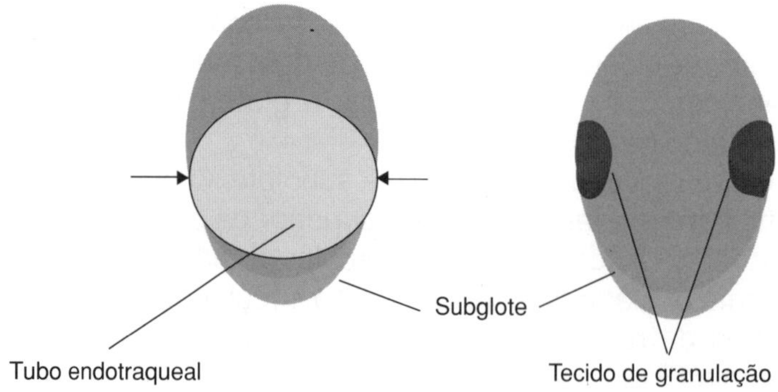

FIGURA 14.2 – Diferença de formato entre o tubo e a subglote, favorecendo o trauma.

pode conduzir a uma das formas de estenose de laringe adquirida se o seu crescimento for muito excessivo.

Há duas formas de tecido de granulação exuberante:

- Tecido de granulação pseudopapilar.
- Tecido de granulação nodular – granuloma de intubação.

Esses dois tipos de tecido possuem componentes celulares similares: capilares venosos, fibrócitos e células inflamatórias agudas e crônicas. Suas aparências são diferentes: o tecido de granulação pseudopapilar apresenta-se como línguas originando-se da margem da úlcera em direção à luz laríngea. O tecido de granulação nodular é redondo ou pediculado, como massa polipóide em um ou ambos processos vocais e próximos a superfície das aritenóides. Este tecido geralmente resolve-se sem seqüela. Em poucos casos torna-se fibroso.

Quando os capilares acabam por se obliterar, as células inflamatórias não são mais encontradas, fibras colágenas são depositadas e o tecido de granulação torna-se *tecido de cicatrização fibroso.*

O acúmulo de tecido de fibrose submucosa pode reduzir o diâmetro da passagem aérea da glote e subglote. A presença de tecido de cicatrização e a retração que este provoca leva à distorção estrutural da laringe com compromisso da respiração.

A *hiperplasia das glândulas mucosas* ocorre freqüentemente em pacientes que foram intubados. Como a granulação e a fibrose, não é associada com o processo normal de cicatrização, mas pode estar acompanhada de ulcerações e outras lesões da laringe, podendo reduzir o diâmetro da passagem aérea e causar estenose.

Os *cistos ductais* geralmente não contribuem para a estenose da laringe, mas quando os ductos de glândulas mucosas são obstruídos, o muco acumula, distende os tecidos e reduz a passagem aérea. Esta é considerada uma das formas de estenose de tecido mole.

Etiogênese

A estenose do complexo laringotraqueal pode ser congênita ou desenvolver-se secundariamente a doenças infecciosas, inflamatórias crônicas, neoplasias ou traumas.

A estenose subglótica congênita é a terceira anormalidade congênita mais comum encontrada na laringe, população infantil, depois da malacia laringotraqueal e da paralisia da prega vocal.

Acredita-se que a estenose subglótica ocorra em decorrência da inadequada recanalização do mesênquima da região, depois de completada a fusão epitelial que ocorre no final do 3º mês de gestação.

A estenose congênita é a anomalia que mais comumente leva à traqueostomia na infância, e uma das grandes causas de angústia respiratória em crianças. Raramente, é reconhecida ao nascimento; no entanto, manifestações de obstrução são evidentes nos primeiros 18 meses de vida.

Também as infecções podem causar lesões e estenoses na laringe. As doenças mais freqüentemente mencionadas na literatura são a tuberculose, sífilis, hanseníase, difteria e doenças fúngicas. Ainda, doenças inflamatórias crônicas, tais como sarcoidose, lúpus eritematoso sistêmico, granulomatose de Wegener, policondrites, pênfigo, epidermite bolhosa e refluxo gastroesofágico, podem contribuir para o desenvolvimento de lesões estenóticas no complexo laringotraqueal (FIG. 14.3).

A causa mais comum de estenose laringotraqueal adquirida é o trauma. Lesões externas, tais como traumas penetrantes da laringe ou traquéia, ou inalação química ou térmica podem resultar em obstrução aérea. A grande maioria de lesões laringotraqueais ocorre após intubações e traqueostomias. As áreas mais comumente lesadas são a região subglótica (cricóide) em crianças e a comissura posterior da laringe em adultos.

A presença de uma bactéria, mesmo que não patogênica, pode contribuir para a conversão de uma lesão de prognóstico favorável em uma estenose clinicamente significante.

MCGOVERN & FITZ-HUGH consideram que a incidência de estenoses laríngeas aumenta em até duas vezes quando uma intubação endotraqueal prolongada é seguida de traqueostomia. SASAKI demonstrou que a quantidade de tecido cicatrizado produzido em uma lesão em processo de cura é influenciada pela magnitude e duração da resposta inflamatória, e imagina-se que seja devido à infecção bacteriana secundária.

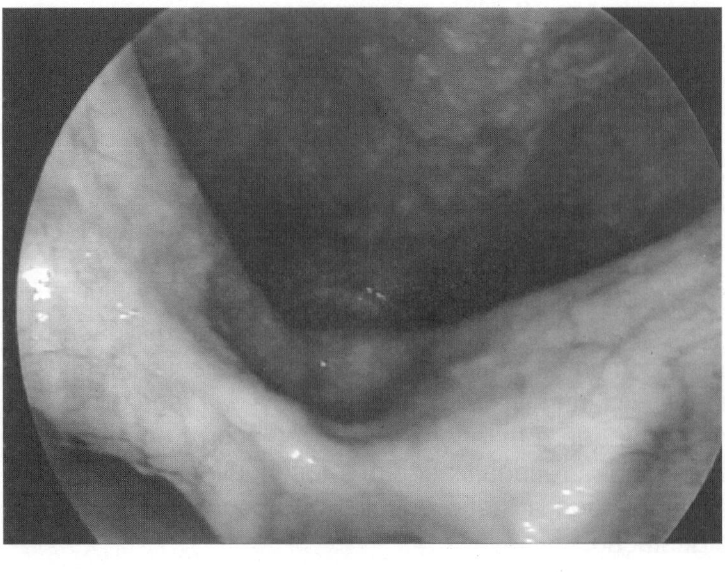

FIGURA 14.3 – Laringoscopia de estenose supraglótica com destruição da epiglote (seqüela de tuberculose laríngea).

A combinação de invasão bacteriana e lesão submucosa resulta em condrites subjacentes, enquanto lesões subglóticas sem invasão de bactérias resultam em mucosa cicatrizada.

A extensão da lesão afeta o prognóstico e ajuda a determinar a intervenção terapêutica.

Classificação das Lesões Estenóticas

Em um estudo retrospectivo de reconstrução laringotraqueal realizado por COTTON, em 1984, foi possível categorizar as estenoses da laringe pré-operatória em 4 graus:

- Grau 1 – menos que 70% de comprometimento da luz.
- Grau 2 – 70 a 90% de obstrução.
- Grau 3 – mais que 90% de obstrução com lúmen identificável.
- Grau 4 – sem lúmen ou fístula e sem reconhecimento das pregas vocais.

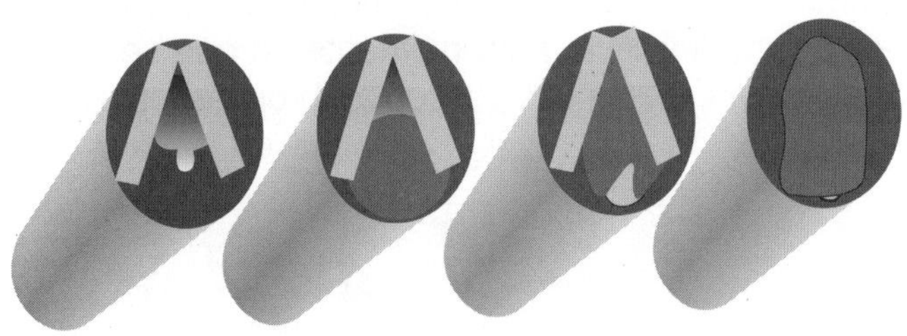

Grau 1 **Grau 2** **Grau 3** **Grau 4**

O sistema proposto por GRUNDFAST em 1986 utilizava medidas de comprimento, diâmetro e consistência da estenose. Esse método exige medidas radiográficas ou broncoscópicas do comprimento da estenose, com medidas endoscópicas do diâmetro e consistência, o que dificulta sua utilização.

Um comitê de membros da Sociedade Americana de Otorrinolaringologia Pediátrica, reunido em 1988, produziu uma classificação baseando-se em função, lúmen, extensão, consistência e local da estenose (FLECS).

Este sistema ainda não tem a simpatia de todos os profissionais que lidam com o assunto, entretanto, é esperado que um sistema mais uniforme para a classificação e graduação das estenoses seja implantado e adaptado por uma porcentagem significante de otorrinolaringologistas que tratam esta patologia.

Estenose Laríngea Congênita – Diagnóstico

As manifestações desta anomalia laríngea congênita, no período neonatal, incluem o choro fraco ou ausente, presença de estridor inspiratório e expiratório, depressão respiratória ou obstrução aérea severa desde o nascimento, retração esternal e intercostal e batimento de asas do nariz.

Algumas crianças podem apresentar mais tardiamente episódios repetitivos de gripes atípicas devido à estenose congênita e edemas inflamatórios com laringotraqueíte. Outras ainda podem ter choros atípicos e qualidade vocal diferenciada. Ocasionalmente, uma estenose de laringe poderá ser detectada por um anestesiologista durante o momento de intubação anestésica. Quando esta não é detectada, poderá ocorrer estridor no pós-operatório, após a extubação.

Outras anomalias congênitas podem estar associadas, incluindo doenças cardíacas congênitas, malformações esofágicas e anormalidades, como hipertelorismo, pescoço curto, anormalidades do ânus e outras menos freqüentes.

O exame radiográfico ou a xerorradiografia da região laríngea dá informações sobre a presença da estenose subglótica congênita. Infelizmente, devido ao alto grau de irradiação necessário para a obtenção das imagens, o ótimo exame de xerorradiografia praticamente não é encontrado em nosso meio (FIG. 14.4).

O diagnóstico definitivo, principalmente no que se refere à extensão do problema, requer laringoscopia e broncoscopia (FIG. 14.5).

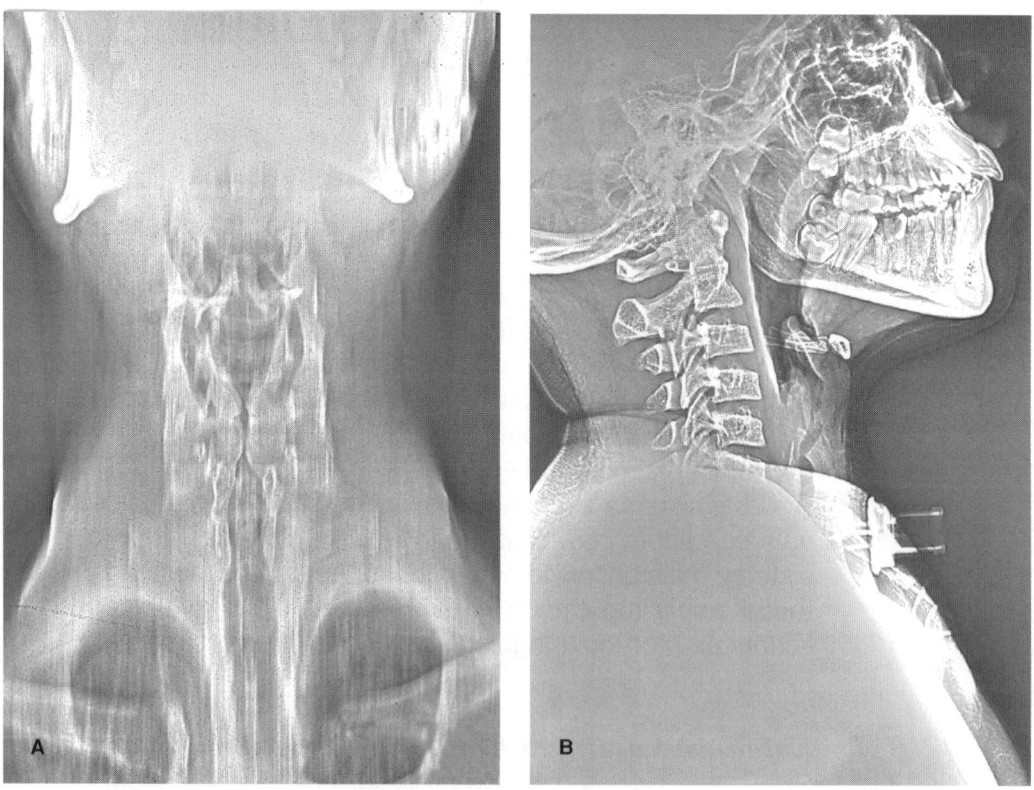

FIGURA 14.4 – Exame radioxerográfico da região cervical. **A**) Estenose subglótica. **B**) Estenose da porção proximal da traquéia cervical.

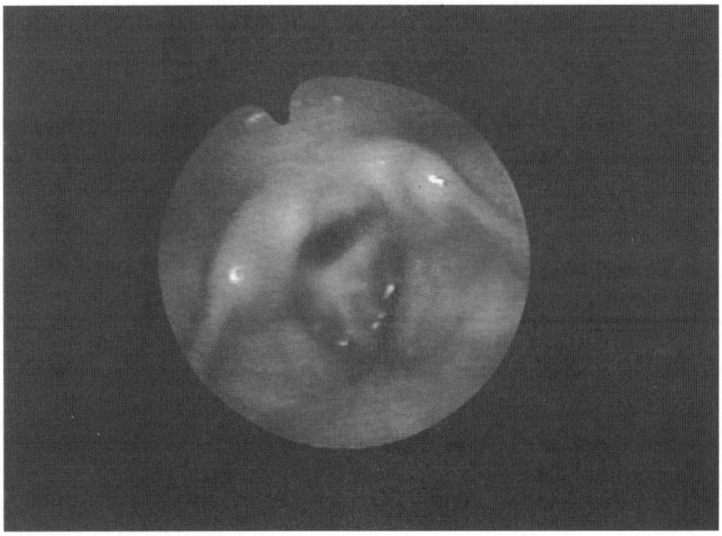

FIGURA 14.5 – Laringoscopia mostrando estenose glótica congênita.

Estenose Laríngea Adquirida – Diagnóstico

Historicamente, a intubação é o agente etiológico mais importante no desenvolvimento da estenose laringotraqueal. A maior relação é com a duração da intubação. No entanto, outros fatores podem ser identificados.

Também encontramos traumas externos que provocam estenose. Dentre as principais causas, temos os acidentes de bicicleta, os estrangulamentos em brincadeiras e os impactos contra o painel do carro quando a criança está no assento dianteiro.

Crianças são mais afetadas na região subglótica, enquanto adultos freqüentemente apresentam lesões nas aritenóides, glote e traquéia alta. O uso da traqueostomia pode predispor ao desenvolvimento de lesões estenosantes através da introdução de bactérias.

Sinais e sintomas – São proeminentes no diagnóstico a rouquidão, dor, hemoptise, disfagia, aspiração de líquidos, enfisema subcutâneo, obstrução respiratória e hematomas de pescoço.

Ao exame da laringe, podemos constatar edema, laceração da mucosa, exposição da cartilagem no lúmen e perda da função da prega vocal.

A lesão óssea mais freqüentemente encontrada é a amputação do processo vocal da aritenóide, quando de intubações prolongadas, e a fratura solitária da cartilagem cricóide, pois é este o único anel completo e não compressível da região. A fratura ou separação na área cricotireóidea pode ocorrer.

De acordo com a topografia, o trauma laringotraqueal pode ser classificado em 4 grupos:

1. Supraglótico, com ou sem envolvimento da glote.
2. Subglótico, geralmente associado com a traquéia.
3. Trauma isolado da traquéia cervical.
4. Trauma combinado laringotraqueal.

Podemos classificar a intensidade do trauma agudo em 4 diferentes grupos de acordo com o estágio da lesão:

Grupo I – Presença de pequenos hematomas endolaríngeos ou lacerações, sem detectar fraturas.

Grupo II – Edema, hematoma ou laceração da mucosa, sem exposição da cartilagem.

Grupo III – Edema severo, laceração da mucosa, exposição da cartilagem e imobilidade da prega vocal.

Grupo IV – Presença de lacerações importantes e destruição parcial da cartilagem laríngea.

A radiografia de laringe constitui um procedimento importante para o diagnóstico.

A tomografia computadorizada é o procedimento radiológico de escolha. Após a passagem aérea ter sido restabelecida e o exame radiológico realizado, uma laringoscopia direta é necessária se houver dúvidas quanto à extensão da lesão e à natureza da mesma. Ao mesmo tempo, poderá ser realizada a endoscopia para determinar o aspecto da mucosa na porção superior do esôfago.

Prevenção das Estenoses Laringotraqueais

A prevenção da estenose laringotraqueal inicia-se com as medidas seguintes.

Os procedimentos emergenciais em trauma de laringe incluem a preservação da passagem aérea, ressuscitação cardíaca, controle de hemorragia e estabilização de lesões neurais e espinhais. Mas, se for possível, a avaliação da laringe e da traquéia devem ser feitas nos primeiros momentos do acompanhamento médico.

Quando preocupado com a permeabilidade das vias respiratórias altas, o examinador deve optar por ter uma boa visão da laringe e subglote. Se houver laceração ou hematoma glótico, o procedimento de escolha deve ser ou a reparação imediata ou a traqueostomia. Nestes casos, a intubação endotraqueal só deve ser feita em último caso.

A tomografia computadorizada de partes moles é recomendada para detectar a integridade das cartilagens laríngeas. Se o paciente ou o local não oferecer condições para a avaliação radiológica, um exame minucioso das partes moles do pescoço e do arcabouço laríngeo deve dar uma mínima indicação das condições das cartilagens laríngeas.

O exame nasolaringoscópico, com fibra flexível, é essencial para detectar hematomas endolaríngeos ou lacerações.

Uma vez estabelecida a hipótese de trauma laríngeo e tomadas as providências para oferecer uma boa ventilação pulmonar, é mister procurar evitar a cicatrização inadequada dos tecidos laringotraqueais.

Se o paciente foi submetido à intubação laringotraqueal, devemos ter em mente os fatores que por infelicidade possam provocar estenose cicatricial. O mesmo deve ser feito no caso das traqueostomias.

Como princípios gerais acreditamos que o médico assistente deva pensar nas principais fontes de problemas, ou seja:

- constrições que ocorrem no nível do estoma e no nível do "cuff"; infecção de via aérea por microrganismos patogênicos, usualmente *Pseudomona aeruginosa* ou *Staphylococcus aureus*;
- altas pressões ventilatórias; altas pressões entre o "cuff" e a parede traqueal; tubos de diâmetros relativamente largos ou estreitos para o tamanho do vestíbulo glótico e diâmetro traqueal; qualidade do tubo endotraqueal; movimentos de cabeça e de boca; má fixação do tubo endotraqueal; má higiene do traqueostoma; falta de antibioticoterapia profilática; episódios de hipotensão; método de construção do estoma; duração da intubação.

Patogênese

Existem vários fatores associados ao desenvolvimento do processo de estenose.

- Oclusão circunferencial da circulação da mucosa da traquéia, abaixo do "cuff", com devascularização e necrose isquêmica da mucosa e cartilagem traqueal.
- Oclusão da circulação no anel cricóide devido à traqueostomia na região do primeiro anel traqueal ou através da membrana cricotireóidea e posterior compressão do anel traqueal pela curvatura da cânula.
- Devascularização e necrose do segmento da traquéia devido à introdução traumática da cânula traqueal ou presença de tubos muito largos.
- Uso de tubos de traqueostomia com "cuffs" insuflados a uma pressão maior que 20 a 30 cm H_2O pode provocar o colapso de capilares horizontais que trazem o sangue das arteríolas de maior calibre que correm verticalmente nas laterais da traquéia (FIG. 14.6).
- Movimento e fricção do tubo na traquéia associado à pressão positiva da ventilação.
- Infecções ascendentes das vias aéreas provenientes da traqueostomia em direção ao tecido previamente ulcerado pelo tubo endotraqueal na subglote, complicando as traqueostomias, com destruição da cartilagem exposta.

Com estes princípios em mente, o médico assistente deve procurar, no momento da intubação laringotraqueal, reconhecer as características gerais de seu paciente como:

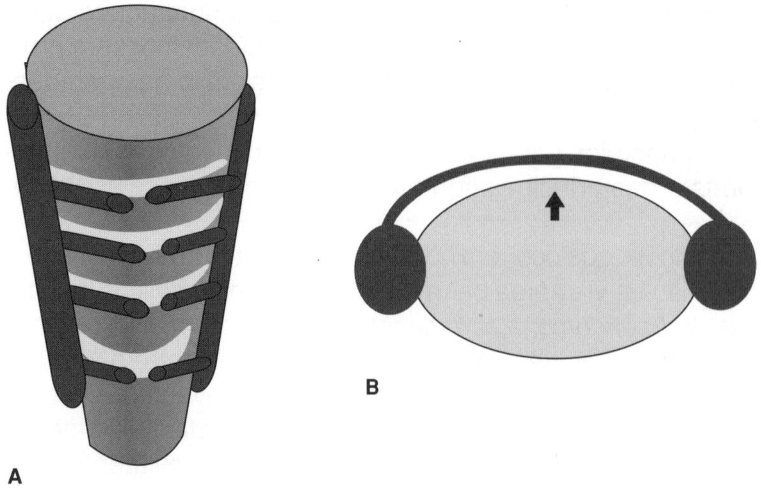

A B

Figura 14.6 – **A**) A traquéia recebe vascularização por suas duas bordas laterais, que distribuem o sangue por capilares de baixa pressão horizontais para o restante do órgão. **B**) Efeito do "cuff" sobre estes capilares, causando obstrução e isquemia.

Anatomia das fossas nasais e boca – A boa permeabilidade das fossas nasais, sem a presença de desvios septais importantes ou hipertrofia de cornetos e adenóides muito grandes, pode ser de ajuda na hora de se decidir por uma intubação por via nasal. O tamanho e a posição da língua, assim como o tipo de oclusão bucal, também são fundamentais para que não encontremos dificuldades de visão da laringe na intubação.

Grau de agitação do paciente – O reconhecimento de agitações endógenas, as possibilidades de sedação e o grau de percepção da situação por parte do paciente são fatores relevantes para a definição de que via utilizar e da intensidade de fixação que será necessária.

Tempo provável de intubação – A associação de intubação prolongada com traqueostomia posterior é um dos maiores fatores na geração da estenose. O reconhecimento prévio do tempo em que o paciente deverá permanecer intubado pode ajudar a se decidir por uma traqueostomia sem intubação anterior. As principais indicações são a necessidade de aspiração de secreções, grau de consciência e prognóstico da doença de base.

A partir desta avaliação podemos dar seguimento ao atendimento deste paciente, escolhendo a forma que consideramos menos agressiva para a mucosa das vias respiratórias.

Como Evitar Trauma da Mucosa

Tamanho e material do tubo – Este é um aspecto sempre bastante controverso. Considera-se que o tubo de diâmetro maior que o apropriado para o vestíbulo laríngeo possa causar laceração da mucosa glótica e maior isquemia junto à parede posterior da traquéia. Por outro lado, os tubos menores que o ideal têm maior facilidade para se alojarem entre os processos vocais das pregas vocais. Esta região tem como característica a exigüidade

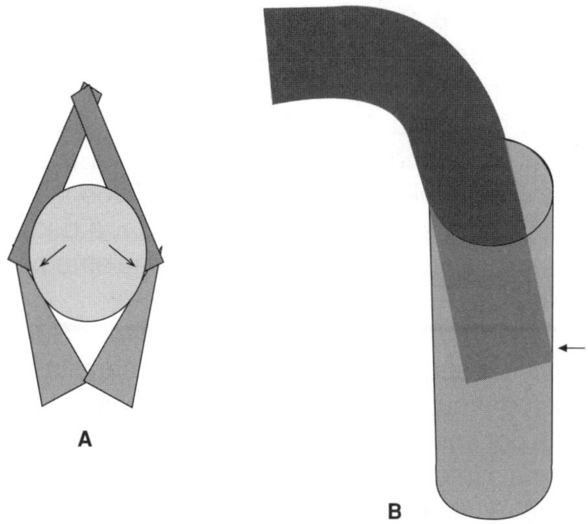

FIGURA 14.7 – Esquema mostrando o apoio de um tubo muito estreito sobre os processos vocais (**A**) e do tubo excessivamente largo na porção posterior da traquéia cervical (**B**).

de partes moles entre o epitélio de revestimento e a cartilagem, o que favorece sobremaneira a isquemia e conseqüente ulceração (FIG. 14.7).

Por essa razão, consideramos que a intubação criteriosa deve tentar colocar o tubo de maior diâmetro possível, que não provoque tensão junto às pregas vocais.

O tamanho do tubo varia conforme o peso da criança: tubo de 3,0 mm para peso de 1.500 a 2.000 g; 3,5 mm para peso de 2.000 a 2.500 g; e tubo de 4,0 mm para peso de 2.500 a 3.000 g.

Os tubos de Malinkrot, transparentes, provocam menor dano à mucosa respiratória que os tubos vermelhos de Rusch.

Cuidados com o "cuff" – Deverão ser seguidos seja para intubação quanto para traqueostomia. A pressão deve permanecer em cerca de 20 mm de água e serem desinsuflados por 20min a cada hora. Alguns autores consideram que a manutenção da insuflação por mais de 2h pode causar isquemia suficiente para, no momento da desinsuflação e conseqüente revascularização, haver acúmulo de radicais livres e necrose do tecido.

Via de intubação – Há grande discussão quanto à indicação da via de intubação. Para escolhê-la precisamos definir qual é a que, a princípio, é menos traumática para a laringe e traquéia.

Em geral, considera-se a via nasal melhor no que se refere à lesão laringotraqueal, uma vez que os movimentos de língua são evitados, diminuindo a mudança de posição do tubo, prevenindo o trauma na mucosa traqueal junto ao extremo inferior do tubo. Entretanto, esta via deve ser utilizada juntamente com uma excelente fixação de cabeça, pois a projeção ântero-posterior da mesma pode ocasionar movimentação do tubo ainda maior que a provocada pela boca e língua. Além disso, a permanência de um corpo estranho na fossa nasal freqüentemente incita o acúmulo de secreções nos seios da face com sinusites de difícil resolução.

Fixação e sedação – Este aspecto é o que provoca maiores desgostos na equipe médica, visto que raramente a fixação alcança seus objetivos. É bastante difícil de se alcançar uma restrição completa dos movimentos cervicais quando a intubação é nasal e, quando a via escolhida foi a oral, os movimentos de mandíbula e língua nunca são abolidos.

Mesmo sobre sedação profunda, a deglutição ocorre e nem sempre as condições clínicas do paciente permitem que ela seja instituída.

Antibioticoterapia e hidratação – São fundamentais para se evitar seqüelas de intubação. Em muitas ocasiões, devido ao uso contínuo de antibiótico para a doença de base, o clínico decide por suspender a medicação no momento em que não observa mais infecções evidentes. É prudente mantê-la até o momento de extubação. Nebulização contínua com baixa concentração de oxigênio e baixo fluxo de ar comprimido é obrigatória durante todo o período de intubação.

Tempo de intubação – Basicamente, qualquer período de intubação pode ser maléfico para a mucosa. Em cães, o contato com o tubo provoca isquemia nas primeiras 12h e ulcerações já com 24h. Na criança, o importante é a qualidade de cicatrização, e observamos que, apesar de haver lesão precoce, são raros os casos em que há formação de tecido de granulação exuberante. Isto só vai ocorrer se o paciente tiver propensão especial ou se houver infecção subjacente. Por isso, consideramos que qualquer período que exceda 72h deve indicar a manutenção da intubação, evitando uma traqueostomia que possa contribuir para a geração de infecção ascendente.

No que se refere às traqueostomias, os princípios gerais que consideramos fundamentais para a boa evolução cicatricial são:

- Técnica apurada e específica para a faixa etária.
- Cuidados de higiene e quimioprofilaxia infecciosa.
- Cuidados com o colapso da parede anterior da traquéia.
- Tamanho da cânula.
- Aspiração criteriosa.

Técnica de realização da traqueostomia – De grande importância para o sucesso do procedimento, será discutida em capítulo específico de traqueostomia na infância.

Higiene e quimioprofilaxia – Devem ser as mesmas que as observadas para intubações naso e orotraqueais. Ressaltamos que a manipulação intempestiva da cânula no momento de aspiração de secreções pode causar úlceras na parede anterior da traquéia.

Posicionamento da cânula de traqueostomia – Traqueostomias muito altas, junto à cartilagem cricóide ou orifícios traqueais muito justos, podem ajudar na projeção da parede anterior da traquéia, superiormente à cânula em direção anterior, o que facilita a produção de tecido de granulação (FIG. 14.8).

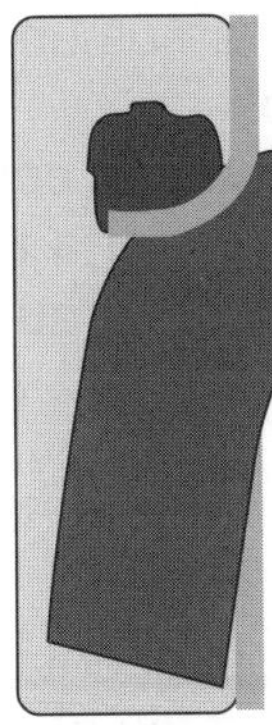

Figura 14.8 – Cânula de traqueostomia apoiando na parede superior e anterior, causando projeção da mesma para a luz traqueal e conseqüente formação de tecido de granulação.

Tamanho da cânula de traqueostomia – Deve ter o comprimento ideal para não fazer falso trajeto entre a parede anterior da traquéia e a pele (se muito curta), ou escarificação na parede interna anterior da traquéia (se muito longa). Seu diâmetro não deve ultrapassar dois terços da largura anterior da traquéia sob risco de provocar sangramentos provenientes das arteríolas longitudinais que correm na porção mais lateral da traquéia.

Aspiração da cânula – Cuidado, pois a reclamação do paciente pode ser procedente. Evite aspirações muito traumáticas e repetidas. Também a espessura e consistência da sonda de aspiração devem ser delicadas.

A incidência de estenoses em pacientes traqueostomizados com cânulas com "cuff" e mantidos sob ventilação com pressão positiva encontra-se em torno de 1 a 10%. Já com o uso de cânulas de metal sem "cuff", baixa a incidência para 1 a 2%.

É recomendado que todas as traqueostomias sejam realizadas em salas cirúrgicas e, se possível, com o paciente previamente intubado.

É recomendado, ainda, que todo caso de intubação e traqueostomia traumática deve ser examinado endoscopicamente a cada 30 dias, por um período de 3 meses. O exame deverá incluir glote, subglote e traquéia. Caso ocorra ulceração de qualquer segmento do complexo laringotraqueal, recomenda-se o uso de antibioticoterapia de amplo espectro associado com esteróide sistêmico por 14 a 20 dias. A estenose não necessariamente se desenvolve precocemente. Há relatos de surgimento de estenose até 1 ano após a extubação ou retirada da cânula de traqueostomia.

Tratamento

Uma grande variedade de técnicas tem sido descrita para a reparação da estenose laringotraqueal, na tentativa de se reconstruir os tecidos removidos e controlar o reaparecimento de tecidos cicatriciais. Embora sejam relatados diferentes procedimentos, em crianças, não encontramos uma única técnica que seja satisfatória em todos os casos.

Cada criança deve ser encarada como um problema diferente. São considerados fatores importantes a idade, peso, etiologia, local e extensão da estenose, grau de obstrução do lúmen e possíveis doenças associadas.

O primeiro objetivo da terapia deve ser a decanulação das crianças, ficando a voz em segundo plano, pelo menos em um primeiro momento.

Os procedimentos devem ser orientados por uma precisa identificação do estado anátomo-histológico do caso. Em uma estenose glótica ou subglótica de Grau 4, não se deve esperar o mesmo resultado terapêutico que em uma lesão de Grau 2 ou 3, glótica, anterior isolada.

É interessante realizar, no período pré-operatório, uma endoscopia com laringobroncoscópio rígido para confirmação da não existência de ulcerações, infecções ou tecidos de granulação na passagem aérea. A mucosa deverá estar intacta ou coberta por epitélio.

Após a decisão de intervenção cirúrgica, o cirurgião terá várias técnicas a escolher. Muitos autores têm definido as indicações por tais procedimentos baseados na patologia das estenoses. Mas, na realidade, podemos agrupar as opções em cirurgias que se preocupam com a reepitelização da luz laringotraqueal; técnicas com o intuito de ampliar a parede anterior e/ou posterior e técnicas de ressecção e sutura término-terminal. Também percebemos que há detalhes no procedimento que os diferenciam como o uso ou não de tubos e prótese para a manutenção da luz e a realização ou não de traqueostomia.

Técnicas para Preservar ou Devolver a Epitelização ao Tecido Estenótico

Consideramos uma das principais preocupações no tratamento destas crianças a nossa capacidade de devolver um epitélio saudável ao local da ressecção. A nossa habilidade para tanto será determinante para o sucesso da terapia.

Dentre as manobras mais utilizadas, encontramos a colocação de enxerto livre de mucosa jugal, retalhos de pericôndrio esternal, pequenos pedaços livres de mucosa de septo nasal e rotação de retalhos de pele cervical anterior.

Cada uma destas possibilidades tem suas vantagens e indicações, mas também esbarram em problemas de execução.

O enxerto livre precisa de algum artefato que mantenha a nova mucosa firmemente acoplada ao tecido receptor. Para tanto são usados moldes que nem sempre têm a mesma forma que a região subglótica e acabam por produzir traumatismos e, por conseguinte, mais estenose.

Uma das melhores idéias encontradas é a confecção de molde de metacrilato que pode ser moldado diretamente no leito receptor e, após seco, recolocado sobre o enxerto.

Já o problema com os retalhos epiteliais é sua espessura, que acaba por ocluir a luz laringotraqueal.

Encontramos na literatura autores que procuram ressecar o tecido cicatricial, mantendo seu epitélio de revestimento. Entretanto, em nossas mãos, foram poucas as oportunidades em que esta dissecção preservou um epitélio confiável.

Técnicas de Ampliação das Paredes Laringotraqueais

Estes procedimentos entendem que a manipulação exagerada do epitélio cicatricial pode causar ainda maior estenose, portanto oferecem como alternativa a ampliação, seja da parede posterior ou anterior da subglote e traquéia.

O principal método usado com o objetivo de aumentar o diâmetro do anel laringotraqueal em sua porção posterior é a incisão do castão da cricóide e a inserção de um pequeno fragmento de cartilagem colhido da lâmina da cartilagem tireóide – técnica de Rethi. O uso de suturas, deixando uma borda para inserir por debaixo do ângulo dividido da cartilagem cricóide, é importante para estabilizar o enxerto. A divisão da cartilagem cricóide pode ocasionar instabilidade do enxerto e o uso de um molde é essencial para manter estabilidade e localização do enxerto na posição própria (FIG. 14.9).

Talvez uma das técnicas mais populares para a ampliação da parede anterior seja a descrita por COTTON, com a colocação de um fuso vertical de cartilagem costal entre as bordas de uma incisão longitudinal feita na traquéia. Apesar dos excepcionais resultados relatados pelo autor, são poucos os cirurgiões que

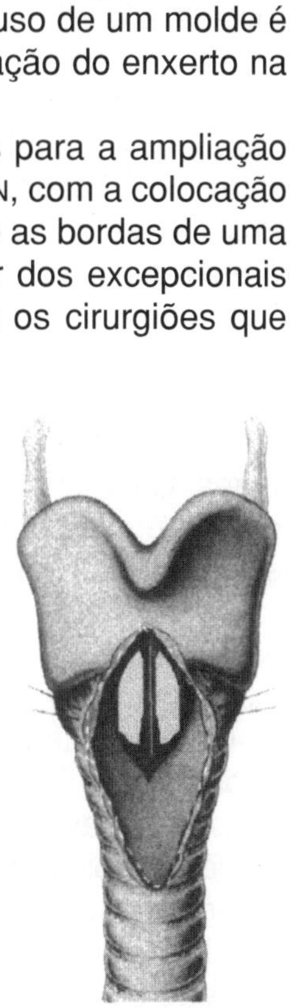

FIGURA 14.9 – Esquema mostrando a técnica de Rethi com incisão da parede posterior da subglote, fratura de castão da cartilagem cricóide e colocação de material de interposição.

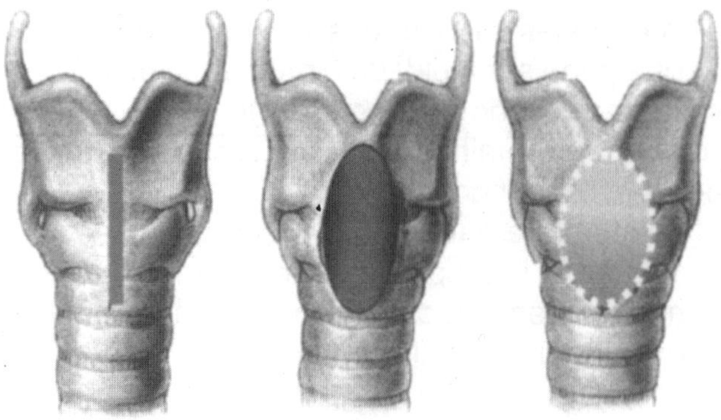

FIGURA 14.10 – Esquema mostrando a incisão vertical no local da estenose (**A**) e a reconstrução com cartilagem costal (**C**).

conseguem a mesma taxa de sucesso que seu idealizador. Uma das principais desvantagens do método é a dor torácica no pós-operatório. Apesar disso, a escolha por um enxerto anterior de cartilagem costal no Grau 2 e 3 de estenose subglótica anterior isolada é muito utilizada (FIG. 14.10).

Deve ser feita uma seleção cuidadosa dos pacientes a serem considerados nestes casos de ampliação de parede anterior ou posterior de traquéia e laringe. Inclui-se pacientes com cicatrização da glote posterior estendendo para um ou ambos ligamentos cricoaritenóideos, pacientes com estenose subglótica Grau 3, no qual o maior componente do tecido cicatrizado está localizado posteriormente, pacientes com estenose Grau 4 associada a perda de fragmentos cartilaginosos e estenose subglótica congênita.

Nas patologias de glotes posteriores, é essencial distinguir entre um tecido interaritenóideo e a verdadeira estenose glótica posterior. É importante para o cirurgião compreender a diferença do diagnóstico que pode ser óbvio em adultos, e muito mais difícil em laringe infantil.

O uso de um molde é importante depois de realizado o enxerto de cartilagem na laringe (FIG. 14.11).

Um dos moldes mais utilizados é o de Montgomery, que é um molde de silicone desenhado para moldar a superfície endolaríngea. O material é firme o suficiente para suportar o pós-operatório de uma laringoplastia e produz pouca ou nenhuma reação tecidual. Pode ser indicado na prevenção e tratamento de estenoses da laringe quando envolve a glote, glote posterior, supraglote e subglote. Este molde poderá permanecer por 3 a 8 semanas seguido por uma reconstrução laríngea.

Outros materiais usados para a reconstrução da parede anterior da subglote e traquéia são a cartilagem septal (livre), periósteo da clavícula (pediculado no músculo esternocleidomastóideo) e o osso hióide pediculado ou não em sua musculatura inferior (músculo esternoióideo) (FIG. 14.12).

Alguns autores lançam mão de artifícios para a ampliação do diâmetro da traquéia com técnicas de secção em escada e sutu-

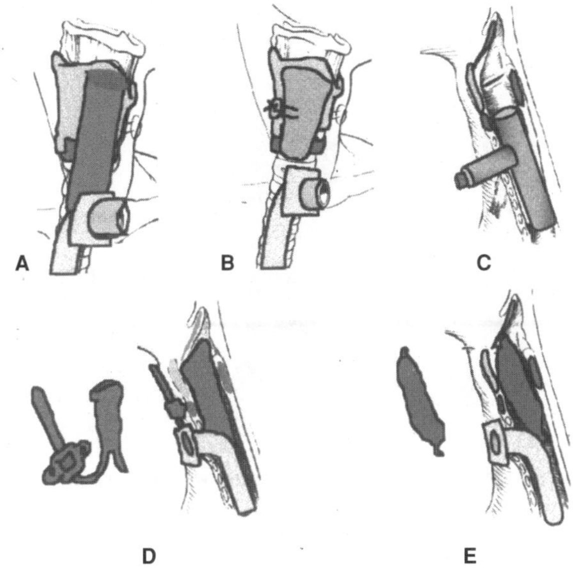

FIGURA 14.11 – Diversos tipos de moldes utilizados. **A**) Molde sólido de Aboulker. **B**) Molde de silicone de Montgomery. **C**) Tubo em T de Montgomery. **D**) Molde sem recheio interno de Tucker. **E**) Confecção de molde com preservativo concepcional.

ra invertida (Ward), onde se consegue aumentar em até 20% o raio da luz traqueal (FIG. 14.13). Um dos inconvenientes desta técnica é o tempo de consolidação da sutura ser um tanto prolongado, com risco de desenvolvimento de enfisema subcutâneo de proporções preocupantes.

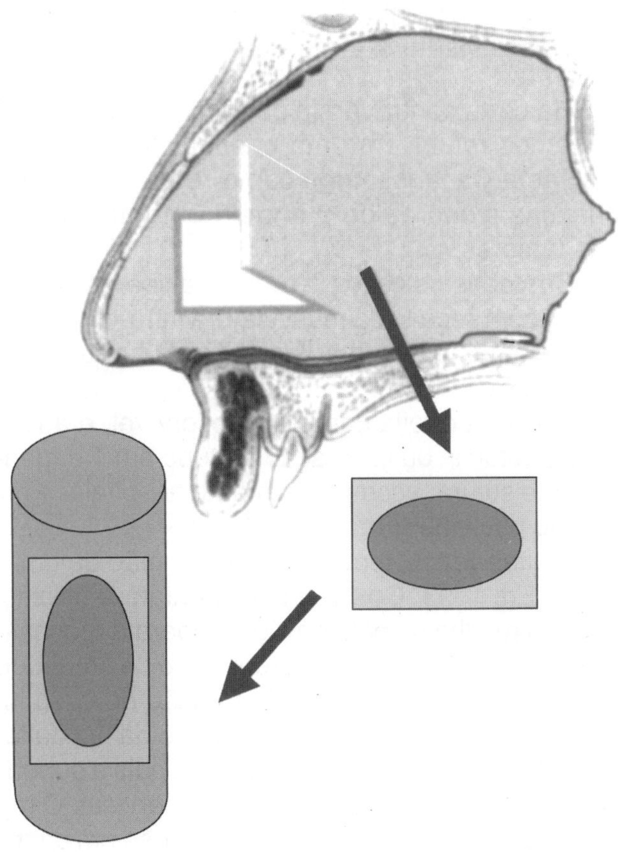

FIGURA 14.12 – Esquema de retirada da cartilagem septal, juntamente com o pericôndrio esquerdo para posterior sutura no defeito anterior da parede traqueal.

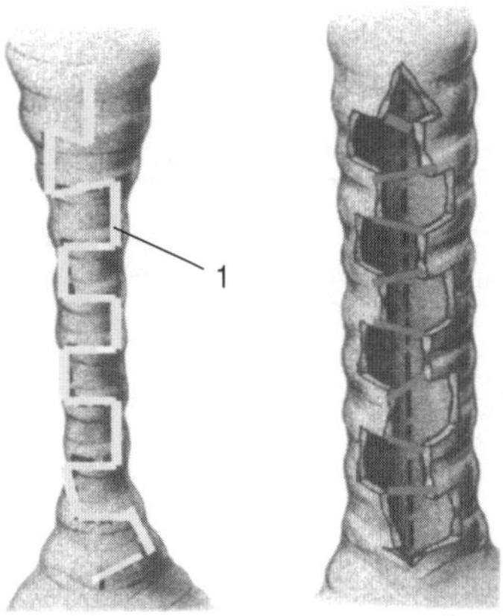

FIGURA 14.13 – O esquema mostra segmento traqueal bastante estenosado, com linha de incisão (1) e, ao lado, a traquéia aberta e com linhas de sutura para aproximar apenas os extremos da incisão. A técnica é completada com revestimento externo de musculatura pré-traqueal para evitar o enfisema.

Técnicas de Ressecção e Sutura

Apesar de haver muitas variações da técnica, ela é basicamente a mesma. Retira-se o segmento laringotraqueal que está comprometido e sutura-se as bordas do que sobrou. O que muda é como fazer para ressecar a região subglótica e como fazer a sutura.

Entre nós, BARRETO, ainda na década de 60 oferecia a possibilidade de dissecar os nervos laríngeos recorrentes antes de retirar o segmento estenótico. PEARSON, no Canadá, foi o principal divulgador da técnica de ressecção e anastomose término-terminal ao preconizar a dissecção subpericondral do anel da cricóide, preservando, com isso, o nervo laríngeo recorrente.

Há certa controvérsia quanto à quantidade de traquéia que podemos retirar em uma criança. No Departamento de ORL da Santa Casa, usamos como regra o máximo de 4 anéis em crianças menores de 3 anos e um total de 6 anéis em crianças maiores.

Em todos os casos é realizada liberação da laringe do osso hióide com secção da musculatura infra-hióidea. Quando isto não é suficiente, fazemos a liberação da traquéia no seu segmento intratorácico.

A sutura é feita com fio inabsorvível, e a realização de uma traqueostomia ou colocação de tubo em T dependerá das condições de sutura, acompanhamento hospitalar e grau de colaboração do paciente (FIG. 14.14).

Muitas vezes, temos que lançar mão de uma mistura de técnicas. Em 1993, COSTA e cols. relatam a utilização de técnicas, como o retalho de pele de Conley para a reconstrução da laringe associado a técnicas de alargamento do arcabouço laríngeo através da técnica de Rethi e da rotação do osso hióide. Com esta técnica, consegue-se o alargamento da luz da laringe sem o risco de formação de tecido cicatricial, pois a superfície cruenta fica devidamente revestida com a pele cervical. O grande inconveniente da técnica é a limitação de seu uso em crianças menores de

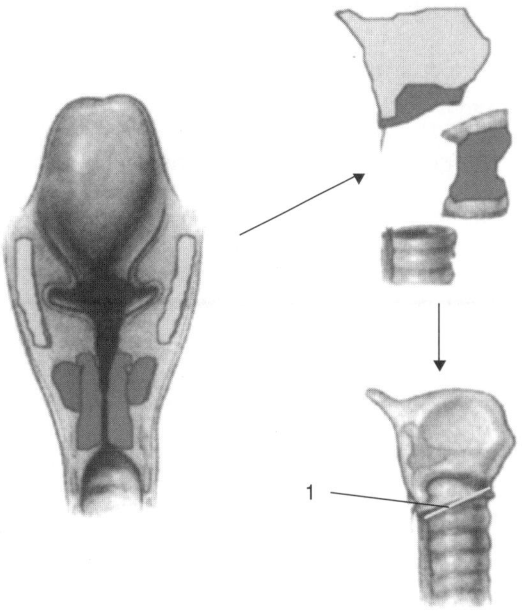

FIGURA 14.14 – Esquema mostrando a área de estenose na subglote (*à esquerda*) e o segmento ressecado (*à direita superior*). É mostrada a sutura final (1).

5 anos, pois o enxerto de pele fica muito volumoso no interior de traquéias muito estreitas (FIG. 14.15).

Finalmente, a qualidade vocal resultante dessa série de tratamentos pode ser gratificante, com os cuidados necessários para não lesar os nervos laríngeos recorrentes, e tocando o menos possível na mucosa das pregas vocais há um risco de cerca 25% de deteriorização vocal, mas a maioria das crianças apresenta uma voz bastante funcional.

Concluindo, sabemos que o complexo laringotraqueal inclui como função a voz, defesa das vias aéreas inferiores, tosse e respiração, sendo que uma obstrução neste nível é potencialmente uma doença ameaçadora e o cirurgião deverá agir com cautela e precisão para a preservação deste importante segmento funcional cervical.

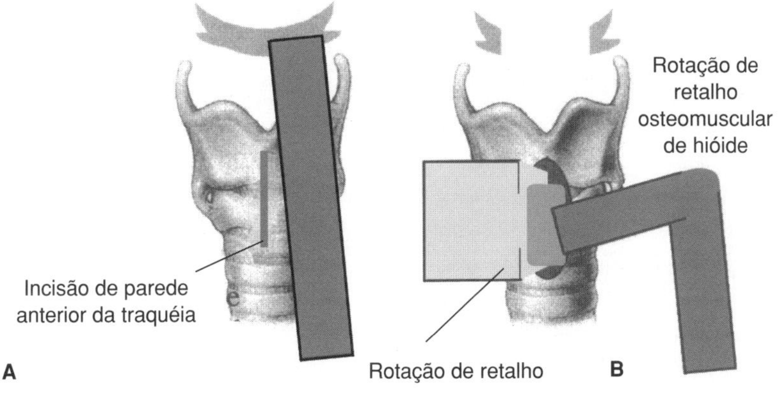

FIGURA 14.15 – **A** e **B**) Os esquemas mostram a associação da rotação de retalho de pele para revestir a área cruenta intratraqueal e a colocação de retalho de osso hióide para ampliar a parede anterior.

Bibliografia

BAILEY, B. & BILLER, H. – *Surgery of the Larynx*. Philadelphia. W.B. Saunders, 1985.

COSTA, H.; SPECK, J.; BRASIL, O. – Técnica de reconstrução de laringe após cirurgia de correção de estenose subglótica. *Revista do IAMSPE*, **24**:6-9, 1993.

FORD, C. & BLESS, D. – *Phonosurgery. Assesment and Surgical Management of Voice Disorders*. New York, Raven Press, 1991.

FRIED, M. – *The Larynx. A Multidisciplinary Approach*. St. Louis, Mosby, 1995.

NARCY, P. *et al*. – *Le Larynx de l énfant*. Paris, Libraire Arnette, 1979.

NORONHA, M. – *Câncer da Laringe*. Rio de Janeiro, Revinter, 1997.

Capítulo 15

Traqueostomia

HENRIQUE OLIVAL COSTA

Este procedimento, apesar de bem sistematizado, encontra opiniões controversas na literatura mundial. Precisamos inicialmente diferenciar o método em suas primeiras necessidades. Uma traqueostomia de urgência tem um caráter diverso da eletiva e pode conter elementos que a diferenciam na infância.

Muitas técnicas são preconizadas para a obtenção de uma via respiratória quando da limitação ventilatória laríngea. A maior parte dos procedimentos diz respeito a métodos para atingir a luz traqueal pela maneira mais fácil e rápida. Entre estes está a cricotireoidotomia.

CRICOTIREOIDOTOMIA

Nas crianças, dificilmente podemos chamá-la assim, uma vez que a membrana cricotireóidea é muito estreita, não havendo um entalhe vertical na borda inferior da cartilagem tireóide, como no adulto. Além disso, a distância entre a parte superior do anel da cricóide está a apenas cerca de 5 mm da comissura anterior. Por outro lado, a cartilagem cricóide é estreita e bastante macia.

Outro dado a ser observado é a localização da glândula tireóidea, posicionada mais superiormente no pescoço que a do adulto, podendo ficar no trajeto da puntura no momento da cricotireoidotomia.

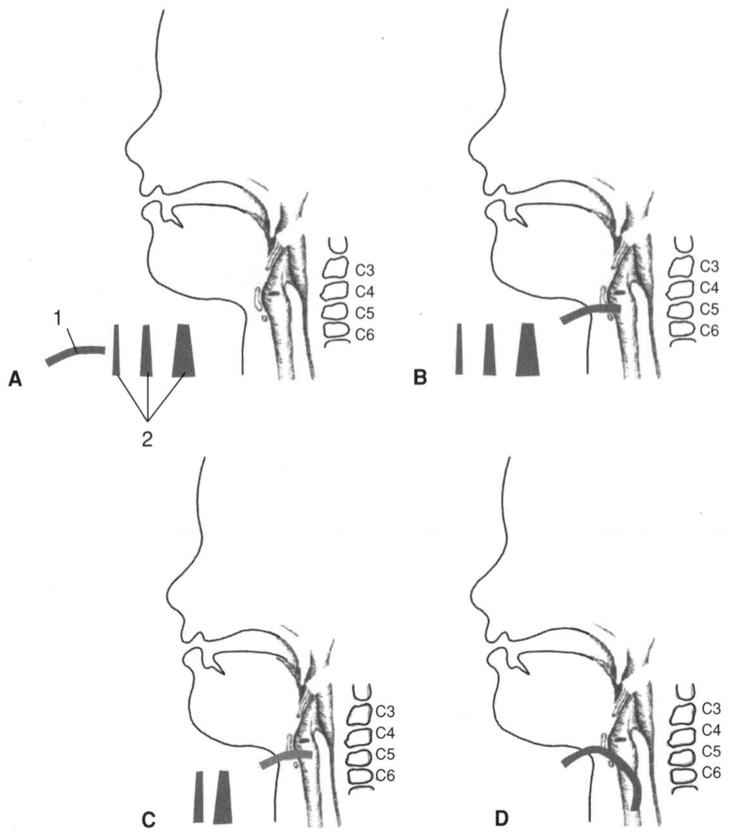

Figura 15.1 – Etapas do procedimento de cricotireoidotomia. **A**) Material usado com agulha de mandril (1) e dilatadores (2). **B**) Colocaçao de mandril transcutâneo na região da membrana cricotireóidea. **C**) Passagem dos diversos dilatadores com ajuda do mandril. **D**) Colocação da cânula de traqueostomia pelo pertuito formado.

Levando estes fatos em consideração, percebemos que ao se tentar colocar uma cânula através da membrana cricotireóidea em uma criança, é bem provável que encontremos dificuldades que aumentem o risco de sangramento e a possibilidade de estenose após a extubação.

O sangramento pode ocorrer por ser um procedimento que se faz sem preparo do tecido subcutâneo e, com isso, sem condições de remoção da glândula tireóide do trajeto da punção, seja por tração e elevação ou por ligadura de seu istmo.

Já a estenose pode acontecer por uma soma de fatos. O primeiro é o colapso forçado das cartilagens tireóide e cricóide em direção à luz da subglote. Isto ocorre devido à exigüidade de espaço para a introdução da cânula de traqueostomia que acaba por empurrar as cartilagens internamente.

A técnica se baseia na punção percutânea da região da membrana cricotireóidea com uma agulha que servirá de mandril direcionador de dilatadores cada vez mais largos a serem introduzidos pela pele com o intuito de abrir espaço para a colocação de uma cânula pela membrana (Fig. 15.1).

TRAQUEOSTOMIA

Alvo de grande controvérsia entre autores da literatura mundial, a técnica de realização da traqueostomia tem diversos pontos de vista em cada um de seus aspectos de execução.

Consideramos que ao fazermos este procedimento devemos nos lembrar de princípios práticos em cada uma destas etapas:

- Ambiente e condições de realização.
- Assepsia e anti-sepsia.
- Incisão da pele.
- Preparo do tecido subcutâneo.
- Ligadura da glândula tireóide.
- Incisão da traquéia.
- Escolha da cânula.
- Sutura.

Ambiente e Condições de Realização

Por ser um procedimento, muitas vezes, realizado em situação de emergência, nem sempre podemos contar com as condições ideais de ambiente. Entretanto, quando factível, devemos procurar fazê-la em centro cirúrgico, com o paciente intubado e anestesiado ou sedado. Quando as condições não permitem o procedimento em ambiente hospitalar ou a intubação não foi possível e o paciente está em franca dificuldade respiratória, devemos procurar uma superfície dura para apoiar o paciente e tentar elevar o seu dorso em cerca de 30°, o que vai oferecer maior conforto respiratório para o paciente. Se a criança aceitar, procuramos colocar um coxim sobre seus ombros para ajudar na hiperextensão da cabeça, aproximando, com isso, a traquéia da pele do pescoço.

Assepsia e Anti-sepsia

Como vimos no tópico anterior, consideramos a traqueostomia como um procedimento cirúrgico, que deve seguir todas as normas de um procedimento eletivo. Quando isto não é possível, o tempo que perdemos para colocar um par de luvas e passar qualquer anti-séptico disponível, provavelmente não vai fazer uma maior diferença no cômputo de tempo gasto para o procedimento. Como a infecção de pele da traqueostomia é um dos maiores fatores causadores de sangramento, formação de tecido de granulação e estenose laringotraqueal, achamos interessante não suprimir a sua prática.

Incisão da Pele

Uma das etapas com maior disputa na literatura é a maneira como fazer a incisão da pele. Há os que consideram a incisão arciforme melhor que a vertical, pois esta última provoca um pior resultado estético no pós-operatório. Não é esta, entretanto, a opinião dos autores. Temos feito ambas as incisões e não observamos qualquer diferença no resultado final. Por outro lado, a incisão vertical nos parece oferecer melhores condições para a apresentação e lida do tecido subcutâneo e glândula tireóide (FIG. 15.2).

Preparo do Tecido Subcutâneo

O pescoço da criança é, em geral, rico em tecido adiposo. No momento da cirurgia isto pode atrapalhar. Portanto, advogamos a ligadura entre pinças e remoção do excesso de tecido gorduroso que se interpõe no trajeto do procedimento.

Ligadura da Glândula Tireóide

Na maioria dos casos, encontramos a glândula pouco acima do local onde pretendemos realizar a abertura da traquéia. Apesar de isto nem sempre atrapalhar na hora do procedimento, as trocas de cânulas seguidas podem traumatizar o parênquima tireóideo e causar

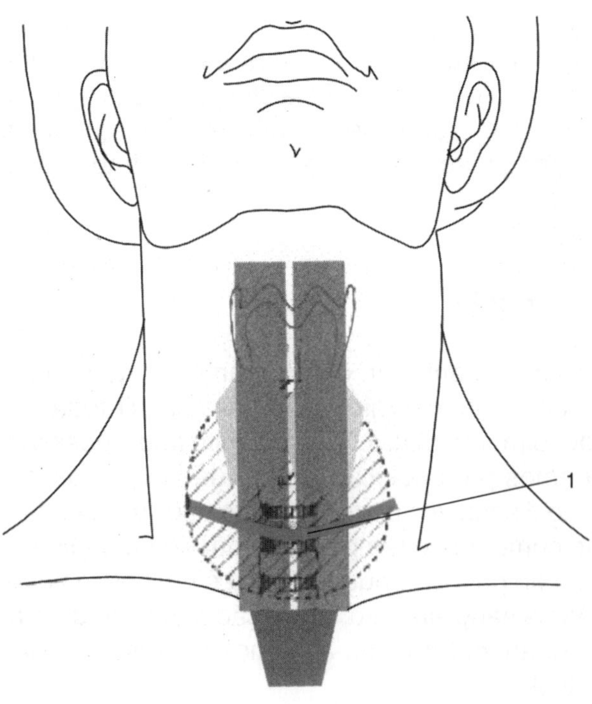

FIGURA 15.2 – O desenho mostra o local da incisão (1), cerca de uma poupa digital acima da fúrcula e a posição da tireóide, mais alta que no adulto.

sangramentos profusos no pós-operatório. Por essa razão, consideramos interessante fazer a ligadura entre pinças e a sutura do istmo com sua remoção antes da abertura da traquéia (FIG. 15.3).

Incisão da Traquéia

Muitos autores postulam a retirada de um ou dois anéis traqueais, assim como feito no adulto, na hora da traqueostomia, pois isto evitaria a inversão da parede anterior da traquéia em direção à luz traqueal, o que favoreceria o crescimento de tecido de cicatrização na mucosa acima do estoma. Por outro lado, outros autores consideram que a retirada de cartilagem facilitaria a traqueomalacia e posterior sucção da parede anterior da traquéia em direção à luz no momento da expiração.

A maioria dos autores considera que a parede anterior da traquéia deva ser retirada do caminho para que, na hora da troca da cânula, não haja inversão e falso trajeto.

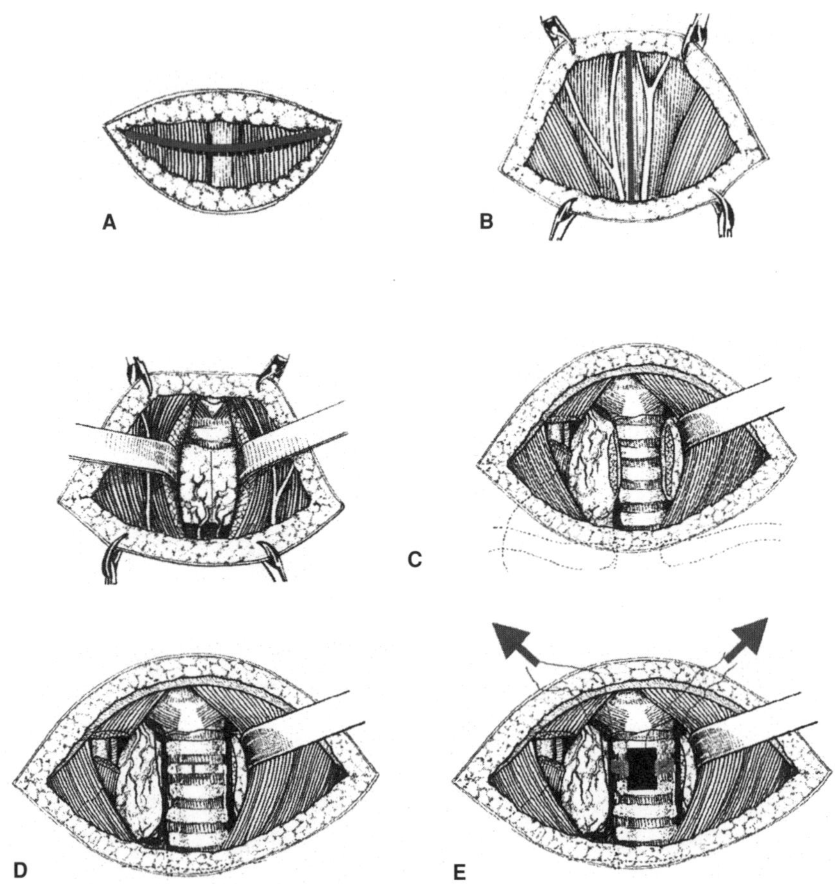

FIGURA 15.3 – Esquemas apresentando os tempos da traqueostomia. **A**) Incisão da pele e músculo platisma. **B**) Abertura da linha média com separação da musculatura pré-traqueal. **C**) Ligadura do istmo da tireóide entre pinças hemostáticas. **D**) Incisão em "H" do 2º anel traqueal. **E**) Elevação das duas porções da cartilagem traqueal com pontos de retração.

Dentre estes autores, alguns advogam a confecção de um alçapão de pedículo superior feito através da incisão horizontal abaixo do 3º anel traqueal e duas incisões verticais partindo das laterais desta primeira e se direcionando até o 1º anel. O retalho é elevado de baixo para cima e a sua ponta suturada na borda superior da incisão da pele.

Outros já consideram interessante fazer uma incisão em "H" deitado e abrir a traquéia como uma janela de duas folhas que seriam suturadas nas bordas laterais da incisão da pele de cada lado (FIG. 15.2).

Apesar de nos utilizarmos com maior freqüência da última técnica, achamos que ela apresenta algumas dificuldades, como a rotura da cartilagem pelo ponto de tração na pele.

Bibliografia

BAILEY, B. & BILLER, H. – *Surgery of the Larynx.* Philadelphia, W. B. Saunders, 1985.

PIALOUX, P. *et al.* – *L ÓRL Devant l Úrgence.* Paris, Librairie Arnette, 1976.

Capítulo 16

Refluxo Gastroesofágico em Crianças

ALESSANDRO FERRE FERNANDES

Nos últimos anos, o grau de conhecimento sobre o refluxo gastroesofágico (RGE) tem aumentado de forma crescente, sendo implicado em várias situações médicas, principalmente na área otorrinolaringológica. Mais recentemente, tem-se diferenciado o refluxo em duas entidades distintas: o refluxo gastroesofágico, que ocorre no esôfago distal e está associado à diminuição do tônus do esfíncter inferior do esôfago (EIE); e o refluxo laringofaríngeo (RLF), que acomete o terço proximal do esôfago, a laringe chegando, às vezes, a rinofaringe. Este segundo tipo de refluxo não costuma cursar com alterações no EIE. As duas formas de refluxo podem ocorrer concomitantemente, o que no passado causou tanta incompreensão sobre esta entidade. Com este novo paradigma, mudanças consideráveis vêm sendo notadas no comportamento médico, principalmente em relação à criança, onde os sintomas são de reconhecimento mais difícil. A apresentação clínica varia amplamente, desde formas leves, consideradas fisiológicas, até quadros respiratórios graves, comprometendo a vida do paciente.

A ocorrência do refluxo na criança é freqüente, principalmente nos primeiros 18 meses de idade, quando a imaturidade no controle das diversas fases da deglutição e na coordenação das ondas peristálticas é evidente e os sintomas comuns. Segundo alguns autores, a ocorrência do refluxo sintomático pode chegar a 50% das crianças com até 2 meses de idade, com uma incidência estimada entre 1:300 e 1:1.000 para aquelas que requerem acompanhamento médico. A grande maioria dos pacientes mostra melhora após os 18 meses, sendo que cerca de 30% das crianças com refluxo severo mantêm as queixas após este período, com apenas 10% apresentando complicações.

O retorno do conteúdo gastroduodenal para a luz do esôfago na criança é considerado um fenômeno fisiológico, sendo encontrado com freqüência até os 12 a 15 meses de idade. Algumas vezes, estes episódios sofrem aumento em sua intensidade e freqüência, levando ao aparecimento de alterações que interferem no quotidiano, podendo causar lesões em órgãos contíguos e múltiplas manifestações.

Fisiopatologia

O EIE é uma área anatomicamente mal definida, sendo considerada a extensão da musculatura circular do esôfago em sua porção distal, detectada pela grande responsividade à estimulação colinérgica. Sua competência depende basicamente da eficiência da pressão intraluminar, conseguida através de alguns fatores (FIG. 16.1):

- Inserção diafragmática (ligamento frenoesofágico) do esôfago, que o mantém firme e bem posicionado para que haja maior estabilidade e conseqüentemente maior constrição.
- Ângulo de entrada no estômago, que forma uma válvula tipo "aba", aumentando a pressão na porção distal do esôfago com o aumento do volume gástrico.

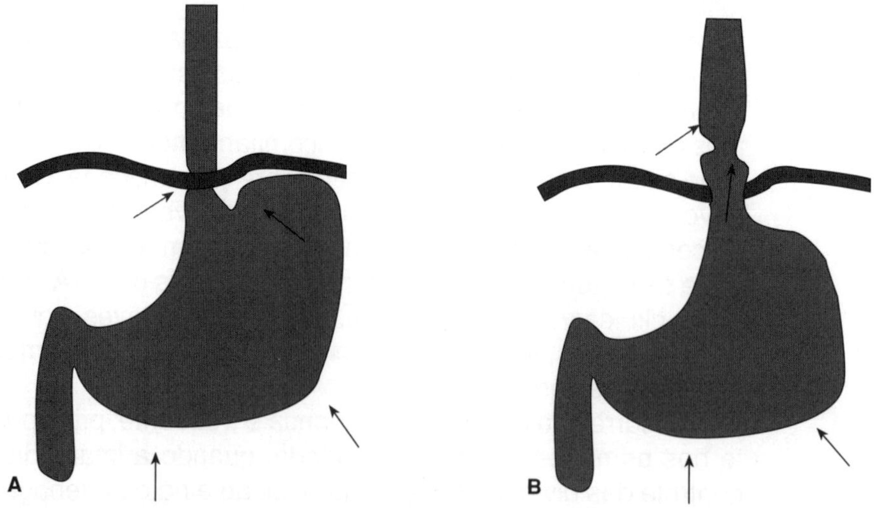

FIGURA 16.1 – Esfíncter (**A**) formado pela soma de efeitos constritores da pressão intra-abdominal, posição do EIE e ângulo do fundo gástrico, que se perde quando há uma hérnia de deslizamento (**B**).

- Localização parcial do esôfago no abdome, o que proporciona auxílio no fechamento do EIE com o aumento da pressão abdominal.
- Mecanismo de fechamento mucoso, em que a mucosa da porção distal do esôfago mostra uma oclusão em forma de "H", devido à presença de tecido areolar frouxo ao redor da luz, favorecendo a formação de uma válvula de fechamento.

Até recentemente acreditava-se que a causa básica para o aparecimento do refluxo seria apenas a falta de tônus do esfíncter inferior do esôfago. Com o aparecimento de técnicas mais modernas de avaliação, novos conceitos surgiram sobre o funcionamento do trato gastrointestinal, levando à elucidação de vários aspectos antes não esclarecidos e que também estão envolvidos na gênese das alterações encontradas no refluxo. São eles:

Variação da Pressão do Esfíncter Inferior do Esôfago

A grande maioria dos pacientes com RGE apresenta a pressão do EIE normal, com episódios inapropriados de relaxamento transitório ou de aumento da pressão intra-abdominal, embora pequena porcentagem exiba níveis pressóricos diminuídos. Durante estes episódios de relaxamento transitório, que ocorrem principalmente após a alimentação e na posição vertical, a mucosa esofágica e laríngea se expõem a ação do suco gástrico, favorecendo o aparecimento de alterações inflamatórias.

Trabalhos recentes têm correlacionado o aumento da pressão de repouso do EIE com o aumento da idade pós-concepcional (e não pós-natal!), mostrando uma pressão ao redor de 5 mmHg na 27ª semana gestacional que se eleva para 23 mmHg no termo. O nível pressórico sobe significativamente durante a infância, igualando ou ultrapassando o encontrado no adulto.

Tempo de Esvaziamento Gástrico

Pacientes com demora no tempo de esvaziamento gástrico apresentam maior chance de exposição da mucosa esofágica ao ácido, possibilitando a instalação de lesões neste órgão.

O esvaziamento gástrico pode ser alterado pela natureza do alimento, volume, estado físico e substâncias contidas. A presença de gorduras de cadeia longa, carboidratos, proteínas, osmolaridade aumentada e pH diminuído provoca um dispêndio maior no tempo de digestão e, conseqüentemente, maior tempo para expulsão do alimento do estômago para o duodeno. Todos os tipos de leite quando relacionados com o materno requerem um maior tempo para digestão, mostrando um tempo de esvaziamento gástrico maior.

Na criança e, principalmente, no neonato, estes eventos são mais freqüentes devido à ausência de ondas peristálticas normais. O peristaltismo se faz através de contrações tônicas prolongadas, que ocorrem até algumas semanas de vida, não havendo a formação de um gradiente pressórico entre o fundo gástrico e o restante do estômago e duodeno, impossibilitando o esvaziamento correto do bolo alimentar. Alterações no funcionamento da musculatura gástrica e anormalidades nos receptores duodenais, controladores do esvaziamento gástrico, também parecem implicadas.

O tempo de esvaziamento gástrico, assim como a contratilidade gástrica, responsável por propelir o bolo alimentar para as porções mais baixas do trato gastrointestinal, também se relacionam com a idade, mostrando maior tempo e menor propulsão na criança em relação ao adulto, e do pré-termo em relação ao de termo. Os pacientes que apresentam RGE podem mostrar um aumento no tempo de esvaziamento de até 50% acima do valor normal, explicando a freqüência elevada deste fenômeno na criança.

Distensão Gástrica

Tem-se demonstrado que a distensão gástrica eleva a taxa de relaxamento transitório do EIE em pacientes normais, sendo este relaxamento mais completo nos pacientes com refluxo. O mecanismo pelo qual a distensão provoca o relaxamento ainda é desconhecido, mas acredita-se que haja mediação pelo nervo vago. Mecanorreceptores localizados no fundo e corpo gástrico responsáveis à distensão enviam estímulos nervosos aferentes através deste nervo até os núcleos do trato solitário no tronco cerebral. A distensão gástrica ativa também unidades neurais localizadas no núcleo dorsal motor do vago através de fibras aferentes diretas, que chegam diretamente a este núcleo, e através de fibras aferentes indiretas, que fazem conexões no núcleo e trato solitário e posteriormente se dirigem a ele. Através destas vias ocorre a modulação da atividade eferente do nervo vago, destinada a porção superior do trato gastrointestinal, cuja ativação provoca o relaxamento do EIE.

Pacientes com RGE apresentam o tempo de esvaziamento gástrico e distensão gástrica aumentados, levando a maior exposição da mucosa esofágica ao ácido, maior relaxamento do EIE e por conseqüência maior refluxo, formando um círculo contínuo.

"Clearance" do Ácido pela Saliva

Alguns autores acreditam que a mudança na pressão do EIE seria decorrente da exposição da mucosa esofágica ao ácido gástrico, reagindo de tal forma a modificar a pressão do EIE e o peristaltismo esofágico.

Sob este ponto de vista, a saliva adquire papel fundamental na manutenção do pH esofágico e do desenvolvimento dos sintomas do refluxo.

Para que o pH esofágico retorne a valores normais após a exposição ao ácido são necessárias sucessivas deglutições, requerendo mais deglutições na posição supina que na ereta. Durante o sono, pela diminuição do número de deglutições e da quantidade de saliva, há diminuição da capacidade protetora, ficando a mucosa esofágica mais tempo exposta aos efeitos lesivos do ácido gástrico. Os pacientes com refluxo necessitam de um maior número de deglutições para que o pH esofágico retorne a valores normais.

Alergia ao Leite

A alergia ao leite de vaca é freqüente durante o primeiro ano de vida, e pode estar associada ao RGE, chegando próximo dos 30%. A apresentação clínica não diverge daqueles pacientes que apresentam unicamente refluxo, a não ser que haja o aparecimento de dermatites e rinites. Em alguns casos, os padrões encontrados na pHmetria são os únicos pontos de divergência, mostrando características marcantes nos casos em que há alergia.

Algumas doenças e malformações mostram maior suscetibilidade em apresentar o refluxo, com maiores dificuldades no controle clínico e cirúrgico. Dentre elas, as que acometem o sistema nervoso central (SNC) são as de mais difícil controle, tanto pelas alterações de postura como de controle neural.

Podemos citar como exemplos dignos de nota:

Doenças do SNC – Meningomielocele, paralisias cerebrais por hipoxia, síndrome de Moebius, microcefalia, trissomia do 21.

Doenças do esôfago e faringe – Atresia de esôfago com fístula traqueoesofágica, síndrome de Pierre Robin, fenda palatina, divertículo epifrênico.

Doenças da laringe, traquéia e brônquios – Paralisia das pregas vocais, cisto laríngeo, diástemas, displasias broncopulmonares, estenose brônquica ou subglótica.

Doenças cardíacas congênitas – Defeito do septo interventricular e atrial, tetralogia de Fallot, ducto arterioso patente, estenose mitral, coartação da aorta.

Estes pacientes devem ter acompanhamento intensivo e minucioso, pois mostram sintomas mais intensos, de mais difícil reconhecimento, com diagnóstico tardio, maior tendência à refratariedade e maior incidência de complicações. O correto amparo em relação à doença de base é de fundamental importância para o sucesso do tratamento.

Manifestações Clínicas

Embora sejam entidades diferentes, o RGE e o RLF na população pediátrica são de difícil diferenciação. Assim sendo, abordaremos as manifestações clínicas conjuntamente, como uma única doença.

Os sinais e sintomas apresentados pelos pacientes são decorrentes do efeito direto do conteúdo gastroduodenal sobre a mucosa esofágica, laríngea ou das vias aéreas superiores, seja ele sob forma líquida ou gasosa. A intensidade e freqüência dos episódios, assim como a idade do paciente, ditam a forma clínica apresentada.

Vômitos – Manifestação mais comum, ocorrendo em cerca de 90% dos casos, pode levar a um crescimento aquém das expectativas, com perda pôndero-estatural importante devido à grande espoliação de nutrientes.

Esofagite – Ocorre em 60 a 80% dos casos, sendo devido à exposição da mucosa ao ácido gástrico. O processo inflamatório pode ser tão intenso que em alguns casos observa-se perda sangüínea com anemia, melena ou hematêmese. Nos casos crônicos, podemos encontrar ulcerações.

Tosse crônica – A tosse pode ocorrer durante todo o dia, mas surge principalmente à noite. Decorre de irritação dos receptores sensitivos localizados no esôfago distal devido ao pH baixo, e na região retrocricóidea da laringe, que é ricamente inervada e a mais freqüentemente acometida.

Disfagia – A criança com disfagia mostra-se freqüentemente irritada, podendo apresentar dor (odinofagia), devido aos espasmos esofágicos. A inflamação crônica pode levar ao estreitamento esofágico e alterações na sua motilidade.

Alterações respiratórias – O refluxo juntamente com a aspiração são fatores importantes na gênese de doenças pulmonares crônicas e displasias. O aparecimento de sintomas pulmonares atípicos, como dores torácicas recorrentes, tosse crônica, asma, bronquite crônica infecciosa, crises de apnéia, também é explicado pelo retorno do conteúdo gástrico, mesmo que não hajam sintomas característicos.

Inflamações das vias aéreas superiores – Trabalhos recentes têm correlacionado o refluxo com as inflamações e infecções recorrentes das vias aéreas, como adenoidites, faringites, rinites e otites, que apresentam significativa melhora apenas com o tratamento direcionado para o adequado funcionamento esôfago-gástrico.

Laringite – Apesar de poder ser encontrada é bem menos freqüente que nos adultos, sendo raros os casos onde sejam percebidos espessamento do epitélio interaritenóideo.

Broncospasmo reflexo – Mediado pelo nervo vago, em que o estímulo dos receptores causa uma broncoconstrição reflexa.

Laringospasmo reflexo – Decorre da estimulação de receptores localizados principalmente na porção posterior da laringe, podendo se manifestar como bloqueio parcial ou total do fluxo aéreo. Em crianças, o quadro é mais intenso devido à área seccional menor das vias aéreas em relação à do adulto.

Acredita-se que mecanismos reflexos podem ser desencadeados pela estimulação de receptores localizados principalmente na faringe e laringe e que podem gerar sintomas cardiorrespiratórios agudos levando a atendimentos de urgência. O broncospasmo, laringospasmo, apnéia central e bradicardia, quando desencadeados por estes receptores, mostram significativa redução com o tratamento anti-refluxo.

Complicações

Síndrome da Morte Súbita na Infância

Embora na maioria das vezes inofensivo e sem causar repercussões sistêmicas, o refluxo, quando muito intenso, pode ser o causador de morte sem causa aparente. Com pico máximo de incidência entre 1 e 6 meses de idade, ocorre principalmente após a alimentação e em decúbito, durante o sono. Em 25 a 45% dos casos pode haver a presença de sintomas respiratórios precedendo a morte. Acredita-se, através de experimentos em animais, que o laringospasmo, secundário à estimulação de receptores na porção posterior da faringe e laringe, associado ao menor diâmetro das vias aéreas na criança, seja o grande responsável pela evolução fatal.

Esôfago de Barret

O esôfago de Barret é definido como a metaplasia do epitélio escamoso normal em epitélio colunar na junção gastroesofágica. É mais comum após o primeiro ano de vida em crianças com sintomas severos que apresentam vômitos e problemas pulmonares. Durante a esofagoscopia, a mucosa da junção gastroesofágica se mostra alterada, de coloração vermelha-aveludada ou esbranquiçada. Os estreitamentos, alterações pulmonares, estenose, úlceras, hemorragias e outras alterações anatômicas são mais comuns nos pacientes com este tipo de metaplasia O acompanhamento clínico, mesmo após a cirurgia, deve ser feito, pois o risco de aparecimento de adenocarcinoma não diminui.

Crises de Apnéia

A apnéia, assim como o laringospasmo reflexo, pode ser desencadeada pela estimulação dos receptores na faringe e laringe. Este mecanismo é normalmente verificado durante a sucção e deglutição, em que haja parada respiratória durante os movimentos de deglutição. A relação da apnéia com o refluxo ainda é controversa, mas se observa maior freqüência de crises nos pacientes que a apresentam. Em vários trabalhos não se conseguiu demonstrar relação temporal entre a queda do pH e as crises de apnéia, mas ficou evidente a melhora do quadro com o tratamento anti-refluxo.

Estreitamento Esofágico

Os estreitamentos costumam ocorrer nos quadros mais severos, com esofagites intensas e principalmente nos primeiros anos de vida.

Síndrome de Sandifer

Caracteriza-se por anemia ferropriva e torcicolo devido ao refluxo intenso, podendo apresentar arqueamento da espinha e epistótomo. Em geral, a melhora é significativa com o tratamento do refluxo.

Estenose Laringotraqueal

Entidade de grande dificuldade terapêutica que parece estar associada à diminuição do pH na região subglótica. A principal causa da formação de tecido de granulação no local é a condrite da cartilagem cricóide devido ao pH hostil. Independentemente de ser a causa, se o paciente tiver a estenose por outras razões, como trauma de intubação, a associação com o refluxo dificulta o tratamento, devendo ser tratado com rigor.

Pneumonias de Repetição

Uma das principais suspeitas diagnósticas de refluxo são as pneumonias recorrentes sem causa aparente. Muitas vezes, o refluxo é discreto e a atenção do clínico acaba por se voltar a outras possíveis etiologias, como alergias, distúrbios de imunidade e infecções nasossinusais.

Candidíase Refratária

A maior parte das candidíases bucais refratárias ao tratamento antifúngico se deve à presença de pH favorável à *Candida* na cavidade oral.

Exames Diagnósticos

O diagnóstico de refluxo pode ser auxiliado pelos exames radiológicos, cintilográficos, endoscópicos e pela pHmetria, que em alguns casos tornam-se decisivos no direcionamento terapêutico. É importante lembrar que todos estes exames apresentam limitações e perdem o significado quando a suspeita clínica não apresenta bases concretas.

Esofagografia com Bário

É o teste mais antigo e mostra com grande vantagem poder demonstrar a existência de alterações estruturais, como estenoses pilóricas, hérnias hiatais, estreitamentos esofágicos, dentre outros. A desvantagem do método é que a quantidade de bário usada pode influenciar no resultado, ocorrendo falsos-negativos em torno de 14% e falsos-positivos ao redor de 30%.

Teste de Bernstein

Pouco praticado atualmente, consiste na introdução de 0,1N de HCl através de sonda nasogástrica na porção superior do esôfago e questionamento da presença de sintomas, geralmente a queimação retrosternal. Possui grande valia na demonstração da associação de sintomas atípicos com o refluxo e para descartar dores de origem cardíaca daquelas de origem esofágica, mas necessita que a criança tenha idade suficiente para poder descrever os sintomas.

Teste de Tuttle

Este teste demonstra a presença de conteúdos ácidos no esôfago, que normalmente apresenta pH neutro. O teste consiste na infusão de uma solução fraca de ácido clorídrico no estômago e monitoração das mudanças do pH no esôfago com sonda posicionada 3 cm acima do EIE. O pH é monitorado pelo tempo mínimo de 30min e sua diminuição por duas ou mais vezes indica anormalidade no exame. O teste possui uma sensibilidade de 85%.

Esofagoscopia

Método que permite a visualização da esofagite e que pode dar o diagnóstico de RGE, caso tenham sido descartadas outras causas do processo inflamatório. Proporciona a observação de estreitamentos, hérnias hiatais e sangramentos agudos e crônicos. Pode ser feito sob anestesia geral ou sob sedação.

Biópsia Esofágica

A biópsia é feita durante a esofagoscopia, e poderemos constatar o estado do epitélio esofágico, que normalmente deve ser escamoso estratificado. Ao nascimento, notamos, algumas vezes, ilhas de epitélio colunar localizadas no esôfago proximal, e após esta fase, o achado deste epitélio indica a presença de RGE e pode representar o aparecimento de lesão pré-maligna no adulto, embora na criança esta relação ainda não esteja clara. Caracteristicamente, o epitélio escamoso apresenta infiltração de células, com aumento da camada basal e alongamento das junções dermoepidérmicas, correlacionando-se com cerca de 85% dos pacientes que apresentam refluxo.

Não se sabe ainda quanto tempo duram estas alterações após o término do processo, seja ele espontâneo, medicamentoso ou cirúrgico. Sabemos, através de trabalho recente produzido em nosso ambulatório, que podemos correlacionar de forma grosseira a relação entre alterações histológicas e sintomas clínicos. Na maioria dos casos, quando os sintomas são intensos, as alterações histológicas são mais severas, assim como as alterações encontradas na nasofibroscopia e endoscopia digestiva (em adultos).

Cintilografia ou Cintigrafia ("Scintiscan Gastroesophageal")

O paciente é submetido a uma avaliação de 1h após ter sido alimentado com substâncias sólidas e líquidas marcadas por tecnécio-99m (FIG. 16.2). Permite a mensuração do esvaziamento gástrico, motilidade esofágica e a presença de aspiração pulmonar, embora pequenas quantidades de líquido possam passar despercebidas.

Ultra-som

O ultra-som tem sido empregado com relativo sucesso no diagnóstico do RGE, mostrando o fluxo líquido ascendente a partir do estômago. Segundo alguns trabalhos, sua sensibilidade atinge 84%, apresentando boa correlação com a pHmetria, com uma concordância ao redor de 87%. A associação com o Doppler colorido eleva de forma importante a sensibilidade e concordância do exame com a pHmetria, elevando para 98 e 94%, respectivamente. A grande vantagem deste tipo de avaliação é sua não invasividade, baixo custo e facilidade de realização, mostrando com nitidez o fluxo de líquidos e a ocorrência de sangramentos.

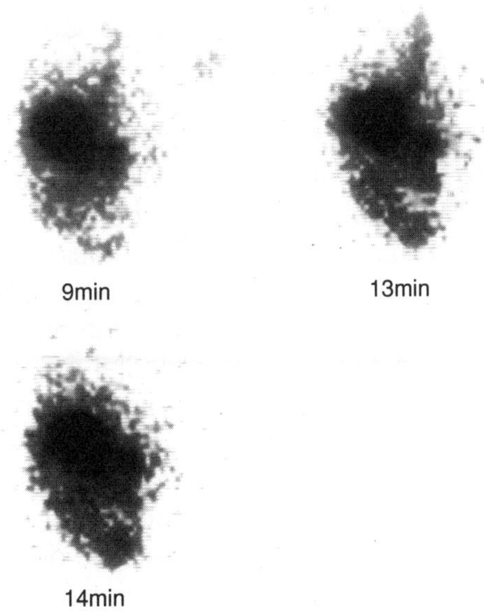

FIGURA 16.2 – Chapa de cintilografia em criança com RGE. Estudo aos 9, 13 e 14min, mostrando reflexo aos 9 e 13min.

pHmetria (ver FIG. 16.3)

Atualmente, é considerado o exame mais fidedigno, sendo realizado tanto em crianças como em adultos. Neste teste, são introduzidas duas sondas, uma posicionada de 2 a 5 cm acima do EIE e a outra abaixo do músculo cricofaríngeo, realizando a monitoração do pH esofágico por 24h. Segundo JOLLEY são considerados alguns dados durante o exame, como o número de episódios, duração do episódio mais longo, número de episódios maiores que 5min e porcentagem do tempo em que o pH esteve menor que 4. É

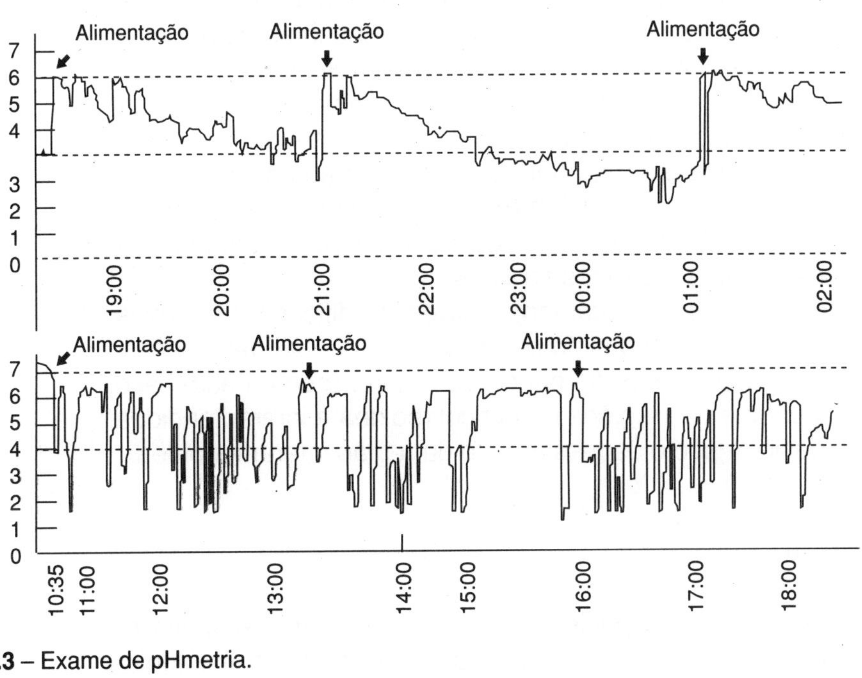

FIGURA 16.3 – Exame de pHmetria.

considerado alterado quando são encontrados ao menos dois episódios de refluxo com pH menor que 4 por mais de 15s.

Quando observamos o exame em pacientes pediátricos com refluxo, notamos maiores alterações no pH intra-esofágico durante o período pós-prandial e durante o sono. Nos casos secundários à alergia ao leite, notamos diferença significativa do padrão da pHmetria quando relacionamos com indivíduos que mostram refluxo de origem primária, embora a apresentação clínica seja semelhante. O pH no primeiro grupo mostra queda progressiva no período pós-prandial mesmo após 2h, diferindo do que ocorre no segundo grupo em que não há a alergia, e que há uma melhora progressiva.

A grande limitação deste exame, além do incômodo inerente ao procedimento, é a não detecção de refluxo com pH alcalino, como ocorre durante o retorno de ácidos biliares. Nestes casos, a sonda não detectará variação no pH e devemos ter suspeita clínica suficiente para solicitarmos outro exame, como por exemplo o ultra-som com Doppler ou mesmo a esofagografia com bário.

No que se refere ao refluxo com repercussões laríngeas, temos encontrado trabalhos com interesse nas condições de acidez junto à região retrocricóidea. Para isso são usadas duas sondas, uma localizada próximo ao EIE e outra na região da cricóide. Considera-se que nesta última não devamos ter qualquer episódio de pH menor que 4, no adulto. Os estudos em crianças ainda não são conclusivos.

Laringoscopia

Podendo ser realizada tanto por via transnasal, com fibroscópio de 3 mm, como perioral, com telescópio de 3, 8 e 10 mm, na dependência da idade, é um exame excelente para confirmação de suspeitas clínicas de refluxo. Contrariamente aos adultos, na infância as maiores repercussões mucosas ocorrem na região do nariz e rinofaringe, onde encontramos hiperemia e acúmulo de secreção espessa (FIG. 16.4). Dependendo da gravidade do caso, as tubas auditivas mostram-se vivamente edemaciadas provocando otites serosas.

Na faringe e laringe raramente surgem modificações do revestimento mucoso. Quando isto ocorre devemos considerar o caso como de refluxo severo. As principais repercussões, neste caso, são a hiperemia das regiões retrocricotireóidea e interaritenóidea, edema desta região e espessamento da região interaritenóidea.

Tratamento

Grande parte dos pacientes com refluxo não necessita de tratamento, sendo o mesmo considerado condição fisiológica

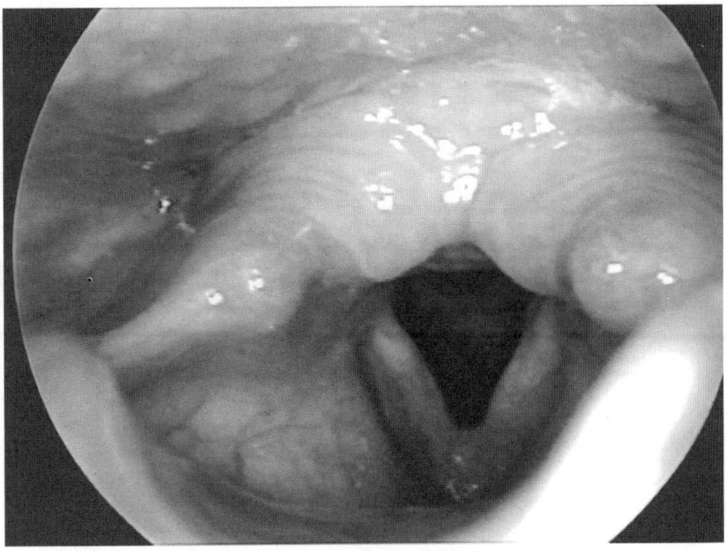

FIGURA 16.4 – Laringoscopia de criança com refluxo. Presença de edema da região retrocricóidea, com secreção espessa e edema das pregas vocais.

normal nas crianças até 18 meses. Nos casos em que os sintomas clínicos são mais intensos e levam a repercussões sistêmicas, como vômitos, tosse, anemia e queda do desenvolvimento, está indicada a intervenção médica.

O tratamento a ser instituído irá depender da intensidade do refluxo, freqüência dos sintomas, evolução com a idade, resposta à medicação e associação com outras doenças.

Orientações Gerais

Alimentação

As refeições devem ser dadas em pequenas quantidades várias vezes ao dia. O alimento deve ter a consistência mais grossa que o normal, o que evita a êmese e o refluxo. A qualidade do alimento também é de grande importância, devendo-se evitar alimentos ricos em gorduras de cadeia longa, com excesso de carboidratos e proteínas, e com pH muito ácido. Dependendo da idade, evitar deitar após a alimentação e preferir o leite materno.

Posição

Deve-se sempre preferir a posição sentada, de bruços ou em pé. Isto vai depender da idade do paciente. Durante o sono, a cama deve ter sua cabeceira elevada em 30 a 50 cm, e a criança deve ser colocada na posição de pronação com a cabeça elevada ou em decúbito lateral direito, o que acelera o esvaziamento gástrico (FIG. 16.5).

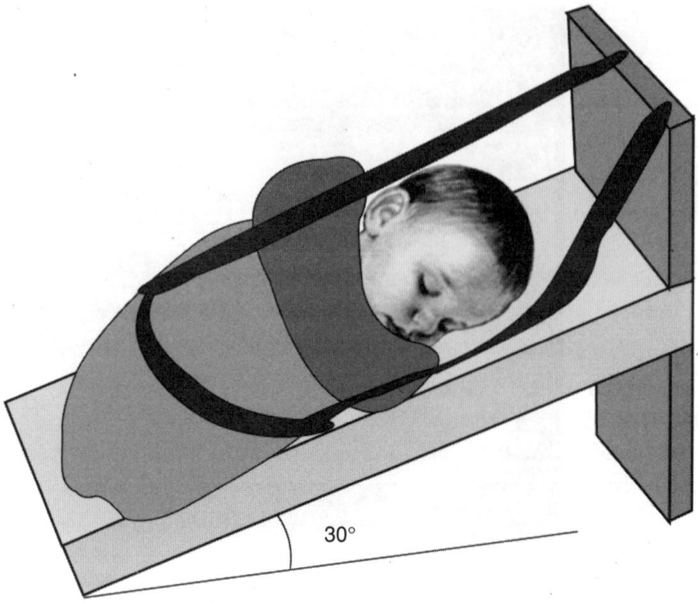

FIGURA 16.5 – Durante o sono, a criança deve estar em um saco de dormir para não escorregar, com a cabeceira da cama elevada em 30 a 50 cm.

Vestimentas

Deve-se evitar o uso de roupas apertadas que levem à compressão abdominal.

Medicamentos

• Antiácidos

Os antiácidos são compostos básicos que neutralizam o ácido no estômago. Dentre os ânions básicos, os hidróxidos são os mais comumente empregados; e dentre eles, os hidróxidos de alumínio e magnésio são os de uso clínico mais freqüente. Ambos possuem pouca solubilidade em água, sendo que o hidróxido de alumínio apresenta capacidade neutralizante mais lenta e menos potente em comparação ao hidróxido de magnésio. Com isso, preparações que contêm estes dois compostos podem apresentar um efeito rápido devido ao $Mg(OH)_2$ e uma atividade mais tardia pela presença do $Al(OH)_3$.

• Procinéticos

Os medicamentos com atividade procinética agem facilitando a motilidade intestinal. Das drogas encontradas no mercado, as mais usadas são a cisaprida, a metoclopramida e a domperidona.

A cisaprida age aumentando as contrações do antro e EIE com relaxamento das porções proximais do estômago, piloro e duodeno, facilitando com isso o esvaziamento gástrico. Há diminuição do tempo de trânsito por maior atividade jejunal, possuindo ação sobre a atividade colônica, podendo levar até à diarréia. Esta droga não mostra atividade bloqueadora dopaminérgica, não eleva a prolactina sérica e não causa liberação extrapiramidal, o que favorece sua administração em relação aos outros procinéticos.

A metoclopramida apresenta efeitos gastrointestinais semelhantes aos da cisaprida, mas causa importante bloqueio dopaminérgico e significativos efeitos antieméticos, por isso é na maioria das vezes prescrita.

A domperidona apresenta características químicas semelhantes à metoclopramida, produzindo marcante efeito no aumento da prolactinemia, mas com atividade antiemética menos intensa.

• Antagonistas dos Receptores H_2

Os bloqueadores de receptores H_2 começaram a ser desenvolvidos na década de 70, atuando na inibição da secreção de ácido gástrico através da competição dos sítios de ligação com a histamina. São medicamentos altamente seletivos, interferindo de maneira irrisória nos receptores H_2 de outros tecidos. Apesar disto, nota-se na prática algum efeito no sistema cardiovascular. Os compostos comercializados são a cimetidina (primeiro bloqueador a ser desenvolvido), famotidina e nizatidina.

• Inibidores da H^+, K^+-ATPase

Estes compostos são utilizados com cautela em casos especiais e agem inibindo a enzima H^+, K^+-ATPase, que é inibidora da secreção de ácido gástrico, encontrada na membrana da porção apical das células parietais. Os representantes mais utilizados e conhecidos são os derivados benzimidazólicos, e dentre estes o omeprazol é o mais destacado, atuando apenas em pH abaixo de 5, sendo inativo em pH neutro.

A escolha das drogas a serem utilizadas para o tratamento do refluxo irá depender da intensidade do quadro apresentado pelo paciente, desde os aspectos clínicos obtidos na história e exame físico até os achados de exames complementares. Nos quadros leves encontrados em crianças com meses de vida, podemos optar pelo uso de procinéticos ou antiácidos, na tentativa de corrigir alterações na motilidade ou do pH. Nos casos mais resistentes, principalmente em pacientes com anomalias associadas, a indicação de bloqueadores de H_2 ou de inibidores da H^+, K^+-ATPase se faz necessária. Apesar da grande maioria dos pacientes responder bem às medicações existentes, em alguns casos a correção cirúrgica se torna imperativa. A refratariedade ao tratamento se deve principalmente a disfunções motoras do EIE e do corpo do esôfago, e em menor valor à pressão do EIE.

Devido à tendência de melhora espontânea com o crescimento, a maioria dos pacientes é tratada clinicamente, em especial aqueles com idade inferior a 2 anos. O tratamento a ser instituído dependerá de cada caso, entretanto as orientações gerais se mostram úteis em todos os casos e devem ser transmitidas aos pais com relevância.

A grande maioria dos casos é decorrente de um distúrbio temporário da motilidade gastrointestinal devido à imaturidade na coordenação das ondas peristálticas. Os sintomas são leves, com pouca repercussão sistêmica, tendência à melhora espontânea, que em geral ocorre com o crescimento da criança. A orientação materna quanto ao posicionamento, tipo de alimentação e de vestimenta se mostra suficiente para a melhora dos sintomas.

Nos pacientes com manifestações mais intensas, com distúrbios mais pronunciados da motilidade que interferem no quotidiano, e que apresentam vômitos freqüentes e perda pônderoestatural, a cisaprida é a medicação indicada, melhorando o peristaltismo e o esvaziamento gástrico, e apresentando poucos efeitos colaterais. Os bloqueadores H_2 ou inibidores da H^+, K^+-ATPase são especialmente indicados nos casos mais severos, em que encontramos repercussões sistêmicas importantes, com distúrbios de desenvolvimento, vômitos persistentes, esofagite intensa, distúrbios respiratórios e queda do pH esofágico na pHmetria.

A utilização dos antiácidos apresenta importância nos casos com sintomas mais altos, como a tosse, odinofagia e alterações das vias aéreas superiores. A mudança do pH conseguida com esta medicação provoca melhora do processo inflamatório local e diminuição dos sintomas.

Casos especiais são reservados para os pacientes que além do refluxo, mostram alguma outra doença associada, principalmente aquelas que levam a distúrbios do sistema nervoso. Dependendo do tipo de desordem, a criança pode apresentar hipertonia ou hipotonia da musculatura corporal, associada ou não a alterações de coordenação. Tanto nos casos de hipertonia como de hipotonia, temos distúrbios importantes de postura, sendo que no primeiro caso o excesso de atividade muscular leva a um aumento da pressão abdominal e conseqüente aumento da pressão gástrica, facilitando o refluxo; e no segundo caso a falta de tonicidade muscular dificulta a manutenção pressórica do esfíncter inferior do esôfago. As alterações de coordenação provocam distúrbios na progressão das ondas peristálticas, levando a evidentes alterações no escoamento do bolo alimentar em direção ao estômago e duodeno. A refratariedade ao tratamento clínico apresenta taxa elevada, sendo que grande parte destes pacientes é levada à correção cirúrgica para a melhora dos sintomas.

O tratamento clínico é utilizado por um período que varia entre 3 e 6 meses, durante o qual é recomendável acompanhamento através de avaliações clínicas regulares sobre a evolução da doença. Nos casos em que o tratamento está sendo ineficaz, em que há piora dos sintomas ou surgimento de condições que põe em risco a vida da criança, a indicação cirúrgica torna-se necessária para a resolução do quadro.

Os casos refratários ao tratamento clínico se devem principalmente a distúrbios na motilidade do esfíncter inferior do esôfago e do corpo do esôfago, e em menor freqüência à pressão do EIE, e nestes casos a indicação cirúrgica deve ser considerada.

Tratamento Cirúrgico

O tratamento cirúrgico se reserva aos casos de maior severidade, que não respondem à terapêutica medicamentosa e que mostram complicações relacionadas diretamente com o RGE, como aspiração, apnéia recorrente, doenças pulmonares crônicas, estenose laringotraqueal, estreitamentos esofágicos, esôfago de Barret, hérnia hiatal larga e fixa, assim como sangramento e falha de crescimento.

A cirurgia preconizada para o RGE é a esofagogastrofundoplicatura, isto é, o envolvimento da porção distal do esôfago pelo fundo gástrico. Atualmente, existem várias técnicas utilizadas cujo intuito comum é a prevenção do retorno do conteúdo gastroduodenal. A técnica oferece uma taxa de mortalidade operatória muito baixa (menor que 1%), assim como baixa morbidade e poucas complicações.

As técnicas cirúrgicas mais utilizadas são:

Esofagogastroplicatura à Lortat-Jacob – Indicada principalmente quando há destruição do ângulo esofagogástrico (ou de Hiss). Procura-se reconstituir este ângulo através da sutura do fundo gástrico à porção lateral do esôfago.

Esofagogastrofundoplicatura à Nissen – Nesta técnica, envolve-se o esôfago completamente com o fundo gástrico, formando uma válvula muito eficiente, mas que pode levar a uma disfagia permanente.

Esofagogastrofundoplicatura à Lind – Procura-se a formação de uma válvula através do envolvimento parcial da porção distal do esôfago. Nesta técnica, a disfagia, se ocorrer, durará em torno de 1 mês.

Esofagogastrofundoplicatura à Thal – Este procedimento se constitui da formação de um novo ângulo esofagogástrico através da sutura do fundo gástrico na região anterior da porção distal do esôfago e da aproximação dos pilares diafragmáticos por detrás do esôfago.

As complicações mais comumente encontradas são a distensão por gás, devido a inabilidade de eructar ou vomitar, náuseas, plenitude abdominal, disfagia pelo envolvimento muito tenso do esôfago pelo fundo gástrico, e o "damping", que é a ocorrência de diarréia e náuseas cerca de 30min após as refeições, decorrente do esvaziamento rápido do conteúdo hiperosmolar do estômago para dentro do duodeno.

Atualmente, pratica-se com mais freqüência as técnicas de Nissen e Thal com excelentes resultados e pouca morbidade. A taxa de insucesso é pequena, estando ao redor de 10% e geralmente incindindo nos pacientes portadores de doenças associadas, principalmente aquelas que acometem o SNC.

Os pacientes submetidos à gastrostomia, devido à impossibilidade da alimentação por via oral, mostram o aparecimento ou nítida piora do refluxo gastroesofágico, necessitando algumas vezes deste procedimento para melhora do processo. Há alguns anos vem-se utilizando a gastrostomia por via endoscópica e laparoscópica, mostrando pouca ou nenhuma influência sobre o refluxo.

O refluxo, apesar de inocente e fisiológico na maioria dos casos, pode ser causador de problemas sistêmicos de alta gravidade e que podem levar a condições de alto risco para o paciente. Sintomas aparentemente isolados podem ter ligação íntima com o trato gastrointestinal e a simples lembrança desta condição pode levar à cura do processo.

O refluxo faringolaríngeo deve ser lembrado como condição freqüentemente encontrada na criança, podendo ser causador de uma vasta quantidade de doenças, especialmente na área otorrinolaringológica. Apesar de inocente e fisiológico, na maioria dos casos, pode levar a condições de risco para o paciente, que podem ser evitadas às vezes por simples orientações. Em geral, seu tratamento é bem aceito, com bom resultados a curto prazo, sendo necessários procedimentos mais agressivos na minoria das vezes.

Obtenção de Vias Aéreas – Traqueostomia

Este livro tem se preocupado em abordar os mais diversos assuntos relacionados às funções e dificuldades referentes ao aparelho deglutofonatório na infância. Entretanto, consideramos que seja de importância insuperável o conhecimento mínimo por parte dos profissionais de saúde que se interessam por vias aéreas na infância, dos critérios, métodos e dificuldades associadas à passagem de ar pelas vias superiores.

Nem sempre encontramos na criança as mesmas condições que no adulto, tanto na laringe quanto na traquéia. Além disso, qualquer modificação que possamos vir a infligir terá lugar em um organismo nem sempre completamente estruturado, levando-nos a ter uma maior preocupação com seqüelas de cunho irreparável.

Bibliografia

ALLARD, S. & CASIMIR, G. – Chronic cough in a 22-month-old girl. *Ver. Med. Brux.*, **15**:202-203, 1994.

BARDAJI, C.; SALARICH, J.C.; DIAZ, F.; MARTINEZ BERMEJO, M.A.; CONDE, J.; PINYOT, J.; OBIOLS, P.; BENTO, L. – Boix Ochoa's antireflux procedure returns patients to normalcy: 24 hour esophageal pH monitoring of 21 cases. *Cir. Pediatr.*, **7**:14-16, 1994.

BARONE, J.A.; JESSEN, L.M.; COLAIZZI, J.L.; BIERMAN, R.H. – Cisapride: a gastrointestinal prokinetic drug. *Ann. Pharmacother.*, **28**:488-500, 1994.

BAUMAN, N.M.; SANDLER, A.D.; SMITH, R.J. – Respiratory manifestations of gatroesophageal reflux disease in pediatric patients. *Ann. Otol. Rhinol. Laryngol.*, **105**:23-32, 1996.

BENHAMOU, P.H. & DUPONT, C. – Measuring gastroesophageal reflux in children. *Presse Med.*, **23**:1507-1511, 1994.

BENSOUSSAN, A.L.; YAZBECK, S.; CARCELLER-BLANCHARD, A. – Results and complications of Toupet partial posterior wrap: 10 years'experience. *J. Pediatr. Surg.*, **29**:1215-1217, 1994.

BERSTAD, T. – Gastro-esophageal reflux and chronic respiratory disease in infant and children: surgical treatment. *Scand. J. Gastroenterol. Suppl.*, **211**:26-28, 1995.

BEYAERT, C.; MARCHAL, F.; DOUSSET, B.; SERRES, M.A.; MONIN, P. – Gastroesophageal reflux and acute life-threatening episodes: role of a central respiratory depression. *Biol. Neonate.*, **68**:87-90, 1995.

BLECKER, U.; DE PONT, S.M.H.B.; HAUSER, B.; CHOURAQUI, J.P.; GOTTRAND, F.; VANDENPLAS,Y. – The role of occult gastroesophageal reflux in chronic pulmonary disease in children. *Acta Gastroenterol. Belg.*, **58**:348-352, 1995.

BOUGH Jr., D.; SATALOFF, R.T.; CASTELL, D.O.; HILLS, J.R.; GIDEON, R.M., SPIEGEL, J.R. – Gastroesophageal reflux laryngitis resistant to omeprazole therapy. *J. Voice*, **9**:205-211, 1985.

BRUTON, L.L. – Agentes que afetam o fluxo de água e a motilidade gastrointestinal, digestivos e ácidos biliares. **In**: GILMAN, A.G. *As Bases Farmacológicas da Terapêutica.* Rio de Janeiro, Guanabara-Koogan, 8ª ed., 1991. pp. 603-615.

BRUNTON, L.L. – Fármacos que controlam a acidez gástrica e o tratamento das úlceras pépticas. **In**: GILMAN, A.G. *As Bases Farmacológicas da Terapêutica.* Rio de Janeiro, Guanabara-Koogan, 8ª ed., 1991. pp. 591-602.

CAVATAIO, F.; IACONO, G.; MONTALTO, G.; SORESI, M.; TUMMINELLO, M.; CARROCCIO, A. – Clinical and pH-metric characteristics of gastroesophageal reflux secondary to cows' milk protein allergy. *Arch. Dis. Child.*, **75**:51-56, 1996.

COSTA, H.O.; ECKLEY, C.A.; FERNANDES, A.M.F.; DESTAILLEUR, D.; VILLELA, P.H. – Refluxo gastroesofágico: comparação entre os achados laríngeos e digestivos. *Rev. Port. ORL*, **35**:21-26, 1997.

CUCCHIARA, S.; CAMPANOZZI, A.; GRECCO, L.; FRANCO, M.T.; EMILIANO, M.; ALFIERI, E.; CALABRESE, F.; NUMEROSO, V. – Predictive value of esophageal manometry and gastroesophageal pH monitoring for responsiveness of reflux disease to medical therapy in children. *Am. J. Gastroenterol.*, **91**:680-685, 1996.

CURRAO, W.M. – Chronic persistent cough: diagnosis and treatment update. *Pediatr. Ann.*, **25**:162-168, 1996.

DALLEMAGNE, B.; TAZIAUX, P.; WEERTS, J.; JEHAES, C.; MARKIEWICZ, S. – Laparoscopic surgery of gastroesophageal reflux. *Ann. Chir.*, **49**:30-36, 1995.

DARROW, D.H. & HOLINGER, L.D. – Inflamatory illness of the pediatric airway. **In**: *The Larynx.* St. Louis, Missouri, Mosby, 2ª ed., 1995. pp. 143-154.

DENT, J.; DENEAULT, L.G.; LUTZ, J.W.; WESSEL, H.B.; KELSEY, S.F.; SHALABY, T.M. – Gastroesophageal reflux: mechanisms in infants. *J. Pediatr. Gastroenterol. Nutr.*, **21**:479-500, 1995.

DIGIORGIO, C.J.; ORENSTEIN, S.R.; SHALABY, T.M.; MAHONEY, T.M.; WISNIEWSKI, S.R.; BECICH, M.J. – Quantitative computer-assisted image analysis of suction biopsy in pediatric gastroesophageal reflux. *Pediatr. Pathol.*, **14**:653-664, 1994.

DIMARIO, M.; BERGAMI, G.; FARIELLO, G.; VECCHIOLI SCALDAZZA, A. – Diagnosis of gastroesophageal reflux in childhood. Comparison of ultrasonography and barium swallow. *Radiol. Med.*, **89**:76-81, 1995.

EID, N.S.; SHEPHERD, R.W.; THOMSON, M.A. – Persistent wheezing and gastroesophageal reflux in infants. *Pediatr. Pulmonol.*, **18**:39-44, 1994.

ESPIN JAIME, B.; MARTIN, F.A., GURRUCHAGA, F.R. – Complicaciones poco frecuentes del reflujo gastroesofágico en el niño. *An. Esp. Pediatr.*, **44**: 361-363, 1996.

FAURE, C.; BESNARD, M.; CEZARD, J.P. – Treatment of gastroesophageal reflux. *Arch. Pediatr.*, **2**:263-266, 1995.

FONKALSRUD, E.W. & AMENT, M.E. – Gastroesophageal reflux in childhood. *Curr. Probl. Surg.*, **33**:1-70, 1996.

FREELAND, A.P.; ARDRAN, G.M.; EMRYS-ROBERT, E. – Globus hystericus and reflux oesophagitis. *J. Laryngol. Otol.*, **88**:1025-1031, 1974.

GANATRA, J.V.; MEDOW, M.S.; BEREZIN, S.; NEWMAN, L.J.; GLASSMAN, M.; BOSTWICK, H.E.; HALATA, M.; SCHWARZ, S.M. – Esophageal dysmotility elicited by acid perfusion in children with esophagitis. *Am. J. Gastroenterol.*, **90**:1080-1083, 1995.

GIBSON Jr., W.S. & COCHRAN, W. – Otalgia in infant and children: a manifestation of gastroesophageal reflux. *Int. J. Pediatr. Otorhinolaryngol.*, **28**:213-218, 1994.

GOLDBERG, M.; NOYEK, A.M.; PRITZKER, K.P.H. – Laryngeal granuloma secondary to gastroesophageal reflux. *J. Otolaryngol.*, **7**:196-202, 1978.

GOMES, H. – Gastroesophageal reflux in infants: ultrasonographic reading of pHmetry. *Arch. Pediatr.*, **1**:639-645, 1994.

GORROTXATEGI, P.; EIZAGUIRRE, I.; SAENZ DE UGARTE, A.; REGUILON, M.J.; EMPARANZA, J.; MINTEGUI, J.; GARAY, J.; RUIZ BENITO, A.M. – Caracteristics of continuos esophageal pHmetering in infant with gastroesophageal reflux and apparent life-treatening events. *Eur. J. Pediatr. Surg.*, **5**:136-138, 1995.

HAGGITT, R.C. – Barrett's esophagus, dysplasia and adenocarcinoma. *Hum. Pathol.*, **25**:982-993, 1994.

HALLERBACK, B.; GLISE, H.; JOHANSSON, B. – Laparoscopic Rosetti fundoplication. *Scand. J. Gastroenterol. Suppl.*, **208**:58-61, 1995.

HARRINGTON, J.W.; BAIN, W.M.; SCHAEFER, S.D.; THOMAS, L.E. – Head and neck manifestations of gastroesophageal reflux. *Laryngoscope*, **93**:175-179, 1983.

HART, J.J. – Pediatric gastroesophageal reflux. *Am. Fam. Physician*, **54**:2463-2471, 1996.

HASSAL, E.; WEINSTEIN, W.M.; AMENT, M.E. – Barrett's esophagus in childhood. *Gastroenterology*, **89**:1331-1337, 1985.

HEINE, R.G.; REDDIHOUGH, D.S.; CATTO-SMITH, A.G. – Gastro-oesophageal reflux and feeding problems after gastrostomy in children with severe neurological impairment. *Dsv. Med. Child Neurol.*, **37**:320-329, 1995.

HELM, J.F.; DODDS, W.J.; PELC, L.R.; PALMER, D.W.; HOGAN, W.J., TEETER, B.C. – Effects of esophageal emptying and saliva on clearance of acid from the esophagus. *N. Engl. J. Med.*, **310**:284-288, 1984.

HENDERSON, R.A.; SAAVEDRA, J.M.; PERMAN, J.A.; HUTTON, N.; LIVINGSTON, R.A.; YOLKEN, R.H. – Effects of enteral tube feeding on growth of children with symptomatic human imunodeficiency virus infection. *J. Pediatr. Gastroenterol. Nutr.*, **18**:429-434, 1994.

HERBST, J.J. – Gastroesophageal reflux. *J. Pediatr.*, **98**:859-870, 1981.

HERBST, J.J.; MINTON, S.D.; BOOK, L.S. – Gastroesophageal reflux causing respiratory distress and apnea in newborn infants. *J. Pediatr.*, **95**:763-768, 1979.

HILLEMEIER, A.C. – Gastroesophageal reflux. Diagnostic and therapeutic approaches. *Pediatr. Clin. North Am.*, **43**:197-212, 1996.

HILLEMEYER, A.C.; LANGE, R.; McCALLUM, R.; SEASHORE, J.; GRYBOSKI, J. – Delayed gastric emptying in infants with gastroesophageal reflux. *J. Pediatr.*, **98**:190-193, 1981.

HIRSCH, W.; KEDAR, R.; PREISS, U. – Color doppler in the diagnosis of the gastroesophageal reflux in children: comparison with pH mensurements and B-mode ultrasound. *Pediatr. Radiol.*, **26**:232-235, 1996.

HOLLOWAY, R.H.; HONGO, M.; BERGER, K.; McCALLUM, R.W. – Gastric distention: a mecanism for postprandial gastroesophageal reflux. *Gastroenterology*, **89**:779-784, 1985.

HYMAN, P.E. – Gastroesophageal reflux: one reason why baby won't eat. *J. Pediatr.*, **125**:103-109, 1994.

JEFFERY, H.E. & PAGE, M. – Developmental maturation of gastro-esophageal reflux in preterm. *Acta Pediatr.*, **84**:245-250, 1995.

JOLLEY, S.G.; HERBST, J.J.; JOHNSON, D.G.; BOOK, L.S.; MATLAK, M.E.; CONDON, V.R. – Patterns of postcibal gastroesophageal reflux in symptomatic infants. *Am. J. Surg.*, **138**:946-950, 1979.

JOLLEY, S.G.; HERBST, J.J.; JOHNSON, D.G.; MATLAK, M.E.; BOOK, L.S. – Surgery in children with gastroesophageal reflux and respiratory symptoms. *J. Pediatr.*, **96**:194-198, 1980.

JOHNSON, L.F. – New concepts and methods in the study and treatment of gastroesophageal reflux disease. *Med. Clin. North Am.*, **65**:1195-1222, 1981.

KARAMANOUKIAN, H.L.; O'TOOLE, S.J.; ROSSMAN, J.R.; SHARMA, A.; HOLM, B.A.; AZIZKHAN, R.G.; GLICK, P.L. – Can cardiac weight predict lung weight in patients with congenital diaphragmatic hernia? *J. Pediatr. Surg.*, **31**:823-825, 1996.

KELLY, D.A. – Do H_2 receptors antagonists have a therapeutic hole in childhood? *J. Pediatr. Gastroenterol. Nutr.*, **19**:270-276, 1994.

KHARILAS, P.J.; DODDS, W.J.; HOGAN, W.J.; KERN, M.; ARNDORFER, R.C.; REECE, A. – Esophageal peristaltic dysfuncton in peptic esophagitis. *Gastroenterology*, **91**:897-904, 1986.

KOUFFMAN, J.A.; WIENER, G.J.; WU, W.C.; CASTELL, D.O. – Reflux laryngitis and its sequelae: the diagnostic role of ambulatory 24-hour pH monitoring. *J. Voice*, **2**:78-89, 1988.

LEAPE, L.L.; HOLDER, T.M.; FRANKLIN, J.D.; AMOURY, R.A.; ASHCRAFT, K.W. – Respiratory arrest in infants secondary to gastroesophageal reflux. *Pediatrics*, **60**:924-927, 1977.

MacDONALD, M.L.; TRASTEK, V.F.; ALLEN, M.S.; DESCHAMPS, C.; PAIROLERO, P.C. – Barrett's esophagus: does an antireflux procedure reduce the need for endoscopic surveillance? *Thorac. Cardiovasc. Surg.*, **111**:1135-1138, 1996.

MADRAZO DE LA GARZA, J.A. & GONZALEZ ORTIZ, B. – Gastroesophageal reflux in pediatrics. *Rev. Gastroenterol. Mex.*, **59**:114-119, 1994.

MALFROOT, A. & DAB, I. – Pathophysiology and mechanisms of gastroesophageal reflux in chidhood asthma. *Pediatr. Pulmonol.*, **11**:55-56, 1995.

MARINO, A.J.; ASSING, E.; CARBONE, M.T.; HIATT, I.M.; HEGYI, T.; GRAFF, M. – The incidence of gastroesophageal reflux in preterm infants. *J. Perinatol.*, **15**:369-371, 1995.

MIRA-NAVARRO, J.; BAYLE-BASTOS, F.; FRIEYRO-SEGUI, M.; GARRAMONE, N.; GAMBARINI, A. – Long-term follow-up of Nissen fundoplication. *Eur. J. Pediatr. Surg.*, **4**:7-10, 1994.

NOVAK, D.A. – Gastroesophageal reflux in the preterm infant. *Clin. Perinatol.*, **23**:305-320, 1996.

OMARI, T.I.; MIKI, K.; FRASER, R.; DAVIDSON, G.; HASLAM, R.; GOLDSWORTHY, W.; BAKEWELL, M.; KAWAHARA, H.; DENT, J. – Esophageal body and lower esophageal sphincter function in healthy premature infants. *Gastroenterology*, **109**:1757-1764, 1995.

ORENSTEIN, S.R. – Gastroesophageal reflux disease. *Semin. Gastrointest. Dis.*, **5**:2-14, 1994.

ORENSTEIN, S.R.; MAGILL, H.L.; BROOKS, P. – Thickening of infants feedings for therapy for gastroesophageal reflux. *J. Pediatr.*, **110**:181-186, 1987.

OREINSTEIN, S.R. & OREINSTEIN, D.M. – Gastroesophageal reflux and respiratory disease in children. *J. Pediatr.*, **112**:847-858, 1988.

ORTIZ, A.; MARTINEZ DE HARO, L.F.; PARRILLA, P.; MORALES, G.; MOLINA, J.; BERMEJO, J.; LIRON, R.; AGUILAR, J. – Conservative treatment versus antireflux surgery in Barrett's oesophagus: long term results of a prospective study. *Br. J. Surg.*, **83**:274-278, 1996.

RAMACHANDRAN, V.; ASHCRAFT, K.W.; SHARP, R.J.; MURPHY, P.J.; SNYDER, C.L.; GITTES, G.K.; BICKLER, S.W. – Thal fundoplication in neurologically impaired children. *J. Pediatr. Surg.*, **31**:819-822, 1996.

RAMET, J. – Cardiac and respiratory reactivity to gastroesophageal reflux: experimental data in infants. *Biol. Neonate*, **65**:240-246, 1994.

RICHTER, J.E. & CASTELL, D.O. – Drugs, foods and other substances in the cause and treatment of reflux esophagitis. *Med. Clin. North Am.*, **65**:1223-1234, 1981.

RICHTER, J.E.; HACKSHAW, B.T.; WU, W.C.; CASTELL, D.O. – Edrophonium: a useful provocative test for esophageal chest pain. *Ann. Intern. Med.*, **103**:14-21, 1985.

SCAILLON, M. & CANDRANEL, S. – Gastroesophageal reflux in children, a curiosity or a disease? *Rev. Med. Brux.*, **15**:14-18, 1994.

SONDHEIMER, J.M. – Continuous monitoring of distal esophageal pH: a diagnostic test for gastroesophageal reflux in infants. *J. Pediatr.*, **96**:804-807, 1980.

SONDHEIMER, J.M. – Gastroesophageal reflux in children. Clinical presentation and diagnostic evaluation. *Gastrointest. Endosc. Clin. North Am.*, **4**:55-74, 1994.

SPILLANE, A.J.; CURRIE, B.; SHI, E. – Fundoplication in children: experience with 106 cases. *Aust. N. Z. J. Surg.*, **66**:753-756, 1996.

STEPHEN, T.C.; YOUNOSZAI, M.K.; MASSEY, M.P.; FELLOWS, R.A. – Diagnosis of gastroesophageal reflux in pediatrics. *J. Ky. Med. Assoc.*, **92**:188-191, 1994.

STRINGEL, J.; GELLER, E.R.; LOWENHEIM, M.S. – Laparoscopic-assisted percutaneus endoscopic gastrostomy. *J. Pediatr. Surg.*, **30**:1209-1210, 1995.

SUYS, B.; DE WOLF, D.; HAUSER, B.; BLECKER, U.; VANDENPLAS, Y. – Bradycardia and gastroesophageal reflux in term and preterm infants: is there any relation? *J. Pediatr. Gastroenterol. Nutr.*, **19**:187-190, 1994.

TIROSH, E. & JAFFE, M. – Apnea of infancy, seizures and gastroesophageal reflux: an important and infrequent association. *J. Child. Neurol.*, **11**:98-100, 1996.

VANDENPLAS, Y. – Phisiopathological mechanisms of gastroesophageal reflux: is motility the clue? *Rev. Med. Brux.*, **15**:7-9, 1994.

VEIT, F.; SCHWAGTEN, K.; AULDIST, A.W.; BEASLEY, S.W. – Trends in the use of fundoplication in children with gastro-esophageal reflux. *J. Pediatr. Child Health*, **31**:121-126, 1995.

VILLANUEVA-MEYER, J.; SWISCHUK, L.E.; CESANI, F.; ALI, S.A.; BRISCOE, E. – Pediatric gastric emptying: value of right lateral and upright positioning. *J. Nucl. Med.*, **37**:1356-1358, 1996.

WALSH, J.K.; FARRELL, M.K.; KEENAN, W.J.; LUCAS, M.; KRAMER, M. – Gastroesophageal reflux in infants: relation to apnea. *J. Pediatr.*, **99**:197-201, 1981.

WANG, W.; TOVAR, J.A.; EIZAGUIRRE, I.; ALDAZABAL, P. – Continuos positive airway pressure and gastroesophageal reflux: an experimental study. *J. Pediatr. Surg.*, **29**:730-733, 1994.

WARD, P.H. & BERCI, G. – Observation on the pathogenesis of chronic non-specific pharingitis and laryngitis. *Laryngoscope*, **92**:1377-1382, 1982.

WERLIN, S.L.; DODDS, W.J.; HOGAN, W.J.; ARNDORFER, R.C. – Mechanisms of gastroesophageal reflux in children. *J. Pediatr.*, **97**:244-249, 1980.

WESTRA, S.J.; DERKX, H.H.; TAMINIAU, J.A. – Symptomatic gastroesophageal reflux: diagnosis with ultrasound. *J. Pediatr. Gastroenterol. Nutr.*, **19**:58-64, 1994.

Capítulo 17

Insuficiência Velofaríngea

Ana Paula Zarzur

Introdução

Poucas afecções desafiam simultaneamente tantos profissionais da área de saúde como a insuficiência velofaríngea.

O anel velofaríngeo é constituído pelo palato mole e paredes laterais e posterior da faringe, tendo a função de separar, quando solicitado, a cavidade oral da nasal. A segmentação do trato respiratório ocorre durante a sucção, situações que reproduzam a manobra de Valsalva (por exemplo, sopro), deglutição, regurgitação e nos fonemas orais.

A falha no fechamento do esfíncter velofaríngeo permite que a corrente de ar, líquidos e alimentos escapem para a cavidade nasal, alterando a qualidade de emissão vocal e a eficiência da deglutição.

Existem dois tipos de falha de coaptação velofaríngea: a *incompetência*, onde as estruturas anatômicas estão preservadas, e a *insuficiência*, onde se observam diferentes padrões de variação anatômica nas estruturas que compõem o anel velofaríngeo.

Para um melhor entendimento do problema, devemos ter uma noção geral da embriologia, anatomia e fisiologia normais das estruturas envolvidas.

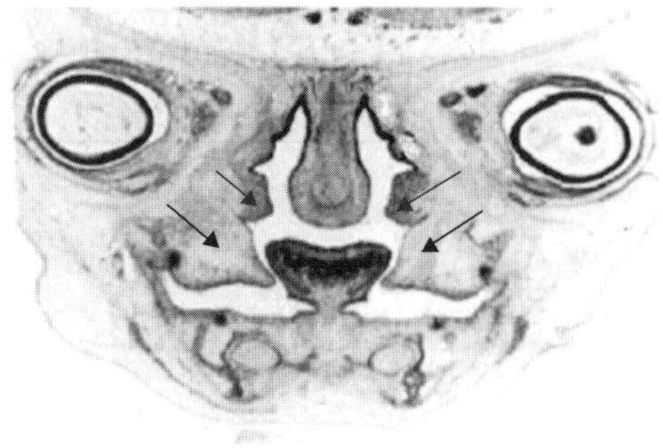

FIGURA 17.1 – Avanço dos processos maxilares e palatinos que formaram a pré-maxila.

Embriologia

O crescimento e desenvolvimento da face e das cavidades faríngeas ocorrem entre a 4ª e 8ª semana de vida intra-uterina.

O palato se forma entre a 7ª e 10ª semana. Inicialmente, forma-se o palato primário, resultado da fusão da porção anterior do processo maxilar com o processo palatino mediano. Essa fusão origina a pré-maxila, que é a porção do palato duro onde vão se localizar os dentes incisivos no adulto (FIG. 17.1).

Na 7ª semana, os processos palatinos sofrem rotação para baixo em direção à língua e, a seguir, assumem posição horizontal. Essa horizontalização é mais tardia e mais prolongada no sexo feminino, o que o torna mais suscetível a alterações teratogênicas nessa fase do período gestacional (FIG. 17.2).

A lâmina palatina direita atinge a posição horizontal antes da esquerda, o que explica a maior freqüência de fissuras unilaterais esquerdas (FIG. 17.3).

A seguir, ocorre um crescimento mesenquimatoso em direção à linha média, desde a porção anterior do palato até a úvula, com consolidação completa por volta da 12ª semana, originando, por fim, o palato secundário.

Simultaneamente, há a fusão com o processo nasal medial, futuro septo nasal, de modo que o palato define o assoalho das fossas nasais.

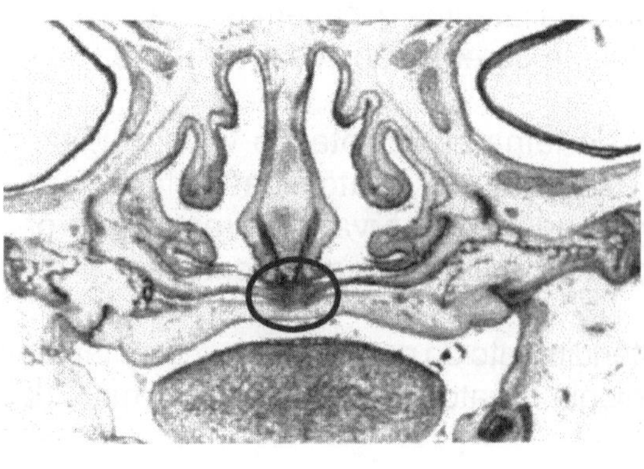

FIGURA 17.2 – Corte coronal de feto onde a fusão (círculo) dos processos palatinos e maxilares já produziu a pré-maxila, e esta completou o palato.

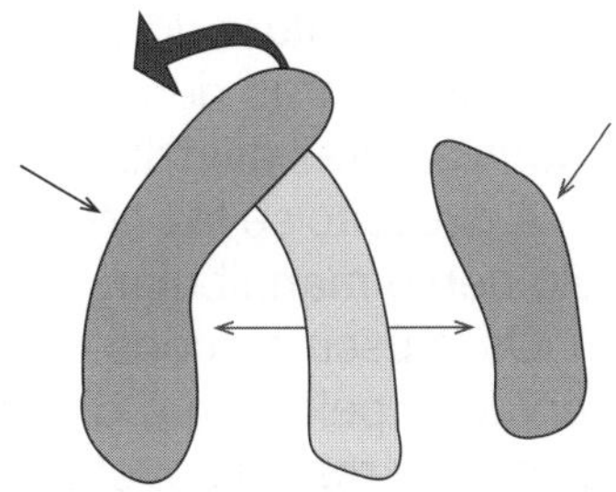

FIGURA 17.3 – Crescimento diferenciado de uma pré-maxila em relação à contralateral devido à presença de fissura palatina.

Tanto as fusões como a elevação palatina e a migração mesenquimatosa são controladas por neurotransmissores, fatores de crescimento e pelo monofosfato de adenosina (FIG. 17.4).

Anatomia

O palato é dividido em pré-palato (palato primário), que é a porção anterior ao forame incisivo, e palato secundário.

Este último é constituído por uma porção anterior (palato duro) e outra posterior (palato mole).

O palato duro nada mais é que uma prateleira óssea revestida por tecido fibroelástico e mucosa. Essa prateleira é formada por lâminas transversas do maxilar (anteriormente) e ossos palatinos (posteriormente).

O palato mole é essencialmente muscular, composto por músculos com ações antagônicas: músculos elevador e tensor do véu palatino superiormente, músculos palatofaríngeo e palatoglosso inferiormente. Além destes, há ainda o músculo da úvula.

As porções ósseas e musculares do palato estão firmemente ligadas pela aponeurose palatina.

O esfíncter nasofaríngeo é formado pelo músculo elevador do véu palatino e pelo constritor superior da faringe.

O suprimento sangüíneo é dado pela artéria palatina superior (ramo da artéria maxilar), que emerge através do forame palatino. Como suprimento secundário, conta com vasos palatinos anteriores, que penetram pelos forames palatinos anterior e incisivo. O sistema venoso acompanha o arterial.

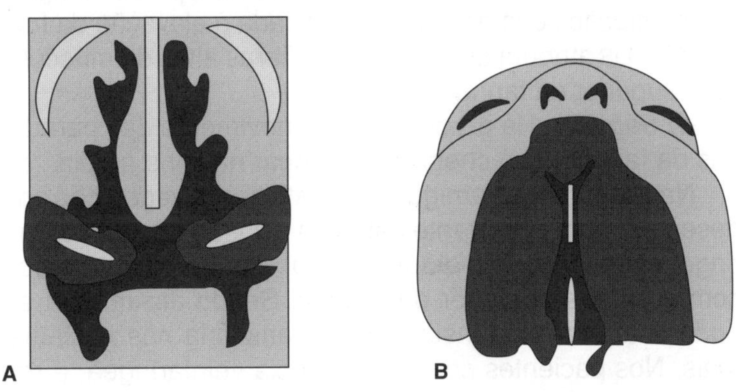

FIGURA 17.4 – **A**) Corte coronal de criança com crescimento anômalo dos processos palatinos que vai gerar a fissura. **B**) Vemos que a lâmina perpendicular já desceu, mas não encontrou o palato.

A musculatura do palato mole é inervada pelo plexo faríngeo, através de fibras derivadas do ramo interno do nervo acessório. Alguns autores aí incluem fibras dos pares cranianos VII, IX e XII.

A exceção se faz no músculo tensor do véu palatino, inervado pelo nervo mandibular, ramo do trigêmeo.

Os músculos constritores superior e medial da faringe são inervados pelo nervo glossofaríngeo, enquanto que o nervo recorrente é responsável pelo músculo constritor inferior. O nervo laríngeo superior envia fibras sensitivas para a mucosa laringofaríngea, havendo também alguns nervos sensitivos originários do gânglio pterigopalatino (nervos palatino e nasopalatino).

Fisiologia

A oclusão velofaríngea é resultado da ação conjunta dos músculos do palato e da faringe, de modo a impedir a comunicação entre a boca e as cavidades nasais.

Há, basicamente, 4 padrões de oclusão (FIG. 17.5):

a) Coronal – O principal agente é o músculo elevador do véu palatino. As paredes laterais se aproximam, de modo a ocupar menos de 50% do diâmetro transverso da rinofaringe.

Existe uma variação deste tipo de oclusão, que é coronal com maior participação das paredes laterais, avançando de 50 a 80% do diâmetro transverso.

b) Circular – O palato e paredes laterais se movem igualmente em direção à linha média. As paredes laterais avançam em mais de 80% do diâmetro.

c) Circular com Passavant – Há igual contribuição dos movimentos do palato e das paredes laterais e, adicionalmente, ocorre um movimento de anteriorização da parede posterior da faringe, resultando num movimento esfinctérico. Este último, seria atribuído ao músculo constritor superior da faringe, o "músculo de Passavant".

A presença do anel de Passavant em indivíduos normais varia de 11 a 30%, e em indivíduos com fissura, de 9 a 41%.

A composição exata deste anel é controversa. O próprio PASSAVANT o descreveu como citamos anteriormente. Já VON LUSCHKA o considera como sendo o músculo palatofaríngeo e que sua contração seria passiva, relacionada à elevação da faringe.

WHILLIS atribuía essa função às fibras altas do músculo constritor superior da faringe.

d) Sagital – Há predomínio do movimento das paredes laterais da faringe, que chegam a se tocar na linha média.

Nas crianças, as amígdalas palatinas e a vegetação adenóide desempenham importante papel na oclusão adequada da rinofaringe, estreitando seu diâmetro e facilitando o contato do palato com a parede posterior da faringe. Sendo assim, sua exérese pode acarretar uma insuficiência transitória nos pacientes normais. Nos pacientes com insuficiência velofaríngea, a remoção

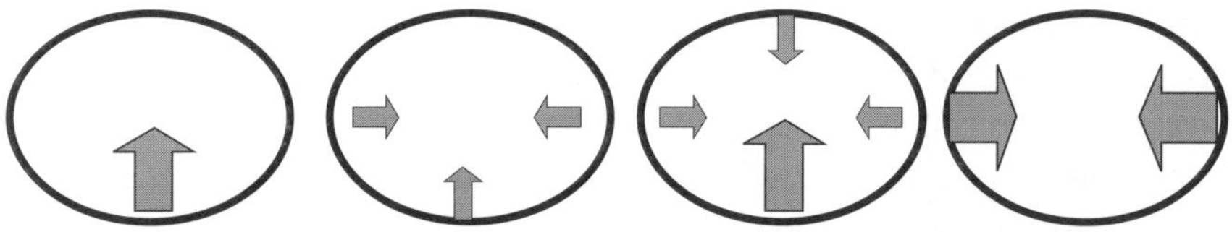

FIGURA 17.5 – Fechamento coronal (**A**). Circular (**B**). Circular com Passavant (**C**) e sagital (**D**).

cirúrgica destas estruturas é assunto controverso, devendo-se levar em consideração os prejuízos e as vantagens que o paciente teria com sua retirada. Muitas vezes, a conservação das adenóides leva a complicações de ordem auditiva, com otites serosas de repetição, dificuldade na aquisição da fala e respostas pobres à fonoterapia. Sendo assim, os riscos e os benefícios destas cirurgias têm caráter dinâmico na determinação do modo e da época ideal para sua realização.

Etiologia

A insuficiência (falha anatômica) velofaríngea pode ter etiologias variadas, as quais tentaremos agrupar da seguinte forma:

Desproporção palatofaríngea congênita – Ocorre em casos de palato curto congênito ou de faringomegalia, onde se observa uma desproporção entre o diâmetro da faringe e o comprimento do palato mole, ou ainda em casos de associação de ambos os distúrbios.

Estas alterações podem ser encontradas em malformações como as síndromes de Pierre Robin (FIG. 17.6), de Apert, de Goldenhart e outras.

Desproporção palatofaríngea adquirida – É aquela que ocorre após adenoamigdalectomias e é, em geral, transitória.

Alterações anatômicas dos músculos do palato e do anel velofaríngeo, a exemplo do que ocorre nas fissuras de lábio e palato – A incompetência pode ser devido a paresias ou para-

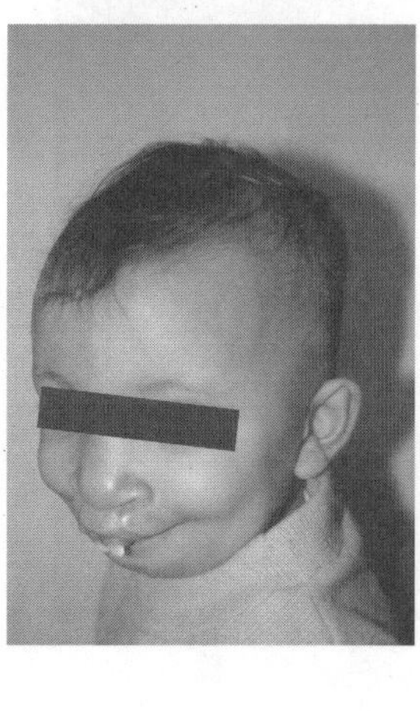

FIGURA 17.6 – Criança com síndrome de Pierre Robin.

lisias palatinas, tanto congênitas, acompanhando algumas malformações, como adquiridas, após trauma cirúrgico em casos que tenham exigido manipulação palatina.

A incompetência pode também ocorrer graças à imaturidade neurológica, levando à incoordenação dos movimentos palatinos e faríngeos. Há também casos mais raros, onde se observa uma associação das paralisias com a imaturidade neurológica do paciente.

Em geral, os casos de incompetência velofaríngea são tratados pela Neurologia, muitas vezes associada à Fonoaudiologia, não sendo tema deste capítulo.

O palato curto congênito e a faringomegalia acompanham algumas malformações craniofaciais.

As paresias e as paralisias entram no campo da *incompetência* e podem ocorrer após tocotraumatismos, seqüelas cirúrgicas ou por pequenas malformações no nível dos arcos branquiais, onde a inervação palatina se origina.

FISSURAS PALATINAS

Patogenia

A literatura mundial sugere a existência de fatores ambientais e genéticos implicados na patogenia das fissuras, o que levou à determinação de três teorias para explicar sua ocorrência.

A primeira teoria seria a chamada *teoria da obstrução anatômica*, pela qual haveria uma interposição da língua durante o processo de fusão das prateleiras palatinas, impedindo seu contato com o lado contralateral. Muitas vezes, essa interposição ocorre associada a uma hipoplasia mandibular, que determinaria

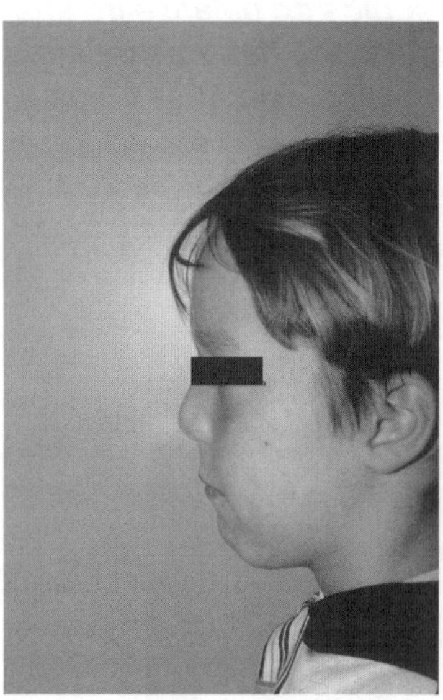

FIGURA 17.7 – Criança com mento proporcionalmente pouco desenvolvido.

a retroposição e elevação da língua durante o processo de fusão (FIG. 17.7).

A segunda teoria seria a da *alteração na diferenciação e migração*, onde ocorreria um desarranjo na fusão e na elevação palatina por alterações dos fatores moduladores desses processos (neurotransmissores, fatores de crescimento e monofosfato de adenosina, já mencionados anteriormente).

A terceira teoria seria a da *teratogenicidade*, ligada possivelmente ao uso de fenitoína, retinóides, lítio, anticonvulsivantes, esteróides e tabagismo materno durante a gestação.

Deve-se lembrar que esta divisão é meramente didática, já que estes fatores podem, com freqüência, ocorrer simultaneamente durante a fase gestacional.

Incidência e Prevalência

Há inúmeros estudos acerca da incidência das fissuras na população geral, destacando-se o de FOGH-ANDERSEN (1972) na Dinamarca, onde a doença é de notificação compulsória.

Este estudo mostrou que 25% dos casos são de fissuras labiais, 25% são de fissuras exclusivamente palatinas, acometendo mais o sexo feminino, e os demais 50% são de casos labiopalatinos, mais freqüentes no sexo masculino.

O mesmo estudo nos mostra uma incidência de 1,47:1.000 nascidos vivos, sendo o lado esquerdo o mais acometido e maiores índices de incidência na raça amarela.

Diagnóstico

O diagnóstico da insuficiência velofaríngea é basicamente clínico, através da observação da característica anasalada da voz, escape de ar nasal, refluxo de líquidos pelas fossas nasais à deglutição, além das repercussões no desenvolvimento facial, na maior incidência de otites serosas, bem como de alterações dentárias e do tônus labial. A palpação do palato é de extrema importância no diagnóstico das fissuras submucosas, onde ocorre diástase da musculatura do palato mole, falha óssea do palato duro e úvula bífida, freqüentemente não perceptíveis à inspeção da cavidade oral, já que a mucosa palatina se encontra íntegra.

A extensão das alterações pode ser melhor avaliada lançando-se mão de exames subsidiários, como a nasolaringoscopia, que pode ser realizada com fibras rígidas ou flexíveis, de diferentes diâmetros, permitindo-nos avaliar a anatomia e os padrões de movimentação do palato e rinofaringe de pacientes de todas as idades, inclusive de recém-nascidos. Estas fibras podem ser acopladas a sistemas de áudio e vídeo, facilitando estudos pré e pós-cirúrgicos e planejamento fonoterápico. Outro recurso de que se dispõe é a radiovideoscopia, realizada em perfil facial, tanto em repouso como durante a emissão de vogais "i" e "u" e de consoantes fricativas "s" ou "f", promovendo um movimento ântero-posterior do palato e determinando o joelho palatino, isto é, o ponto do palato que toca a parede posterior da faringe durante a deglutição e fonação. Esse exame é limitado a poucas emissões vocais e de difícil aplicação nos pacientes muito jovens.

A videofluoroscopia permite uma análise dinâmica do anel velofaríngeo, especialmente se combinada com a gravação da voz do paciente. No entanto, tem a limitação da radioatividade, já que os pacientes são estudados com raios X dinâmicos, compondo um filme.

Existe também a xerorradiografia, que seria como a telerradiografia, só que o que se obtém são imagens impressas em papel das radiografias realizadas durante o repouso e a emissão vocal, porém tem o enorme incoveniente de necessitar de radioatividade excessiva para sua realização.

Tanto a tomografia computadorizada como a ressonância nuclear magnética são ainda pouco utilizadas, apesar da boa qualidade dos cortes axiais para a avaliação do perímetro do anel faríngeo nas tomografias e da boa exploração anatômica de partes moles que se obtém à ressonância.

Pode-se ainda lançar mão da eletromiografia da musculatura palatofaríngea e da ultra-sonografia de faringe para estudos complementares de alterações neuromusculares e de movimentação das paredes laterais da faringe. Ambas são ainda de pequena aplicação pela dificuldade técnica e de interpretação.

Repercussões da Insuficiência Velofaríngea

Através de estudos cefalográficos do crescimento facial, observou-se que o crescimento e alongamento da maxila e o movimento da arcada dentária superior para baixo são resultados de deposição óssea progressiva nas superfícies *internas* do osso maxilar, sendo que as superfícies *externas* são reabsorvidas durante o processo.

A porção nasal da maxila e as porções anteriores dos ossos nasais têm seu crescimento orientado por deposições e reabsorções ósseas, de modo a se expandirem para frente, superior e lateralmente (Fig. 17.8).

Sendo assim, o crescimento do terço médio da face seria "guiado" pelo septo e avanço da maxila.

Outro princípio básico no desenvolvimento facial é a contenção muscular, especialmente pela musculatura labial (músculos orbicular e bucinador), moldando o tamanho e o formato da arcada dentária.

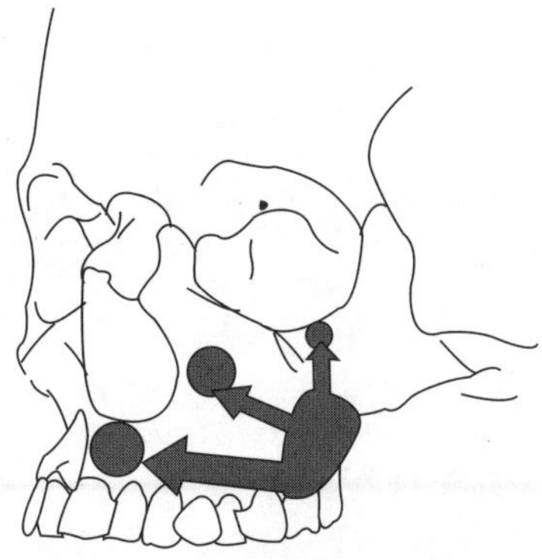

FIGURA 17.8 – Zonas de reabsorção óssea que direcionam o crescimento da estrutura facial.

Nos indivíduos com fissuras labiopalatinas, ocorre um desarranjo na orientação do crescimento facial, já que o septo está acoplado a apenas um dos lados da maxila e não existe uma cintura muscular adequada.

ALTERAÇÕES OTORRINOLARINGOLÓGICAS

Otológicas

Toda estrutura muscular palatina está alterada, incluindo-se o músculo tensor do véu palatino, responsável pela abertura da tuba auditiva. Esses pacientes desenvolvem, com maior freqüência, otites serosas de repetição, requerendo, muitas vezes, colocações repetidas de tubos de ventilação. Podem, assim, apresentar com maior facilidade, seqüelas como timpanoscleroses, perfurações timpânicas, otites médias crônicas, colesteatomas e perdas auditivas neurossensoriais, além das perdas condutivas (mais comuns).

Nasais

Os desvios septais acarretam alterações no desenvolvimento facial, as quais já foram comentadas. A grande controvérsia é a ocasião em que se deve corrigi-los. Há cirurgiões adeptos da conduta expectante, até o desenvolvimento completo dos ossos nasais, e outro grupo, mais atual, favorável à correção precoce, baseado no princípio de que o septo nasal seria o eixo do desenvolvimento facial e também baseados no apuro das técnicas cirúrgicas, que não representariam riscos aos centros de crescimento ósseo nasais.

Laríngeas

Palatos não reparados ou incompetentes resultam em voz anasalada, escape de ar nasal e pouca projeção vocal. Os pa-

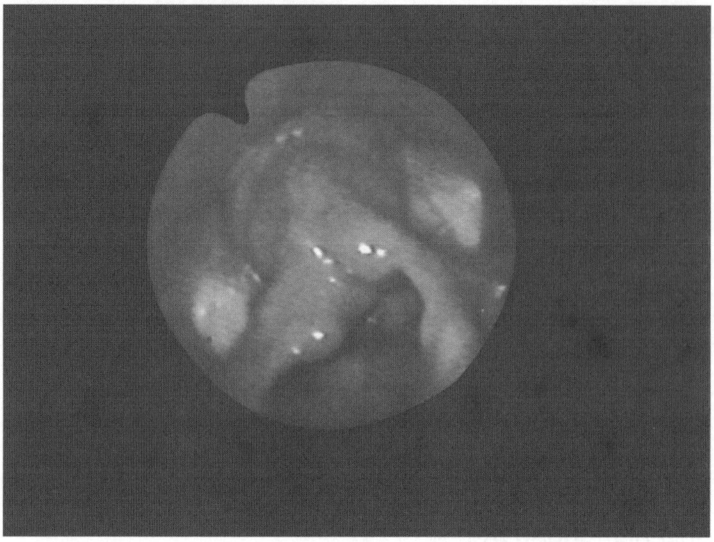

FIGURA 17.9 – Laringoscopia de criança com fissura labiopalatina.

cientes muitas vezes desenvolvem mecanismos compensatórios, sobrecarregando as estruturas laríngeas.

Existem poucos estudos a respeito, apesar do grande número de pacientes com insuficiência velofaríngea e disfonia.

As alterações tróficas mais observadas são as hiperemias e nódulos das pregas vocais, porém as falhas mais freqüentes são de ordem funcional, como ataque vocal brusco, articulação cruzada (sobreposição de uma aritenóide sobre a outra à fonação) e uso sistemático das pregas vestibulares (FIG. 17.9).

Essas alterações provavelmente traduzem tentativas de compensação do escape de ar que ocorre nestes pacientes.

ALTERAÇÕES FONOARTICULATÓRIAS

Os distúrbios articulatórios nesses pacientes se devem à pressão intra-oral inadequada, agravados por alterações da arcada dentária, maloclusão e distúrbios da audição.

É importante frisar que, uma vez adquiridas, essas adaptações são de difícil correção. As principais alterações são:

- Emissão fraca ou anasalada de plosivas e fricativas.
- Posteriorização dos contatos linguais na articulação.
- Maior nasalidade nas vogais antes ou após sons nasais.
- Posição elevada da língua na emissão.
- Sigmatismo lateral ou frontal, devido ao estreitamento da arcada dentária.
- Consoantes labiodentais são substituídas por sons de fricção faríngea.
- Consoantes labiopalatinas são substituídas por golpes de glote.
- Movimentação das asas do nariz para diminuir o escape nasal.

Alterações Odontológicas e Ortodônticas

Odontológicas

São comuns dentes supranumerários malformados, agenesia dentária (Fig. 17.10), hipoplasia de esmalte (nos incisivos próximos à fissura), gengivites, mordidas cruzadas e cáries.

Ortodônticas

O tratamento ortodôntico destes pacientes visa compensar as falhas ósseas, prevenir maiores deformidades e prepará-los para a cirurgia corretiva.

A abordagem ortodôntica é realizada desde o recém-nascido com o uso de obturadores, cujas funções seriam manter a arcada dentária e o arco maxilar alinhados. Acredita-se que a presença dos obturadores estimule o crescimento palatino, mantendo a língua em sua posição usual. Ainda não existem, contudo, estudos que demonstrem a repercussão dos obturadores no desenvolvimento médio facial a longo prazo.

Durante a dentição decídua, devido ao colapso maxilar, observa-se mordidas cruzadas, com a arcada inferior adiante da superior. Nesta fase (5 a 6 anos), inicia-se a expansão palatina, com placas removíveis, que vão sendo readaptadas de acordo com o crescimento facial e os resultados cirúrgicos.

Nos casos em que existe fissura alveolar, a expansão é adiada, realizada próxima à data de enxerto ósseo na região. Isso porque, com a expansão, cria-se uma "fístula" oronasal maior e o cirurgião terá uma idéia mais exata do tamanho do enxerto a ser utilizado.

Na fase da dentição mista (8 a 9 anos) ocorrem a maior parte das cirurgias de colocação de enxerto ósseo, pois é cedo o sufi-

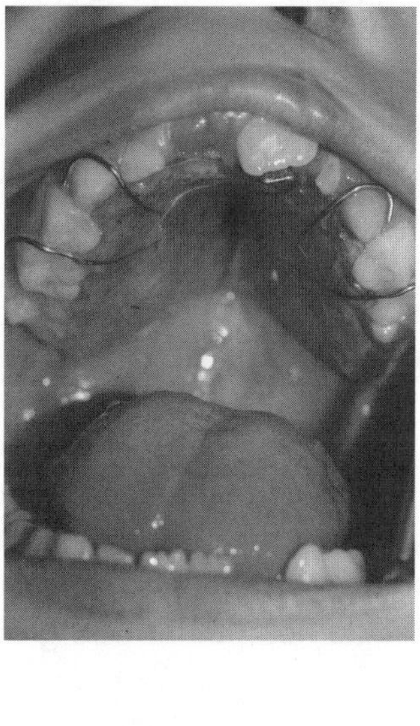

Figura 17.10 – Agenesia dentária junto com apinhamento.

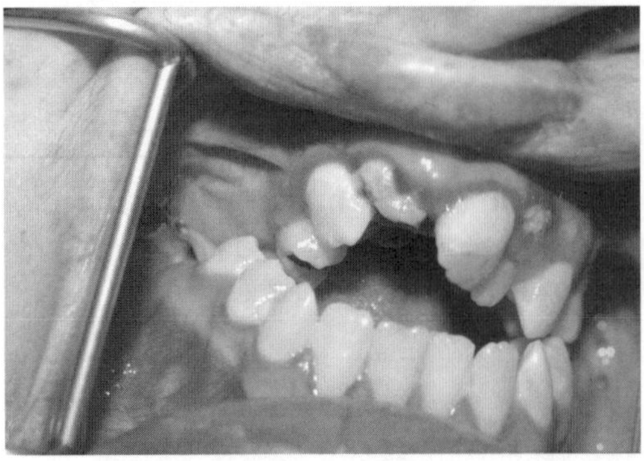

FIGURA 17.11 – Hipoplasia dentária com apinhamento severo.

ciente para permitir a erupção dos caninos permanentes e tarde o suficiente para evitar interferências com o crescimento maxilar, que se completa nesta idade.

Por volta dos 11 até os 14 anos, quando a dentição permanente se completou e as cirurgias corretivas já foram realizadas, pode-se optar por uma ortodontia convencional, até mesmo com aparelhos fixos e próteses (FIG. 17.11).

ALTERAÇÕES DE CRESCIMENTO E DESENVOLVIMENTO

Se não houver síndromes associadas, uma criança com fissura não apresenta, estatisticamente, alterações em seu crescimento intra-uterino.

É comum que haja uma dificuldade inicial de ganho de peso pela dificuldade de alimentação destas crianças, o que se estabiliza após uma correta orientação dos pais, do uso de próteses e das cirurgias.

Crianças com fissura palatina isolada ou labiopalatina unilateral apresentam um déficit ponderal, cuja patogenia ainda é interrogada. Estatisticamente, este fato não ocorre em casos de fissuras labiais isoladas ou fissuras labiopalatinas bilaterais. Estudos sobre as taxas de homônimo de crescimento nestes pacientes têm sido realizados na tentativa de explicar estes dados estatísticos, sem sucesso.

Observa-se também um certo retardo psicomotor e de atenção, atribuíveis à segregação social que estes pacientes muitas vezes sofrem.

Aconselhamento Genético

Há, sabidamente, heterogeneidade nos padrões de fissura e dificuldade na sua elucidação. Acredita-se que seja resultado de heranças multifatoriais ou multigênicas, associadas ou não a agentes ambientais.

Podemos definir três grupos de padrões:

a) Sindrômicos – Há cerca de 150 síndromes onde ocorrem fissuras. Uma vez identificadas, os riscos de recorrência podem ser previstos usando-se padrões mendelianos.

b) Familiar – Quando há parentes de primeiro ou segundo grau com fissura, o risco de recorrência fica em torno de 16%.

c) Isolados – Não se identificou nenhuma síndrome, não há história familiar. São os casos mais comuns (70 a 80%) e a recorrência seria de 1 a 3%.

Classificação

Davis & Ritchie

Adotam como referência os alvéolos dentários:

- As pré-alveolares acometem só lábio (FIG. 17.12), podendo ser unilaterais, bilaterais (FIG. 17.14) ou medianas, dependendo da posição da fissura.
- As pós-alveolares ocorrem somente na parte palatina, afetando o palato mole isoladamente ou em associação com palato duro. As fissuras submucosas, onde só se constata diástase muscular, com mucosa palatina íntegra, entram neste grupo.
- As alveolares, ou seja, as que afetam a arcada dentária, determinando "gaps", também podem ser uni, bilaterais ou medianas, de acordo com sua posição. Ocorrem combinadas com fissuras labiopalatinas (FIG. 17.13).

Veau

Adota como limite anatômico o forame incisivo.

- As do Tipo I acometem só palato mole.
- As de Tipo II, palato duro e mole, até o forame incisivo.

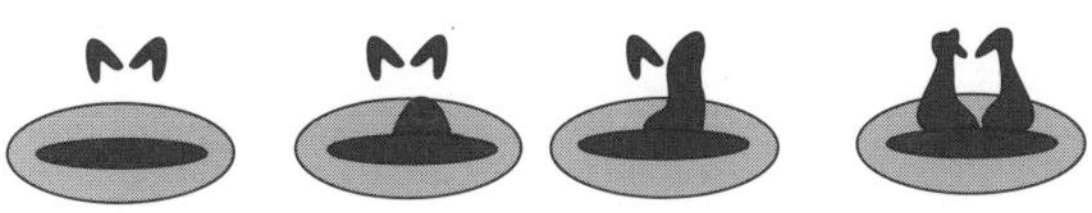

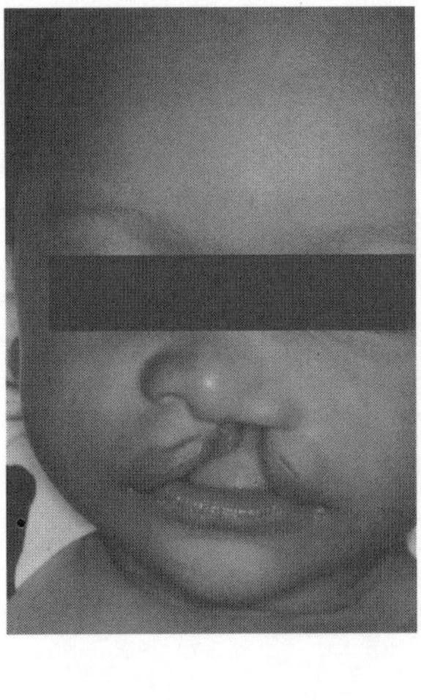

FIGURA 17.12 – Diversos tipos de fissuras labiais.

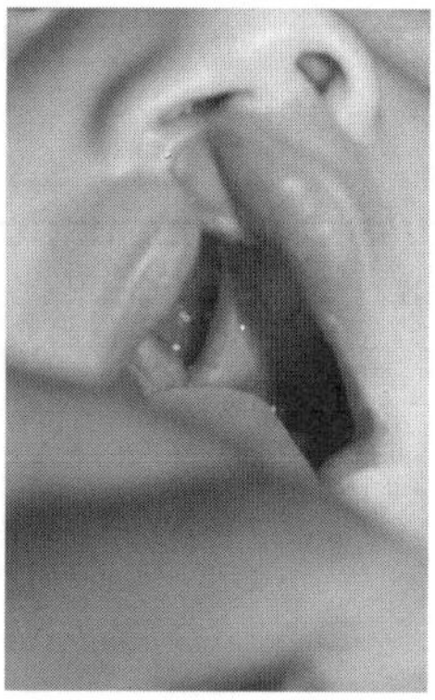

FIGURA 17.13 – Fissura labiopalatina completa.

Nota-se que os Tipos I e II de VEAU correspondem às pós-alveolares de DAVIS.

- As do Tipo III são as unilaterais completas, que vão da úvula até o forame incisivo, na linha média, e até a posição do futuro incisivo lateral de um dos lados.
- As do Tipo IV são as bilaterais completas, semelhantes às anteriores, mas estendendo-se aos alvéolos dos incisivos laterais bilateralmente, mantendo a pré-maxila suspensa no septo nasal.
- As do Tipo III e IV seriam as chamadas de alveolares por DAVIS.

Na classificação de VEAU, as fissuras labiais isoladas não têm espaço.

Kernaham & Stark, Simplificada por Spina

É a classificação atualmente aceita pela Associação Americana de Fissura Palatina e a mais utilizada em nosso país. Nesta classificação, há lugar para todos os tipos de fissura.

Grupo I – Pré-forame: de lábio com ou sem comprometimento alveolar.

- *Unilateral total (direita ou esquerda)* – Afeta lábio e alvéolos dentários.

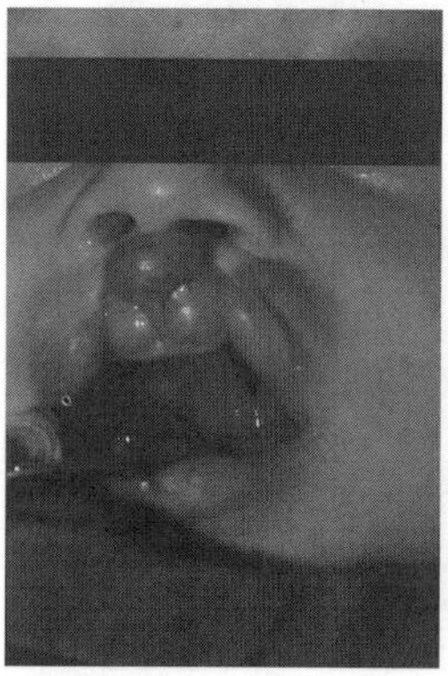

FIGURA 17.14 – Fissura labial bilateral.

- *Unilateral parcial (direita ou esquerda)* – Só lábios.
- *Bilateral total* – Lábios e alvéolos bilateralmente.
- *Bilateral parcial* – Lábios bilateralmente.
- *Mediana total* – Lábios e alvéolos na linha média.
- *Mediana parcial* – Só lábio medialmente.

Grupo II – Transforame, afetando lábio, alvéolo e palato.

- *Unilateral (direita ou esquerda)* – Seria o Tipo III de VEAU.
- *Bilateral* – Seria o Tipo IV de VEAU.

Grupo III – Pós-forame, só acometem palato.

- *Total* – Palato duro e mole.
- *Parcial* – Mole.

Grupo IV – Fissuras faciais raras, que afetam outras estruturas faciais, além de lábio e palato.

Abordagem Cirúrgica

Existe um leque enorme de opções cirúrgicas quando se trata de fissuras labiopalatinas. Isso reflete a complexidade do problema e as inúmeras variações individuais que podem apresentar.

Com os avanços tecnológicos para avaliação destes pacientes e com o surgimento de vários estudos acerca do crescimento facial, mais e mais se questiona quando e como operar estes indivíduos.

Quanto à cirurgia primária, que estabelece o fechamento labial, não há grande polêmica e convencionou-se fazê-la o mais brevemente possível, por volta do 2º ou 3º mês de idade. Segue-se a "regra dos 10": 10 pounds (± 5 kg) de peso, 10 mg% de hemoglobina e 10 meses de idade. A precocidade da cirurgia traz vantagens estéticas, adaptativas (facilita alimentação) e de desenvolvimento facial, já que a musculatura labial funciona como uma "cinta" de contenção no avanço da maxila, prevenindo maiores deformidades dentárias e faciais.

Apesar do Consenso de 1990 da Academia Americana de Fissura Palatina ter determinado que a cirurgia secundária, aquela que estabelece o fechamento palatino, está indicada por volta de 1 ano de idade, ainda há controvérsias.

A fala e a audição melhoram com o reparo palatino antes dos 2 anos de idade, mas uma cirurgia precoce pode afetar de forma indesejada o crescimento mesofacial.

Outra polêmica é o fechamento simultâneo do palato duro e mole. Alguns cirurgiões acreditam que, à semelhança do lábio, o palato mole serviria como uma potente "cinta" e promoveria um avanço adequado do palato duro, o que ocorreria com maior facilidade se este último permanecesse sem reparo até uma idade mais avançada (10 a 12 anos), quando o crescimento mesofacial já estaria definido. Para este grupo de autores, o fechamento do palato mole poderia ser simultâneo à correção labial (3 a 4 meses de idade).

Outro grupo defende o fechamento palatino único (duro e mole), baseados no fato de que as alterações fonoarticulatórias são mais facilmente tratadas e compensadas em idades mais precoces. Mesmo com reparo precoce, nem todos os problemas fonoarticulatórios subseqüentes são amenizáveis com a fonoterapia, exigindo um estudo periódico da voz, com gravações, endoscopias e videofluoroscopia.

Deve-se ter em mente que existem próteses para oclusão das fissuras que evitariam maiores distúrbios de comunicação e promoveriam um bom resultado cirúrgico posterior por estimularem o crescimento palatino.

A cirurgia corrige a hipernasalidade e o escape nasal, que são os mecanismos primários da insuficiência. As demais correções vêm da terapia fonoarticulatória.

Algumas das técnicas cirúrgicas de que dispomos são:

Aumento da Parede Posterior da Faringe

São técnicas usadas quando há boa mobilidade do palato, com comprimento suficiente deste e pequenas falhas de fechamento.

• Faringoplastia à Hynes

Baseia-se na confecção de dois retalhos miomucosos de pedículo superior da parede póstero-lateral da faringe, englobando a mucosa faríngea e o músculo salpingofaríngeo. Cria-se uma área cruenta, receptora, incisando-se a mucosa imediatamente acima da adenóide. Esta técnica permite um estreitamento do anel velofaríngeo e promove um aumento da parede posterior da faringe, com bons resultados quando o "gap" varia entre 3 e 5 mm.

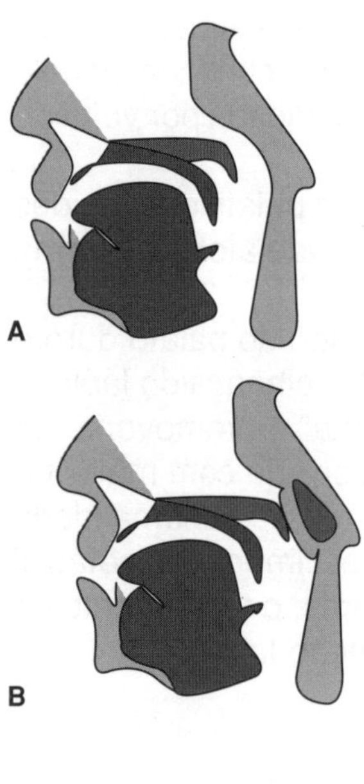

FIGURA 17.15 – Quando o palato mole é curto (**A**), mas se eleva, a colocação de qualquer substância para aumentar a parede posterior da faringe pode ser suficiente para completar a oclusão (**B**).

• Inclusão na Parede Posterior da Faringe

São usados silicone sólido, teflon, proplast, que são modelados no ato operatório, de acordo com o "gap" ântero-posterior. Só são utilizados para falhas de até 10 mm. Disseca-se um retalho miomucoso de orifício superior no nível da primeira vértebra cervical, de 5 a 6 cm de extensão, onde é confeccionada uma bolsa para receber o material de inclusão (FIG. 17.15).

Retalhos Faríngeos

Nestes casos, um retalho da parede posterior da faringe é suturado ao palato. Em crianças, pode comprometer o desenvolvimento mesofacial. O retalho deve estar situado no nível da primeira vértebra cervical, onde há maior intensidade de movimentação da medializacão das paredes laterais da faringe. Esta área, no ato cirúrgico, corresponde à área de transição entre a mucosa faríngea e o tecido adenóide.

Existem retalhos de pedículo superior (mais utilizados) e os de pedículo inferior (que vêm sendo abandonados), pois não se consegue, muitas vezes, cobertura mucosa para toda área cruenta, desencadeando processo de cicatrização por segunda intenção e conseqüente retração cicatricial e tubulização de retalho (FIGS. 17.16 e 17.17).

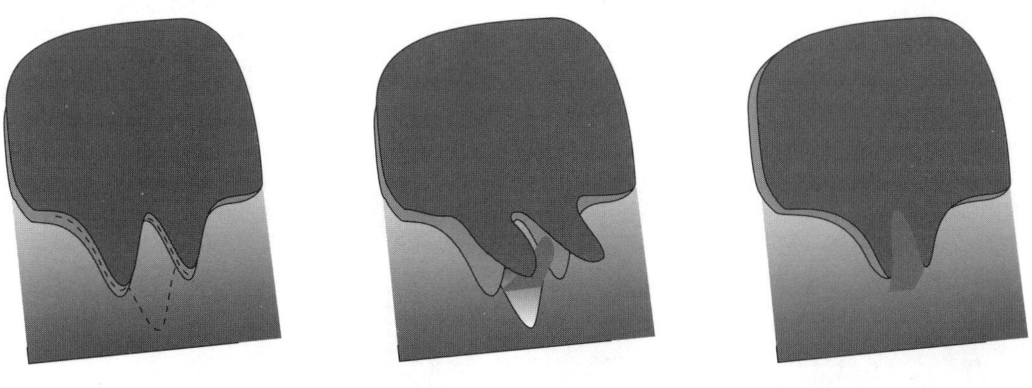

A **B** **C**

FIGURA 17.16 – Os retalhos da parede posterior da faringe podem ser confeccionados por dentro de um jaquetão de mucosa do palato mole (**A**, **B** e **C**).

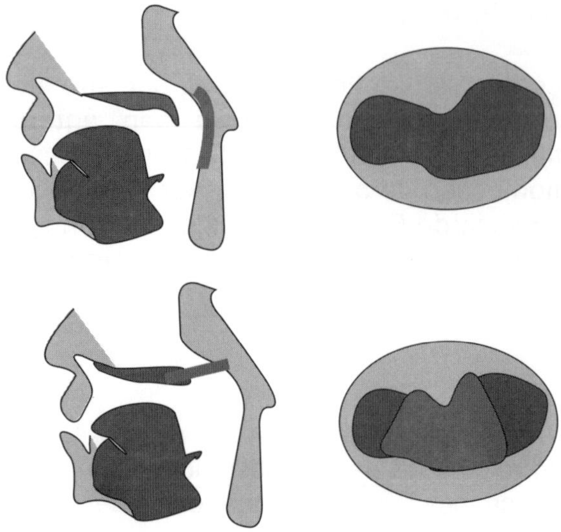

Figura 17.17 – Qualquer retalho deve ser grande o suficiente para fechar a rinofaringe com o movimento da parede lateral e não causar estase de secreções nasais.

Retroposição do Palato ("Push-back")

Visa levar o palato mole a uma posição mais posterior, próximo à parede posterior da faringe, à custa de tecido do palato duro. É usada em casos de insuficiência intermediária, com mobilidade razoável do palato, comprimento médio e falhas de oclusão de até 15 mm. Há três técnicas mais usadas (ver Figs. 17.18, 17.19 e 17.20):

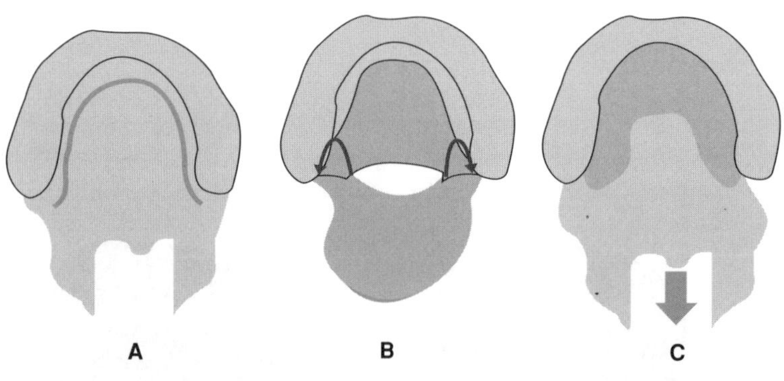

Figura 17.18 – Nesta técnica, um retalho de mucosa palatina é elevado (**A**) e tracionado posteriormente (**B**) para ser suturado mais para trás e alongar o palato (**C**).

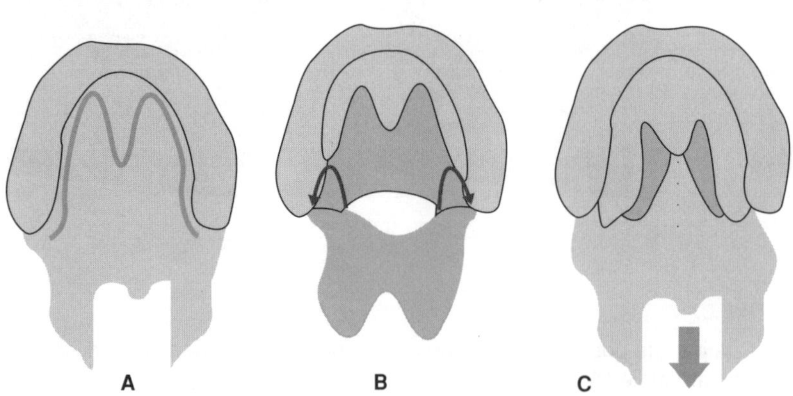

Figura 17.19 – **A**, **B** e **C**) O conceito aqui é o mesmo que da Figura 17.18, porém a incisão é em "M".

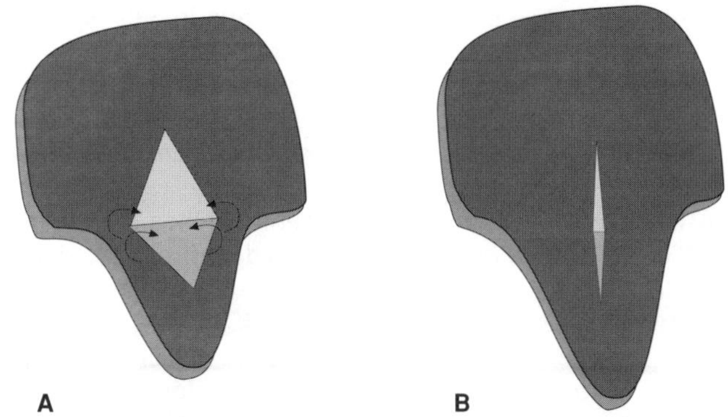

FIGURA 17.20 – Uma incisão de dois triângulos com mesma base é feita (**A**) para depois ressuturar os tecidos profundos com nova direção de fibras (**B**).

Mobilizacão dos Músculos Elevadores do Palato

Indicada nos casos de palato longo e com boa mobilidade, "gap" pequeno, pequena inserção anterior dos músculos elevadores, próxima à borda do palato duro. Nesta técnica, corrige-se a inserção anômala da musculatura palatina, desinserindo e reorientando as fibras musculares, suturando-as em uma posição semelhante à anatomia normal.

Bibliografia

ARNOLD, W.H. *et al.* – Location and distribution of epithelial pearls and tooth buds in human fetuses with cleft lip and palate. *Cleft Palate Craniofac. J.*, **35**(4):359-365, 1998.

BELLADONNA, M.; BALBI, P.; BOVONE, S.; VERRINA, G. – Le schisi submucose del palato. *Minerva Pediatrica*, **41**(9):485-490,1989.

BIRCH, N.; SOMMERLAD, B.C.; BHATT, A. – Image analysis of lateral velopharyngeal closure in repaired cleft palates and normal palates. *Brit. J. Plast. Surg.*, **47**(6):400-405, 1994.

BOORMAN, J.G. – Treatment of cleft lip and/or palate in the UK. *Br. J. Plast. Surg.*, **51**(3):167-168, 1998.

CAOUETTE-LABERGE, L. & OTTENSMEYER, M.I. – De Remont et Y Larocque. La compétence vélopharyngée estelle stable avec la croissance chez les patients porteurs de fente palatine? *Chirurgie Pediatrique*, **30**(2):88-90, 1989.

CHUANGSUWANICH, A. *et al.* – Epidemiology of cleft lip and palate in Thailand. *Ann. Plast. Surg.*, **41**(1):7-10, 1998.

DEGITZ, S.J. *et al.* – Mesenchymal changes associated with retinoic acid induced cleft palate in CD-1 mice. *J. Craniofac. Genet. Dev. Biol.*, **18**(2):88-99, 1998.

FINKELSTEIN, Y.; LERNER, M.A. *et al.* – Nasopharyngeal profile and velopharingeal valve mechanism. *Plastic and Reconstructive Surgery*, **92**(4):603-614, 1993.

ISBERG, A.; REN, Y-F.; HENNINGSSON, G.; McWILLIAM, J. – Facial growth after pharyngeal flap surgery in cleft palate patients. *A Five-Year Longitudinal Study Scandinavian Journal of Plastic and Reconstructive Sugery and Hand Surgery*, **27**(2):119-126, 1993.

ISHIKAWA, H. *et al.* – Scar tissue distribution on palates and its relation to maxillary dental arch form. *Cleft Palate Craniofac. J.*, **35**(4):313-319, 1998.

JAMES, N.K.; TWIST, M.; TURNER, M.M.; MILWARD, T.M. – An audit of velopharyngeal incompetence treated by the orticochea pharyngoplasty. *Brit. J. Plast. Surg.*, **49**(4):197, 1996.

KAJII, T. *et al.* – Mosaic variegated aneuploidy with multiple congenital abnormalities: homozygosity for total premature chromatid separation trait. *Am. J. Med. Genet.*, **78**(3):245-249, 1998.

KUNKEL, M. *et al.* – Objective evaluation of velopharyngeal function by acoustic reflection measurements. *Mund Kiefer Gesichtschir.*, **2**(Suppl. 1):S158-S162, 1998.

LAITINEN, S.H. *et al.* – Sizes of dental arches in young adult patients with Pierre Robin sequence and isolated cleft palate. *Acta. Odontol. Scand.*, **56**(2):85-89, 1998.

LIDRAL, A.C. *et al.* – Association of MSX1 and TGFB3 with nonsyndromic clefting in humans. *Am. J. Hum. Genet.*, **63**(2):557-568, 1998.

MAES, S. *et al.* – Impact of ultrasound for facial cleft on mother-child relationships. *Ann. N. Y. Acad. Sci.*, **847**:249-251, 1998.

MIRLORHI, H.; KELLY, S.W.; MANLEY, M.C.G. – New techinique for assessment of velopharyngeal function. *Med. Biol. Eng. Comp.*, **32**(5):562-566, 1994.

MONTENEGRO, A.M. *et al.* – Differences in extracellular matrix components and cell density during normal and dexamethasone-treated secondary palate development in two strains of mice with different susceptibility to glucocorticoid induced-clefting. *J. Craniofac. Genet. Dev. Biol.*, **18**(2):100-106, 1998.

MORRIS, H.L.; BARDACH, J.; JONES, D.; CHRISTIANSEN, J.L.; GRAY, S.D. – Clinical results of pharyngeal flap surgery: The Iowa experience. *Plast. Reconst. Surg.*, **95**(4):652-662, 1995.

PANTER, K.E. *et al.* – Teratogenic and fetotoxic effects of two piperidine alkaloid-containing lupines (L. formosus and L. arbustus) in cows. *J. Nat. Toxins.*, **7**(2):131-140, 1998.

PAUL, T. *et al.* – Oral and dental health status of children with cleft lip and/or palate. *Cleft Palate Craniofac. J.*, **35**(4):329-332, 1998.

PEAT, B.G.; ALBERY, E.H.; JONES, K.; PIGOTT, R.W. – Tailoring velopharyngeal surgery: the influence of etiology and type of operation. *Plast. Reconst. Surg.*, **93**(5):948-953, 1994.

PEZZETTI, F. *et al.* – A locus in 2p13-p14 (OFC2), in addition to that mapped in 6p23, is involved in nonsyndromic familial orofacial cleft malformation. *Genomics*, **50**(3):299-305, 1998.

PIGOTT, P.W. – Velopharyngeal (speech) disorder (VP (S)D) without overt cleft palate. *Brit. J. Plast. Surg.*, **47**(4):223-229, 1994.

REN, Y-F. & WANG, G-H. – A modified palapharyngeous flap operation and its application in the correction of velopharyngeal incompetence. *Plast. Reconst. Surg.*, **91**(4):612-617, 1993.

SHAW, G.M. *et al.* – Infant TGF-alpha genotype, orofacial clefts, and maternal periconceptional multivitamin use. *Cleft Palate Craniofac. J.*, **35**(4):366-370, 1998.

STAL, S. *et al.* – Classic and occult submucous cleft palates: a histopathologic analysis. *Cleft Palate Craniofac. J.*, **35**(4):351-358, 1998.

THOMAS, T. *et al.* – A signaling cascade involving endothelin-1, dHAND and Msx1 regulates development of neural-crest-derived branchial arch mesenchyme. *Development*, **125**(16):3005-3014, 1998.

VAN DOORN, J. *et al.* – Nasalance levels in the speech of normal Australian children. *Cleft Palate Craniofac. J.*, **35**(4):287-292, 1998.

WAI, A.W. *et al.* – Disrupted expression of matrix genes in the growth plate of the mouse cartilage matrix deficiency (cmd) mutant. *Dev. Genet.*, **22**(4):349-358, 1998.

WEDGWOOD, D. – Cleft palate services. *Br. Dent. J.*, **184**(12):578, 1998.

Capítulo 18

Abordagem Fonoaudiológica nas Fissuras Labiopalatinas e Inadequações Velofaríngeas

REJANE APARECIDA DE LIMA
LILIANE PEREIRA MACHADO
LÍDIA D'AGOSTINO

A parte nasal da faringe abrange o véu palatino, as paredes laterais e a parede posterior da faringe, determinando um espaço funcional que permite a passagem do ar durante a respiração nasal. O fechamento adequado do esfíncter velofaríngeo no processo de produção dos sons orais da fala permite que toda corrente aérea sonorizada seja direcionada para a cavidade oral, na qual, pela ação dos elementos articulatórios, produzirá uma emissão com ressonância equilibrada. SKOLNICK e cols. (1973) demonstraram a natureza esfinctérica do mecanismo velofaríngeo e a variação individual na participação do véu, paredes laterais e posterior da faringe. Foram os primeiros a categorizar os padrões de fechamento velofaríngeo em coronal, sagital e circular.

SHPRINTZEN e cols. (1974) observaram dois padrões de fechamento velofaríngeo, denominados *pneumático* e *não pneumático*. O primeiro ocorre durante a fala, sopro e assobio, com movimentação das paredes laterais da faringe apenas na altura da movimentação velar. O segundo padrão ocorre durante o reflexo de vômito e deglutição, com amplos movimentos de paredes laterais da faringe em toda extensão.

Quando ocorre uma falha no fechamento velofaríngeo, há um acoplamento entre as cavidades nasal e oral, resultando em escape nasal durante a fala e determinando a qualidade nasal da voz.

LANG & KIPFMUELLER (1969) definiram a *incompetência velofaríngea* como a incapacidade funcional de fechamento velofaríngeo, na qual as estruturas anatômicas encontram-se aparentemente íntegras, e a *insuficiência velofaríngea* como sendo a incapacidade de fechamento velofaríngeo decorrente da falta de tecido necessário ao fechamento velofaríngeo completo. A incompetência velofaríngea pode estar associada tanto à presença de seqüelas funcionais resultantes de comprometimentos anatômicos anteriores, como nos casos de fissura palatina, quanto à presença de comprometimentos neurológicos, como nos casos de doenças neuromusculares, acidente vascular cerebral (AVC) e traumatismos cranianos.

A distinção conceitual dos componentes da hipernasalidade proposta por GREENE, 1972, define a *nasalidade* como a qualidade nasal da voz durante a emissão de vogais, e o *escape nasal* como a fricção audível de ar nasal durante a emissão dos sons de fala, com exceção dos sons /m/, /n/ e "nh" na Língua Portuguesa que são produzidos com o esfíncter velofaríngeo aberto.

A hipernasalidade é classificada como *componente primário da insuficiência velofaríngea*, enquanto as alterações articulatórias compensatórias são classificadas como *componentes secundários da insuficiência velofaríngea*. A terapia fonoaudiológica visa adequar os *componentes secundários da insuficiência velofaríngea*. Enfatizamos que a terapia fonoaudiológica não corrige a insuficiência velofaríngea, sendo necessária a intervenção cirúrgica ou protética (bulbo de fala).

O trato vocal abrange as cavidades faríngea, oral e nasal, estendendo-se como um tubo desde a laringe até a boca e mais superiormente o nariz. Nele encontramos três esfíncteres que oferecem obstrução à passagem do fluxo aéreo pulmonar para a produção de um som articulado. São eles: glote, parte nasal da faringe, e língua e lábios. O indivíduo portador de insuficiência velofaríngea procura controlar o fluxo de ar pela constrição na parte laríngea e faríngea, uma vez que sabe que irá falhar mais superiormente na parte nasal da faringe, acarretando alterações laríngeas como fendas glóticas, nódulos vocais e constrição das estruturas laríngeas durante a fonação, que podem ser consideradas também como *componentes secundários da insuficiência velofaríngea*.

Os sons consonantais da fala são determinados por pontos articulatórios:

- *bilabiais* (/p/, /b/ e /m/);
- *línguo-alveolares* (/t/, /d/, /n/,/r/, /l/, /s/, /z/);
- *dentolabiais* (/f/ e /v/);
- *palatoalveolares* ("ch" e "j");
- *velares* (/k/, /g/ e /x/).

e por modos articulatórios:

- *plosivos* (/p/, /b/, /t/, /d/, /k/ e /g/);
- *nasais* (/m/, /n/ e "nh");
- *fricativos* (/s/, /z/, /f/, /v/, "ch"e "j");
- *laterais* (/l/ e "lh")
- *vibrantes* (/r/ e /x/).

Podemos caracterizar as alterações como de *ponto* e de *modo articulatórios*.

A alteração compensatória do ponto articulatório à insuficiência velofaríngea mais comumente encontrada é a realização dos sons línguo-alveolares, como *dorso-médio-palatais*, em que ocorre a elevação do dorso médio da língua em contato com o palato, e a ponta da língua apresenta-se abaixada.

As alterações compensatórias de modo articulatório à insuficiência velofaríngea mais comumente encontradas são os *golpes de glote*, *fricativas faríngeas*, *sigmatismo nasal* e *sincinesia facial*. Os golpes de glote ocorrem principalmente durante a emissão dos sons plosivos da fala /p/, /t/ e /k/, caracterizados por uma abrupta adução das pregas vocais. Pode ocorrer a co-articulação dos sons da fala com o golpe de glote, ou seja, os articuladores estão em posição adequada para a produção do som e ocorre o golpe de glote concomitantemente. As *fricativas faríngeas* ocorrem em substituição aos sons fricativos como /f/, /s/ e "ch", caracterizados por uma fricção audível de ar na região da orofaringe, podendo ocorrer também a co-articulação do som. O sigmatismo nasal caracteriza-se pela elevação da língua e direcionamento de todo o fluxo de ar para a cavidade nasal durante a emissão dos sons fricativos, principalmente /s/ e "ch".

Normalmente, os sons sonoros da fala estão mais preservados do que os sons surdos, devido à participação da fonte glótica (vibração das pregas vocais) associada à fonte friccional (elementos articuladores da cavidade oral). A presença de vibração das pregas vocais durante a produção fonoarticulatória dos sons sonoros funciona como um ponto de constrição no trato vocal, ajudando a manter o controle do fluxo de ar. Na produção dos sons surdos da fala, há apenas a participação da fonte friccional. Portanto, há maior dificuldade em manter o controle do fluxo de ar devido ao maior escape de ar e menor pressão intra-oral durante a produção fonoarticulatória destes sons. As sincinesias faciais ocorrem quando o indivíduo tenta controlar o escape de ar nasal pela constrição das válvulas nasais durante a fala, sendo indicativo da presença de "gap" no fechamento velofaríngeo.

Diagnóstico da Inadequação Velofaríngea

O primeiro diagnóstico da inadequação velofaríngea é clínico, detectando-se sinais como qualidade vocal predominantemente nasal, distúrbios articulatórios caracterizados principalmente por substituições glóticas e presença de otite média secretora. Esses sinais combinados podem ser indício da presença de insuficiência velofaríngea, que será confirmada através de uma avaliação objetiva para se verificar o grau desta insuficiência (ROCHA, 1988).

Avaliação Fonoaudiológica

Avaliação Clínica

Hipernasalidade – Qualidade de voz caracterizada pela dissipação de energia pelo trato vocal durante a fala devido ao acoplamento das cavidades oral e nasal, relacionada à ressonância. Utiliza-se a análise perceptual auditiva da nasalidade da voz, classificando-se em leve, moderada, severa e extrema. Pode-se utilizar também o teste de ressonância "cul de sac" (BZOCH, 1979), no qual pede-se ao paciente que emita a vogal /i/ fechando-se e abrindo-se as narinas com os dedos polegar e indicador. No indivíduo com competência velofaríngea não observamos alterações de ressonância da voz.

Escape de ar nasal – Caracterizado como o fluxo de ar perceptível auditivamente durante a fala. Utiliza-se o espelho de Glatzel colocado horizontalmente abaixo das narinas e pede-se ao paciente que sopre e emita os sons /s/, /f/ e /z/ prolongados isoladamente e associados a vogal /i/. Nestas situações não deve haver embaçamento do espelho. Não devemos realizar essa prova diagnóstica na presença de substituições glóticas, pois ocorrerá um falso-negativo, devido à obstrução do fluxo de ar ocorrer na parte laríngea ou oral e não na parte nasal da faringe.

Distúrbios articulatórios – Avaliando-se o sistema fonético para detectar substituições glóticas, como golpe de glote, fricativas faríngeas, sincinesias faciais, ronco nasal, sigmatismo nasal e co-articulação. A presença das substituições glóticas podem ser indício de insuficiência velofaríngea; contudo, podemos estar diante de uma incompetência velofaríngea, pois quando o indivíduo não articula corretamente o som da fala, não realiza o fechamento velofaríngeo completo, mesmo que anatomicamente esteja apto a realizá-lo. Por esse motivo, as alterações articulatórias persistentes após terapia fonoarticulatória adequada serão consideradas um sinal de insuficiência velofaríngea.

Avaliação Objetiva

A avaliação objetiva é realizada para o diagnóstico do grau da insuficiência velofaríngea, sendo a videofluoroscopia e a nasolaringofibroscopia as mais utilizadas. Cada exame tem suas vantagens e limitações. O ideal será a combinação dos dois para a avaliação dinâmica da fala e da deglutição.

Após o resultado da avaliação do grau da insuficiência velofaríngea, o próximo passo é determinar a conduta imediata, cirúrgica ou fonoterápica.

Sugerimos a realização de *provas terapêuticas* durante a realização da avaliação nasolaringoscópica. O treino articulatório (BZOCH, 1979), recurso da voz cochichada (KAWANO e cols., 1982), projeção da língua no fonema /s/ ou emissão de vogais em registro basal (MACHADO, 1996) poderão ser usados em terapia fonoaudiológica quando, pela avaliação nasolaringoscópica, observase melhor fechamento velofaríngeo com esses procedimentos (D'AGOSTINO e cols., 1997).

TRATAMENTO FONOAUDIOLÓGICO NAS FISSURAS LABIAIS

Acompanhamento Fonaudiológico Precoce

O acompanhamento fonoaudiológico precoce nos bebês portadores de malformações craniofaciais tem como objetivo propiciar o desenvolvimento adequado de audição, fala e linguagem. Através da orientação mensal aos pais quanto a estimulação auditiva monoaural e binanural, estimulação de fala e linguagem, visamos o controle dos efeitos negativos da presença de otite média secretora nos primeiros anos de vida e de fatores circunstanciais agravantes, como a superproteção dos pais.

A linguagem é um processo simbólico que possibilita ao indivíduo organizar seu pensamento e, do ponto de vista lingüístico, é essencialmente humano. Para manifestarmos a nossa linguagem, utilizamo-nos de um meio de comunicação (por exemplo, a fala) associado a um código (por exemplo, a Língua Portuguesa). Portanto, a linguagem é diferente da fala. Podemos exteriorizar nossa linguagem por outros meios, como gestos ou símbolos gráficos.

O desenvolvimento da linguagem é constituído de etapas com seus indicadores que são observáveis, seguindo um critério cronológico e sofrendo a interferência de dois fatores: *maturação do sistema nervoso central* e *processo de aprendizagem*. No 7º mês de vida ocorre intervenção da audição decorrente da maturação das vias auditivas centrais, ocorrendo a sistematização da Língua, na qual os fonemas sem significado lingüístico são inibidos e os fonemas da Língua são reforçados. Observamos que os deficientes auditivos neurossensoriais profundos balbuciam até em torno desta idade por atividade reflexa e deixam de fazê-lo por não ocorrer o "feedback" auditivo.

Os bebês portadores de fissura palatina são de risco para o desenvolvimento de perda auditiva, geralmente condutiva e bilateral (JOINT COMMITTE OF HEARING INFANT, 1994), e atraso no processamento auditivo central. Uma vez que a audição está intimamente relacionada com o desenvolvimento da fala e considerando o primeiro ano de vida como o "ano de escuta", é compreensível que a presença de uma perda auditiva, mesmo leve e flutuante, possa interferir neste processo. Apesar de não impedir a aquisição e o desenvolvimento da fala, altera a discriminação auditiva e o aprendizado dos padrões articulatórios pelo canal auditivo. A fisiopatogenia das alterações de orelha média nos indivíduos portadores de fissuras palatinas está relacionada às alterações do mecanismo de abertura da tuba auditiva inerentes à própria anomalia anatômica, provavelmente por inserção anômala ou contração insuficiente do músculo tensor do véu palatino. Contudo, podemos observar que somente a palatoplastia, mesmo quando preconizada precocemente, nem sempre é suficiente para trazer a normalidade de aeração da cavidade de orelha média, necessitando de procedimentos mais específicos, como a colocação do tubo de ventilação. A atenção dos otorrinolaringologistas para este aspecto proporcionará uma intervenção precoce, evitando as conseqüências desta otite desde os primeiros meses de vida no desenvolvimento da audição, ou seja, no desenvolvimento das etapas do processamento auditivo central.

O acompanhamento fonoaudiológico precoce visa também promover a maturação das estruturas orofaciais através da introdução de técnicas alimentares adequadas à idade e estimulação proprioceptiva dos órgãos fonoarticulatórios a fim de desenvolver um bom padrão de tonicidade muscular, postura de lábios e de língua, adequação das funções de respiração, deglutição, mastigação e fala, devendo ser iniciado preferencialmente na maternidade. A realização de uma anamnese, determinação do diagnóstico e prognóstico do caso é importante para o esclarecimento da família em relação à patologia e tratamentos disponíveis.

O uso de sonda nasogástrica fica restrito aos casos com maiores comprometimentos, como na *seqüência de Pierre Robin*, em que há uma micrognatia e glossoptose, acarretando dificuldades respiratórias e nas cardiopatias. Os bebês portadores de fissuras labiopalatinas sem outras patologias associadas têm condições de serem amamentados por via oral, sendo recomendada a amamentação natural complementada por mamadeira, visto que o padrão de sucção nos primeiros meses de vida é realizado basicamente por movimentos verticais de mandíbula associados à movimentação ântero-posterior da língua. Algumas manobras são facilitadoras do processo de alimentação por via oral como:

- Apertar o frasco da mamadeira.
- Pressionar o bico da mamadeira sobre a língua.
- Puxar o bico da mamadeira levemente para fora, sem retirá-lo da cavidade oral.
- Pressionar as bochechas e abaixo da mandíbula.

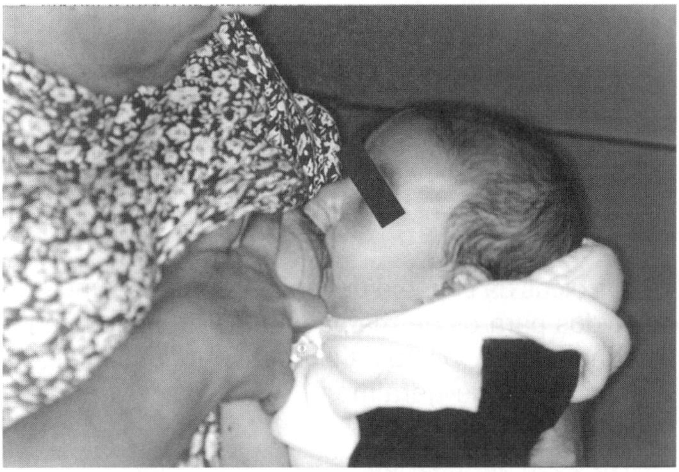

FIGURA 18.1 – Bebê mamando no peito.

A posição de amamentação deve ser a mais ereta possível, evitando-se que o líquido escoa para a orelha média. Deve-se permitir que o bebê eructe durante as mamadas, uma vez que engole mais ar durante a alimentação por mamadeira do que os bebês sem fissura (FIG. 18.1).

Algumas características do bico de mamadeira são facilitadoras do processo de alimentação por via oral como:

- Furo do bico adequado à força de sucção do bebê: o tempo de mamada deve limitar-se a 30min para a quantidade estabelecida para a idade; sem escape pelas comissuras labiais e sem estressar o bebê devido ao esforço exagerado para extração do leite. Normalmente utilizamos o furo em cruz.
- Forma do bico, sendo o mais preconizado o bico ortodôntico (FIG. 18.2), que por ser mais curto, favorece a anteriorização da língua. Restringimos o uso de outros formatos de bico para os casos nos quais a criança não se adapta ao bico ortodôntico, ocorrendo perda significativa de peso (FIG. 18.3).
- Flexibilidade do material de confecção do bico, sendo o de látex preferível ao de silicone.
- Tamanho do bico adequado ao tamanho da cavidade oral.

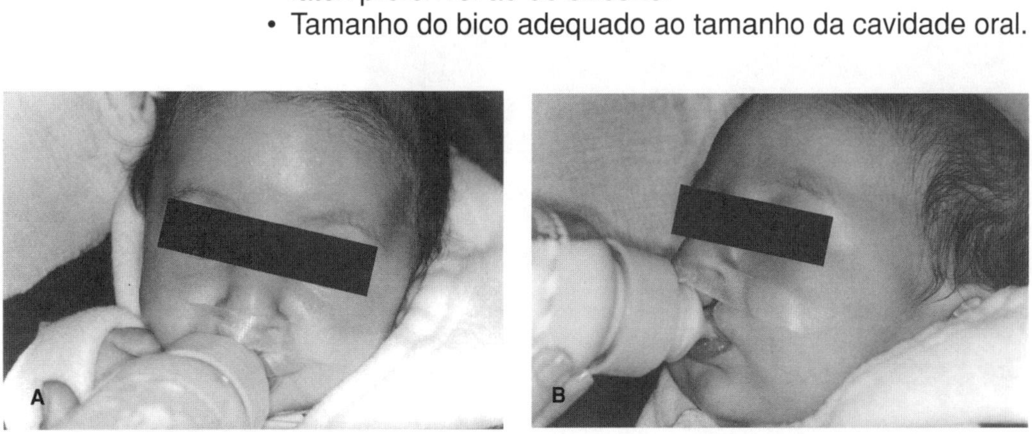

FIGURA 18.2 – **A** e **B**) Bebê mamando na mamadeira com bico ortodôntico.

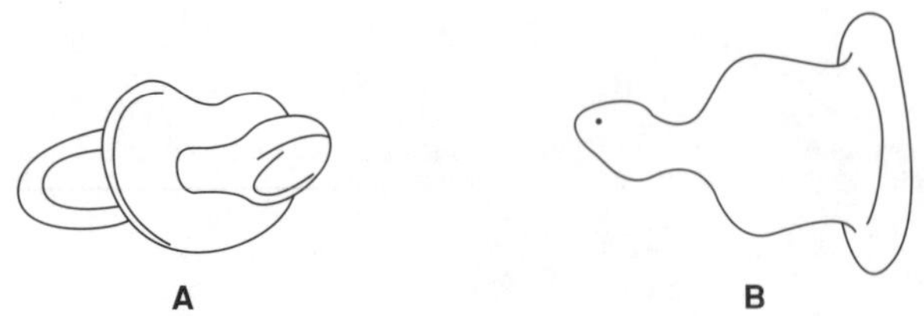

FIGURA 18.3 – Formatos de bicos de chupeta (A) e mamadeira (B) ortodônticos.

Os bicos da chupeta devem seguir os mesmos padrões estabelecidos para os de mamadeira, restringindo seu uso a horas de sono e fome. O uso da chupeta ortodôntica até em torno dos 2 anos de idade geralmente não acarreta alterações dentomiofuncionais, desde que usada com moderação.

No bebê portador de fissuras palatinas, a língua permanece inserida na fissura e conseqüentemente posteriorizada, privando-se do contato com as gengivas. A estimulação proprioceptiva visa fornecer os estímulos sensoriais da parte anterior da cavidade oral, através de massagens extra e intra-orais e através da introdução de diferentes tipos e consistência de alimentos.

O uso da placa palatina, além da função de reorientar o crescimento das lâminas palatinas, favorece a anteriorização da língua, pois não permite que esta se mantenha inserida na fenda (FIG. 18.4). Facilita a amamentação, servindo de apoio para o bico e não permitindo que o fluxo de leite penetre diretamente na cavidade nasal, o que previne infecções. Muitas mães sentem-se mais seguras ao amamentar seus bebês quando estes usam a placa palatina (FIGS. 18.5A e B e 18.6), favorecendo assim o ganho de peso e a interação mãe-filho. O uso da fita transpore sobre os segmentos maxilares (FIG. 18.7) contribui para reorientar o crescimento da pré-maxila, uma vez que simula a cinta muscular anterior. Auxilia na amamentação e oferece apoio à família, enquanto aguarda a cirurgia.

O desenvolvimento neuropsicomotor é acompanhado, pois para um desenvolvimento adequado de fala é imprescindível um

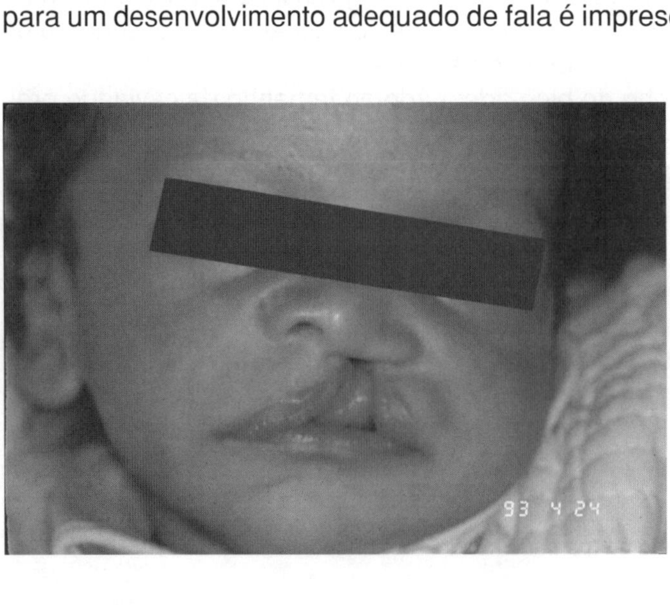

FIGURA 18.4 – Bebê com a língua inserida na fenda.

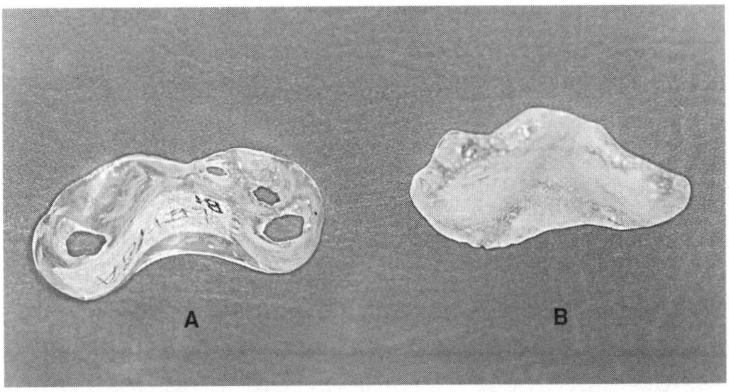

FIGURA 18.5 – **A** e **B**) Placas palatinas.

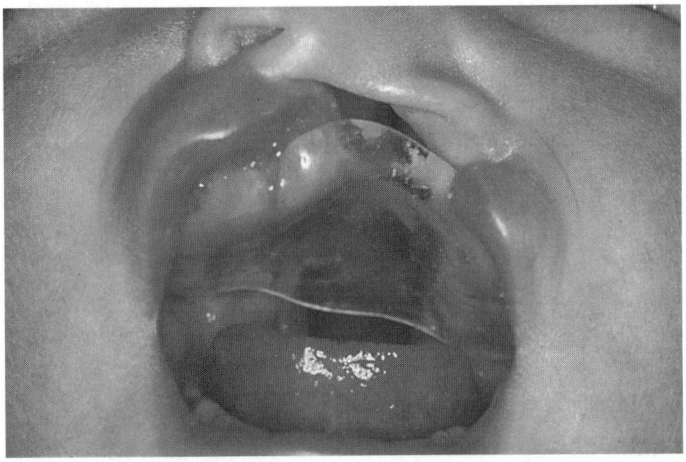

FIGURA 18.6 – Bebê com placa palatina. Observe o prolongamento velar.

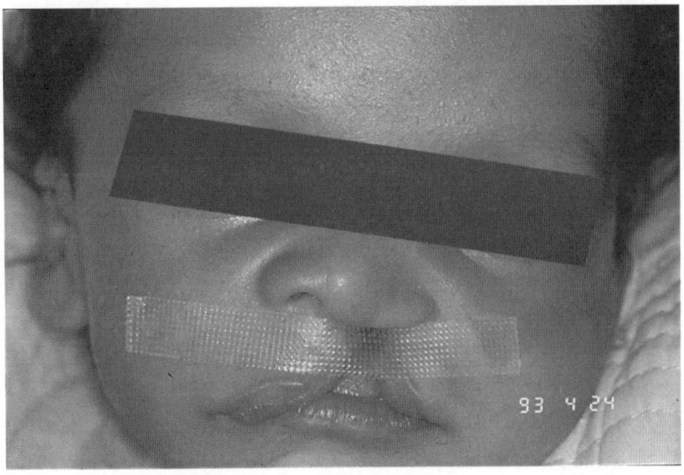

FIGURA 18.7 – Bebê com fita transpore sobre os segmentos maxilares.

sistema nervoso íntegro. Os indivíduos portadores de fissuras labiopalatinas não apresentam discrepância quanto ao desenvolvimento motor, cumprindo as etapas do desenvolvimento adequadamente. Quando detectada alteração neste aspecto, deve ser pesquisada, pois pode haver alguma patologia associada ainda não diagnosticada ou causas circunstanciais.

O programa de acompanhamento fonoaudiológico precoce se estende até em torno do segundo ano de vida da criança com encontros mensais durante o primeiro ano e mais espaçados durante o segundo ano, podendo ser mais freqüentes nas épocas de intervenções cirúrgicas. Em torno dos 2 anos de idade, realizamos uma avaliação de linguagem e de fala que determina se a criança necessita de um acompanhamento fonoaudiológico semanal sistematizado ou segue com orientações à família. A avaliação da qualidade da voz quanto à ressonância é feita clinicamente após a palatoplastia anterior e posterior. A avaliação objetiva através da nasofibroscopia pode ser realizada conjuntamente nesta época. Normalmente, a partir dos 4 anos de idade a criança colabora efetivamente durante o procedimento de avaliação quando lhe é solicitada a repetição das vogais prolongadas, fonemas isolados (/s/, "ch", /f/), sílabas encadeadas (/sisisi/, /chichichi/, /fififi/, /pipipi/), frases com predominância fonêmica, sopro e deglutição.

Tratamento Fonoaudiológico nas Fissuras Palatinas

Realiza-se a avaliação do sistema sensoriomotor oral abordando os aspectos de sensibilidade, tonicidade e mobilidade dos órgãos fonoarticulatórios. Observa-se o comprimento, mobilidade, presença de fístulas e de cicatrizes no palato mole; aspecto da faringe e condição das amígdalas.

A terapia fonoaudiológica visa adequar os componentes secundários da insuficiência velofaríngea: *alterações articulatórias compensatórias* e *disfonia*.

Os enfoques terapêuticos no tratamento das alterações articulatórias compensatórias decorrentes da insuficiência velofaríngea enfatizam a necessidade de apoios táteis e visuais facilitadores para a instalação do fluxo aéreo bucal. Por exemplo, podemos colocar um papel de bala diante dos lábios durante a emissão do fonema /p/ e /s/ ou colocar a mão diante dos lábios durante a emissão dos fonemas "ch" e /f/. Enfatizamos a necessidade do treino auditivo com uso de amplificação sonora nestes indivíduos a fim de que possam controlar auditivamente a produção motora da fala. O uso do registro basal tem mostrado bons resultados para adequação da ressonância nasal (Machado e cols., 1997).

A terapia fonoaudiológica após a correção cirúrgica (faringoplastia ou palatoplastia secundária) deve ser reiniciada quando cede o edema, com 45 dias aproximadamente. Neste momento do tratamento, toda a atenção está voltada para a qualidade da voz, uma vez que a produção fonoarticulatória deve estar dentro da normalidade, respeitando-se os limites impostos pelas seqüelas da patologia. Alguns casos mantêm a qualidade vocal predominantemente nasal, mesmo após a realização de uma faringoplastia com técnicas adequadas ao caso, necessitando da continuidade do acompanhamento fonoaudiológico.

A reabilitação integral dos indivíduos portadores de fissuras labiopalatinas envolve profissionais que atuem interdisciplinarmente desde o berçário, com o objetivo de obtermos resultados positivos ainda em idade bastante precoce. Atualmente, contamos com equipes bem preparadas para lidar com essa patologia e a nossa experiência tem nos mostrado adequado desenvolvimento pôndero-estatural, neuropsicomotor, de audição, de linguagem, de fala e de voz destas crianças ainda em idade pré-escolar.

Bibliografia

BZOCH, K.R. – *Communicative Disorders Related to Cleft Lip and Palate.* Boston, Little Brown, 1979.

D'AGOSTINO, L.; MACHADO, L.P; LIMA, R.A – Fissuras labiopalatinas e insuficiência velofaríngea. **In**: LOPES FILHO, O. *Tratado de Fonoaudiologia.* São Paulo, Editora Roca, 1997.

GREENE, M.C.L. – *The Voice and its Disorders.* Pitman Medical, 1972.

KAWANO, M. *et al.* – Basic guideline for rehabilitation of patients with cleft palate. *Stud. Phonolog.*, **16**:26-36, 1982.

LANG, B.R. & KIPFMUELLER, L.J. – Treating velopharyngeal inadequacy with the palatal lift concept. *Plast. Reconstr. Surg.*, **43**(5):467-477, 1969.

MACHADO, L.P. – *Análise Comparativa da Constrição da Parte Nasal da Faringe em Registro Modal e Basal.* São Paulo, 1996. (Monografia de especialização. UNIFESP/EPM).

MACHADO, L.P.; BELHAU, M.; GUEDES, Z.C.F.; PONTES, P.A.L.; PONTES, A. – Using vocal fry to treat nasality. *Phonoscope*, **1**(1):4, 1997.

ROCHA, D.L. – Insuficiência velofaríngea. **In**: MÉLEGA, J.M.; ZANINI, S.A.; PSILLAKIS, J.M. *Cirurgia Plástica: Reparadora e Estética.* São Paulo, Medsi, 1988.

SHPRINTZEN, R.J.; McCALL, G.N.; SKOLNICK, M.L.; LENCIONE, R.M. – A three dimensional cinefluoroscopic analysis of velopharyngeal closure during speech and nonspeech activities in normals. *Cleft Palate J.*, **11**:412-428, 1974.

SKOLNICK, M.L.; McCALL, G.N.; BARNES, M. – The sphincteric mechanism of velopharyngeal closure. *Cleft Palate J.*, **10**:286-305, 1973.

Capítulo 19

Distúrbios da Deglutição na Criança

André de Campos Duprat
Celina Siqueira Pereira

As principais funções que garantem a vida são a respiração e a alimentação. Os distúrbios da deglutição são afecções freqüentes que podem, em diferentes graus, acometer a qualidade alimentar, prejudicando o crescimento e o desenvolvimento cerebral da criança. Diversos sistemas participam da deglutição: respiratório, digestivo e fonatório, formando uma das unidades neuromusculares mais complexas do corpo humano. Isto exige uma equipe multidisciplinar no acompanhamento destes pacientes, formada pelo gastroenterologista, neurologista, otorrinolaringologista, pediatra, pneumologista, fisioterapeuta, fonoaudiólogo e nutricionista, sendo fundamental uma boa integração entre a equipe e um profissional responsável pela centralização das informações. Serão comentados neste capítulo a etiologia, diagnóstico e tratamento das principais afecções que podem comprometer a qualidade nutricional das crianças.

Fisiologia

A deglutição começa no útero na 12ª semana de gestação, com um débito ao redor de 5 ml/kg de peso por hora. A partir da 10ª semana, as vias respiratórias já têm a sua capacidade de proteção desenvolvida. O movimento de sucção se desenvolve apenas entre o 4º e 8º mês de gestação. Nos recém-nascidos, a

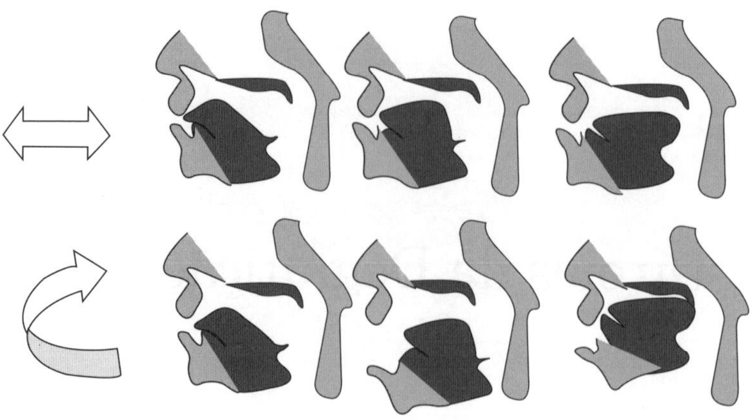

FIGURA 19.1 – Esquema dos 2 tipos de sucção. *Esquema superior*, o usual nos primeiros 6 meses de vida, com movimentação da língua no sentido horizontal e sem movimento da mandíbula (*seta*). *Esquema inferior*, após o 6º mês de vida com movimentos verticais da mandíbula associados aos da língua (*seta*).

sucção é a fase inicial da deglutição e alguns dias após o nascimento já está bem estabelecida. Em geral, o recém-nascido suga em pulsos de 10 sucções interpostas pela deglutição e respiração. A língua, numa primeira fase que se estende do nascimento até cerca do 6º mês de vida, faz o movimento de ir e vir, ântero-posterior, que acaba por gerar pressão intra-oral negativa. Já após o 6º mês, a língua é mantida em posição anterior na cavidade bucal e a mandíbula é elevada e rebaixada, comprimindo o mamilo ou o bico da chupeta entre a língua e o alvéolo superior (FIG. 19.1).

No adulto, a sucção desencadeia as próximas fases da deglutição e acaba por inibir a respiração, que é interrompida no meio da inspiração. O momento para a parada da respiração é de extrema importância, pois a quantidade de ar contida nos pulmões pode fazer diferença na hora de expelir um alimento, por acaso, aspirado (FIG. 19.2).

O controle é efetuado na região da substância periaquedutal cinzenta, que tem acesso tanto ao sistema digestivo como respiratório.

O recém-nascido, no entanto, tem a capacidade de sugar e respirar simultaneamente e deglute de maneira rítmica entre os ciclos respiratórios, sem alterá-los. Como o controle é medular, até mesmo bebês anencefálicos têm esta capacidade.

Até os 3 meses de idade a criança não diferencia líquidos de sólidos, usando a sucção para ambas as consistências. A partir daí ela começa a desenvolver um maior controle da língua, lábios e mandíbula, resultando em movimentos de mordida, formação de bolo alimentar e mastigação.

Conforme evoluem e maturam estes movimentos, as fases iniciais da deglutição tornam-se voluntárias.

O impulso voluntário tanto para a deglutição quanto para respiração e fala é gerado na porção inferior do giro pré-central.

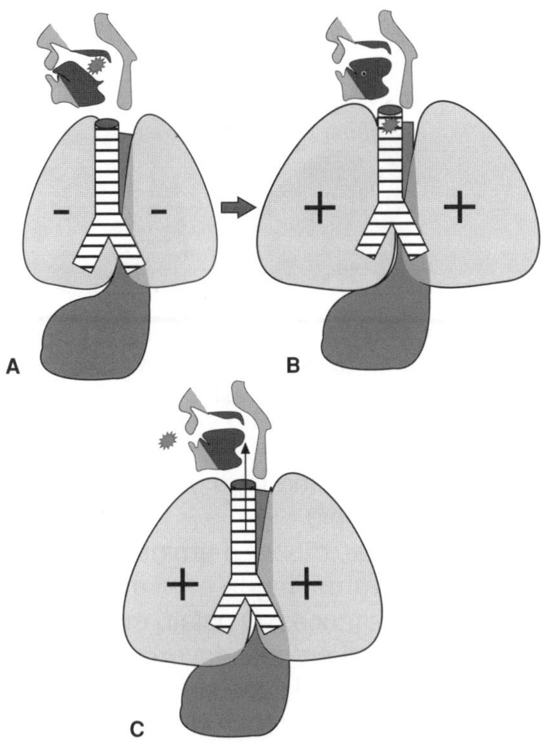

FIGURA 19.2 – Com a parada da respiração nos primeiros momentos da inspiração, o ser humano possui um excelente mecanismo para proteção das vias aéreas inferiores se houver aspiração alimentar. Se a comida for para a traquéia, na deglutição, sempre haverá pressão para o mecanismo da tosse. **A**) Mostra a comida na boca antes da fase faríngea. **B**) A parada da inspiração e a ocasional aspiração. **C**) O mecanismo de tosse, expelindo o alimento.

Daí, os estímulos passam pelo hipotálamo e se dirigem para o centro da deglutição na medula. Os núcleos motores da deglutição partem da porção rostral do núcleo ambíguo, ao passo que para a fala partem da porção dorsal.

MECANISMOS DA DEGLUTIÇÃO

Podemos dividir, didaticamente, os mecanismos da deglutição em 4 fases: fase preparatória oral; fase oral; fase faríngea e fase esofágica.

A *fase preparatória oral* consiste na manipulação e preparação do alimento para formar o bolo (FIG. 19.3). Como a ingestão de alimentos em lactentes é necessariamente líquida, neste grupo etário a fase é extremamente rápida.

Até os 6 meses, devido ao exíguo tamanho da cavidade oral, a movimentação da língua ocorre apenas no sentido ântero-posterior. Portanto, há uma grande limitação da preparação do bolo alimentar. Após os 6 meses, a língua adquire maior mobilidade com movimentos súpero-inferiores e ântero-posteriores; a mandíbula passa a ter um deslocamento vertical e há um aumento da cavidade oral. Com estas modificações, a criança passa a preparar os alimentos e ter maior habilidade para receber os alimentos com colheres, sem cuspi-los involuntariamente, estando apta à introdução de alimentos mais pastosos. Nesta fase, o alimento é manipulado entre a língua e o palato e, à custa de uma

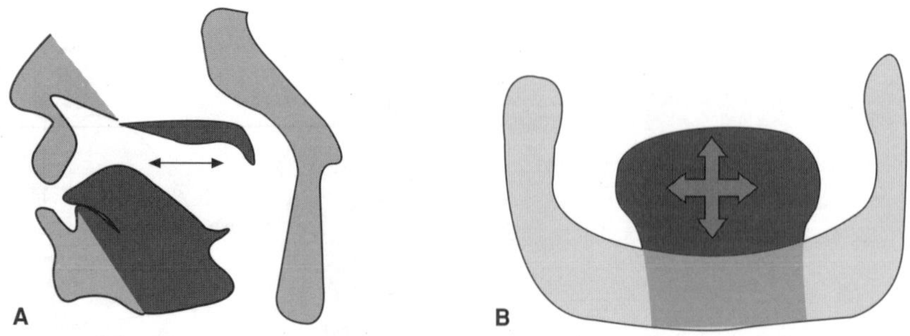

FIGURA 19.3 – Corte sagital (**A**) e coronal (**B**) da boca na fase preparatória oral. Os movimentos da língua ocorrem em todas as direções do espaço. Este movimento é importante para dar consistência ao bolo e para que não haja restos alimentares no soalho e valécula.

anteriorização da língua, a porção posterior da língua se contrapõe ao palato mole.

Na *fase oral*, o bolo é projetado posteriormente com auxílio da musculatura da língua e do músculo estiloglosso, passando pelo istmo das fauces. O palato mole, que mantinha contato com a língua, contrai-se para favorecer a pressão contra os pilares anteriores da amígdala. Este recurso, mesmo nas crianças normais, pode falhar, ocorrendo por vezes escape de comida para a hipofaringe antes de ser desencadeada a fase faríngea. Ao tocar nas fauces ou na parede posterior da faringe, o bolo desencadeia o reflexo de deglutição através de receptores táteis no pilar anterior e de pressão na parede posterior da orofaringe, por vias aferentes dos pares cranianos V, IX e X (FIG. 19.4). Outros locais da região também provocam o reflexo de deglutição, como a epiglote, pregas ariepiglóticas, pregas vocais e seios piriformes; entretanto, este não é considerado um mecanismo fisiológico da deglutição, mas sim de defesa das vias aéreas.

A *fase faríngea* é a mais complexa em relação à ação muscular e à coordenação. Consiste no fechamento da rinofaringe pela elevação do palato e aproximação das paredes laterais da

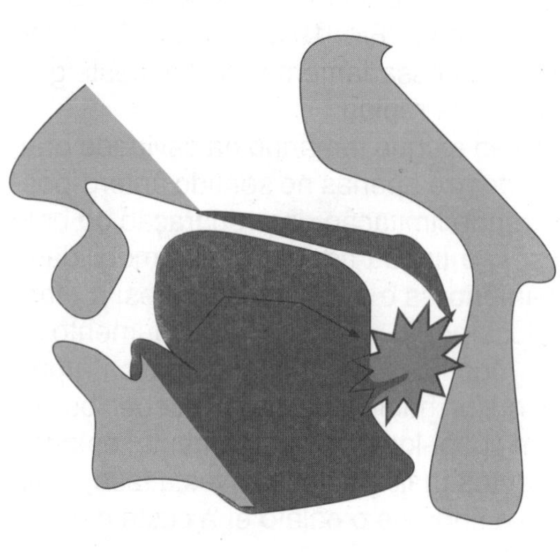

FIGURA 19.4 – Após a preparação do bolo, este é propulsionado pela língua, roçando o palato e depois tocando nos pilares anteriores, desencadeando a fase faríngea.

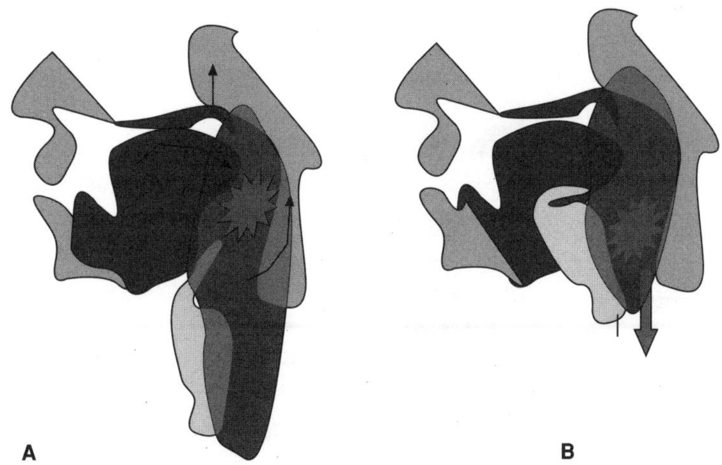

Figura 19.5 – **A**) A fase faríngea se inicia com a elevação do palato mole e adução das pregas vocais. Os músculos constritores da faringe se contraem, provocando a propulsão do bolo alimentar e a elevação e torção da laringe em direção à base da língua. **B**) Com isso, a cricóide se distancia da coluna cervical e abre o esfíncter superior do esôfago.

faringe, seguido pelo deslocamento brusco da base da língua no sentido ântero-posterior, roçando o palato duro e mole, e passando a ter um contato com a parede posterior da faringe, seguido por um movimento dos músculos constritores faríngeos, que projetam o bolo para a junção faringoesofágica.

O deslocamento ântero-superior do osso hióide, pela ação da musculatura supra-hioidéia e principalmente pelo encurtamento dos músculos constritores da faringe, determina a elevação da laringe em direção à base da língua. A elevação da laringe leva ao relaxamento do esfíncter superior do esôfago. Os mecanismos de proteção das vias aéreas superiores dependem principalmente do movimento de adução das pregas vocais, que acontece logo no início da fase, aproximação das pregas vestibulares e ariepiglóticas, causada pela pressão negativa gerada pela musculatura; aproximação vertical das aritenóides em direção à epiglote; elevação da laringe e horizontalização da epiglote (Fig. 19.5).

No adulto, esta fase dura cerca de 1s. Já na criança esta fase é mais lenta, porém não deve ultrapassar os 2s. Apesar disso, não há risco maior de aspiração, pois o arcabouço cartilaginoso, sendo mais maleável, confere uma melhor proteção laríngea. Ademais, os seios piriformes são bastante profundos, como nos herbívoros, o que favorece o acúmulo de líquidos em seu interior sem que haja extravasamento para o vestíbulo laríngeo.

Na *fase esofágica,* os movimentos peristálticos do esôfago encarregam-se de conduzir o bolo alimentar ao estômago, sendo controlado pelo sistema nervoso autônomo. A força da gravidade pode auxiliar nesta fase. A pressão intratorácica interfere na motilidade esofágica, causando uma oscilação durante a respiração, a tosse também pode retardar estes movimentos, agravando problemas preexistentes (Fig. 19.6).

É interessante ressaltar que o esfíncter inferior do esôfago é menos competente nas crianças que nos adultos; portanto, este grupo etário está mais sujeito ao refluxo gastroesofágico.

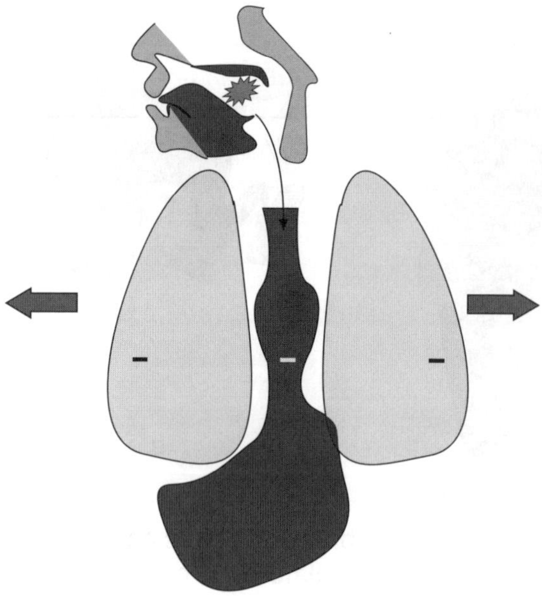

Figura 19.6 – Quando a parede torácica se distende, gera-se uma pressão negativa intrapulmonar que é transmitida para o esôfago, que acaba por se relaxar.

Tanto nos adultos como nas crianças, a fase esofágica é responsável pela abertura do esfíncter inferior do esôfago. Como este anel é a principal defesa contra o refluxo de material estomacal para as vias digestivas mais altas, não pode estar aberto o tempo todo, deglutição após deglutição. Para evitar este problema, a fase esofágica só é desencadeada após algumas fases faríngeas sucessivas. No adulto, ocorre a cada cerca de 5 fases faríngeas, enquanto 10 ou mais são necessárias na infância (Fig. 19.7).

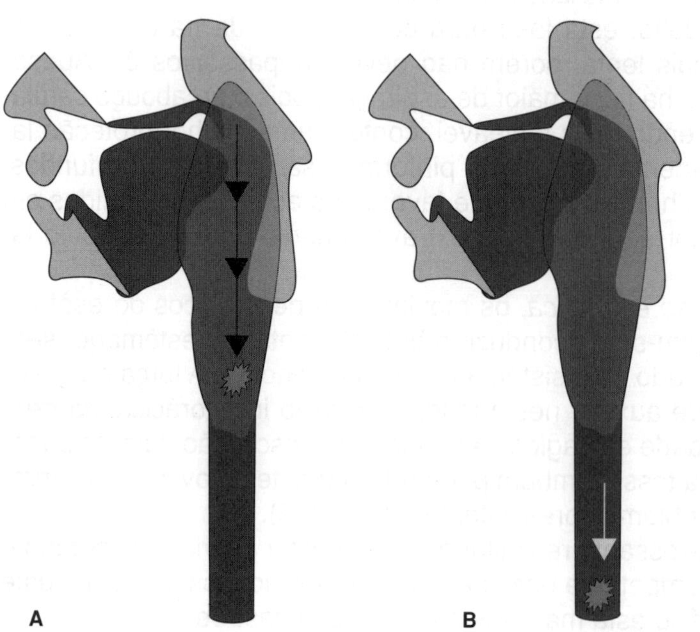

Figura 19.7 – **A** e **B**) As fases faríngeas se sucedem por cerca de 8 a 10 vezes antes que uma fase esofágica efetiva tenha sua vez.

Avaliação Clínica

História – É importante detectar algum sofrimento fetal ou exposição a agentes teratogênicos, que levem, respectivamente, a alterações neurológicas ou a malformações associadas a um distúrbio da deglutição.

O polidrâmnio tem grande relação com alterações neurológicas e esofágicas, sendo o distúrbio da deglutição relacionado à hipotonia da musculatura envolvida.

As intercorrências perinatais mais comumente relacionadas a distúrbios da deglutição são:

a) Anoxia – Causando distúrbios neurológicos.

b) Intubação orotraqueal – Podendo ocasionar um distúrbio da mobilidade laríngea, seja por uma paralisia do nervo laríngeo recorrente ou por uma luxação da cartilagem aritenóide, prejudicando o fechamento glótico durante a deglutição. Os granulomas de intubação, quando importantes, também podem interferir no esfíncter laríngeo.

Devem ser analisados os hábitos e as primeiras dificuldades alimentares. As crianças com oferta nutricional por sondas podem ter os reflexos de sucção deteriorados, além de relacionarem a alimentação, quando oferecida, a um corpo estranho. Com a introdução da dieta oral, podem apresentar dificuldade na sucção e protrusão da língua, geralmente apresentando "gag" acentuado.

A presença de tosse às refeições pode ser um sinal de aspiração. Também é importante a história familiar para o diagnóstico de distrofias musculares familiares.

Exame físico – Deve-se proceder exame detalhado da região cervicofacial para se verificar a permeabilidade nasal, assimetrias e malformações faciais.

O comportamento oral global deve ser avaliado, tendo-se em mente o posicionamento da boca em repouso e durante a mastigação, alterações da dentição e da mordida, assim como alterações sensoriomotoras relacionadas aos pares cranianos, especialmente VII, IX, X e XI, que estão envolvidos no controle da deglutição. A análise perceptiva do estridor, choro e tosse pode auxiliar na avaliação da extensão e da gravidade do problema. Déficit pôndero-estatural, sucção fraca, pouca alimentação, grande quantidade de secreção em orofaringe, regurgitação oral ou nasal são características de uma criança com disfunção alimentar. Os quadros aspirativos são freqüentes e geralmente estão associados a engasgos, tosse ou cianose, porém podem ser silenciosos, tendo como manifestação única as pneumonias de repetição. Crianças menores de 1 ano são mais suscetíveis à aspiração por ainda não apresentarem os mecanismos de defesa bem desenvolvidos. A aspiração deve ter diagnóstico precoce a fim de evitar lesões pulmonares definitivas.

Podemos classificar os distúrbios da deglutição em cinco grupos (classificação de Cohen):

1. Prematuridade

Devido a uma imaturidade do sistema nervoso central, os pacientes apresentam uma diminuição do reflexo de sucção e uma fatigabilidade evidente. Há uma incoordenação da sucção, deglutição e respiração, levando a quadros de aspiração e pneumonias de repetição. Métodos alternativos de alimentação são necessários até que haja maturação do sistema que em geral se estabelece em algumas semanas.

2. Obstrução das Vias Aerodigestivas Superiores

Há uma íntima relação anatomofisiológica entre as vias aéreas superiores e as estruturas envolvidas na deglutição, portanto o seu comprometimento pode interferir na alimentação. Frente a uma criança com distúrbio da deglutição, o trato respiratório e o digestivo devem ser analisados simultaneamente.

Na atresia de coana bilateral, em geral, o diagnóstico é feito antes de um problema alimentar ser evidente, porém após sua constatação, é necessária uma preocupação com a dieta, até o controle cirúrgico do comprometimento nasal.

Presença de tumores nasais dermóides, gliomas e encefalocele podem comprometer a permeabilidade das fossas nasais, levando a um prejuízo da deglutição.

Desvio de septo, rinite alérgica e hipertrofia de adenóides, causando uma respiração bucal de suplência, levam a uma hipotonia da musculatura facial, comprometendo a fase preparatória oral e a fase oral da deglutição, ou seja, a aspiração torna-se mais freqüente, uma vez que a respiração bucal é simultânea à mastigação.

As hiperplasias amigdalianas podem dificultar a projeção do bolo alimentar para a faringe.

Na hipoplasia da mandíbula, síndrome de Pierre Robin, temos uma micrognatia associada a uma fenda palatina com glossoptose. Esta última pode obstruir as vias aéreas e predispor a criança a quadros aspirativos. Pode ocorrer a hipotonia da musculatura da faringe, que pode chegar a colabar a hipofaringe, apresentando uma dispnéia severa. Neste caso, a alimentação só poderá ser introduzida após a resolução do problema respiratório. Temos também as hipoplasias mesofaciais, como por exemplo a síndrome de Crouzon, onde ocorre uma craniossinostose, ou seja, um fechamento precoce das suturas cranianas: os indivíduos apresentam uma hipoplasia mesofacial com proptose ocular e fendas palatinas, podendo apresentar desconforto respiratório intenso.

Crianças com fendas labiais apresentam um bom prognóstico alimentar, pois são capazes de fazer uma pressão negativa durante a sucção com o movimento da língua contra o palato; já os pacientes com fendas palatinas, na presença ou não de fendas labiais, têm um mau prognóstico alimentar, sendo necessário por vezes o uso de próteses palatinas. As fendas palatinas exclusivas têm uma menor incidência. Os pacientes com apenas fendas do palato mole podem aprender a mamar. Estas alterações que comprometem a cavidade oral estão associadas a uma incoordenação na fase oral e faríngea. Portanto, uma deglutição assistida, mantendo a criança em posição supina durante a alimentação, pode auxiliar estas crianças. Nos casos onde temos grandes alterações anatômicas, cirurgias corretivas são necessárias.

Quadros agudos de dificuldade alimentar podem estar relacionados a afecções inflamatórias das amígdalas e adenóides, ou da epiglote. As neoplasias também devem ser investigadas nos pacientes com disfagia, como hemangiomas, linfangiomas, papiloma, leiomioma ou neurofibromas.

3. Alterações Anatômicas Adquiridas

Traumas externos são de fácil diagnóstico. Isto já não é o que ocorre com traumas relacionados à ingestão de corpo estranho, que devem sempre ser investigados mesmo na ausência de história evidente. Ingestão de substâncias cáusticas, em geral, é associada a náuseas e vômitos, odinofagia, aumento da salivação e desconforto abdominal, porém a gravidade dos sintomas não está relacionada diretamente com a extensão da lesão. O acometimento esofágico pode ocorrer mesmo na ausência de lesões orais.

Como já foi dito anteriormente, os traumas de intubação podem levar a um distúrbio da motilidade das pregas vocais, interferindo na função esfinctérica da laringe e predispondo o indivíduo a quadros aspirativos.

Doenças sistêmicas, como a síndrome de Stevens Johnson e a epidermólise bolhosa com acometimento esofágico, podem evoluir para estenose do esôfago quando há uma cicatrização intensa. Há casos descritos na literatura de retardo no relaxamento do esfíncter superior do esôfago por uso de nitrazepam, droga anticonvulsivante.

4. Alterações Congênitas da Laringe, Traquéia ou Esôfago

Aspiração, disfagia e estridor são os sintomas mais freqüentes, mas períodos de sufocamento, estridor e pneumonias de

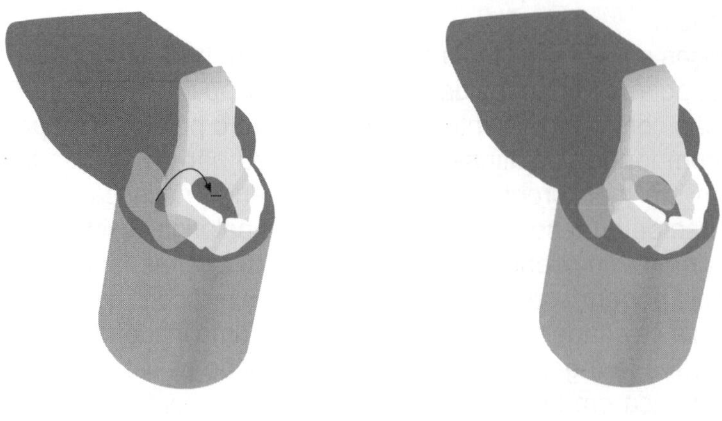

A B

Figura 19.8 – A comida que às vezes fica empoçada no seio piriforme pode ser sugada quando do término da deglutição (**A**) e início de uma inspiração forçada, que gera pressão negativa no vestíbulo laríngeo (**B**).

repetição podem ser os únicos sintomas. A alteração congênita laríngea mais freqüente é a laringomalacia. Nestas crianças o arcabouço laríngeo é pouco resistente, levando a um colabamento parcial da sua luz, que intensifica-se na inspiração forçada, choro ou durante a deglutição. Devido ao intenso comprometimento respiratório e uma fadiga aos mínimos esforços, há um déficit do tônus muscular, prejudicando a deglutição. Além disso, pode ocorrer a formação de um gradiente de pressão negativa no vestíbulo laríngeo causando aspiração de líquidos (Fig. 19.8).

O mesmo pode ocorrer nos casos de ligamento ariepiglótico curto. Os exames endoscópicos permitem o diagnóstico diferencial. Em geral, há uma grande melhora dos sintomas após o primeiro ano de idade.

As paralisias laríngeas prejudicam a sua função esfinctérica, principalmente quando em abdução. É a segunda maior causa de estridor nos recém-nascidos, que pode exacerbar-se durante a deglutição. Uma boa avaliação endoscópica nestes casos é fundamental para detectar as alterações do órgão. Pacientes com hidrocefalia apresentam alterações transitórias da mobilidade laríngea, podendo ser submetidos à traqueostomia de alívio por períodos curtos. Aritenoidectomias ou cordotomias podem ser realizadas no controle do estridor.

A fístula laringotraqueoesofágica é uma comunicação patológica das vias aéreas com o trato digestivo (Fig. 19.9). As crianças apresentam estridores laríngeos devido a estenoses subglóticas que vêm associadas com certa freqüência e pneumonias de repetição, sendo que a gravidade dos quadros aspirativos depende da extensão da lesão. Em geral, estas fístulas ocorrem concomitantemente a outras malformações, caracterizando três síndromes distintas:

- *Síndrome de Optis-Frias* – Consiste de hipospadia, hipertelorismo, implantação baixa das orelhas, nariz achatado e fissura palatina.

- *Síndrome do hipertelorismo e hipospadia* – Consiste de assimetria craniana, retardo mental, estrabismo, criptorquidia, alterações cardíacas e geniturinárias, imperfuração anal e lipomas múltiplos.
- *Síndrome de Pallester Hall* – Consiste de hematoblastoma, hipopituitarismo, imperfuracão anal e polidactilia.

O diagnóstico é feito através de exames endoscópicos e radiológicos contrastados.

A atresia de esôfago pode ocorrer em fundo cego e é, na maioria das vezes, associada a uma fístula traqueal com a porção distal do esôfago. O indivíduo apresenta uma distensão abdominal importante devido ao fluxo de ar da traquéia para o trato digestivo e vômitos de toda a comida ingerida.

O refluxo gastroesofágico é uma causa freqüente de disfagia. Em recém-nascidos, na maior parte das vezes, está associado a vômitos ou regurgitação; na infância pode ocorrer mesmo na ausência de sintomas evidentes; já os adolescentes podem referir queimação ou disfagia. O refluxo induz a uma hipercontração do esfíncter superior do esôfago, assim como uma alteração da motilidade esofágica.

Em alguns casos, a associação de pequeno refluxo gastroesofágico, mesmo que fisiológico, em uma criança portadora de diástema de Grau 1 de laringe pode ser suficiente para haver sintomas de aspiração, como tosse e pneumonias de repetição.

5. *Alterações Neurológicas e Musculares*

A disfagia pode ser o sintoma inicial de uma doença neurológica. A acalasia cricofaríngea consiste de um relaxamento incompleto do esfíncter superior do esôfago, com os movimentos pe-

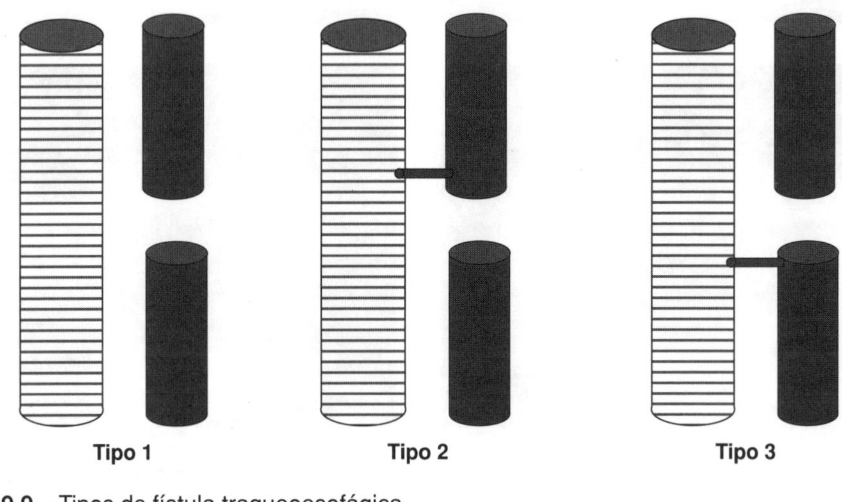

FIGURA 19.9 – Tipos de fístula traqueoesofágica.

ristálticos da faringe acontecendo sem anormalidades. A afecção pode estar associada a alterações neuromusculares, como distúrbios do SNC, miastenia grave, paralisia cerebral e, por vezes, manifestar-se isoladamente sem qualquer outra alteração. Está presente desde o nascimento, porém pode manifestar-se apenas entre o 2º e 6º mês de vida. O diagnóstico pode ser feito pela nasofibroscopia ou pelo deglutograma. O problema pode ser resolvido espontaneamente e, neste período, a escolha de uma alternativa nutricional compatível com o problema é fundamental. Há casos onde dilatações do esfíncter ou miotomia do músculo cricofaríngeo estão indicadas.

Crianças com distúrbio neurológico muitas vezes apresentam comprometimento da fase preparatória oral ou da fase oral.

As crianças com paralisia cerebral são extremamente heterogêneas, porém, em sua maioria, revelam uma função lingual pobre, com retardo na deglutição e nos movimentos peristálticos faríngeos. Apresentam também reflexos nauseoso e de mordida exacerbados com hipersensibilidade tátil na região oral e babação.

Através do deglutograma (FIG. 19.10) podemos avaliar o local do retardo motor ou da incoordenação durante a deglutição, assim como a textura do alimento mais adequada para o paciente em questão.

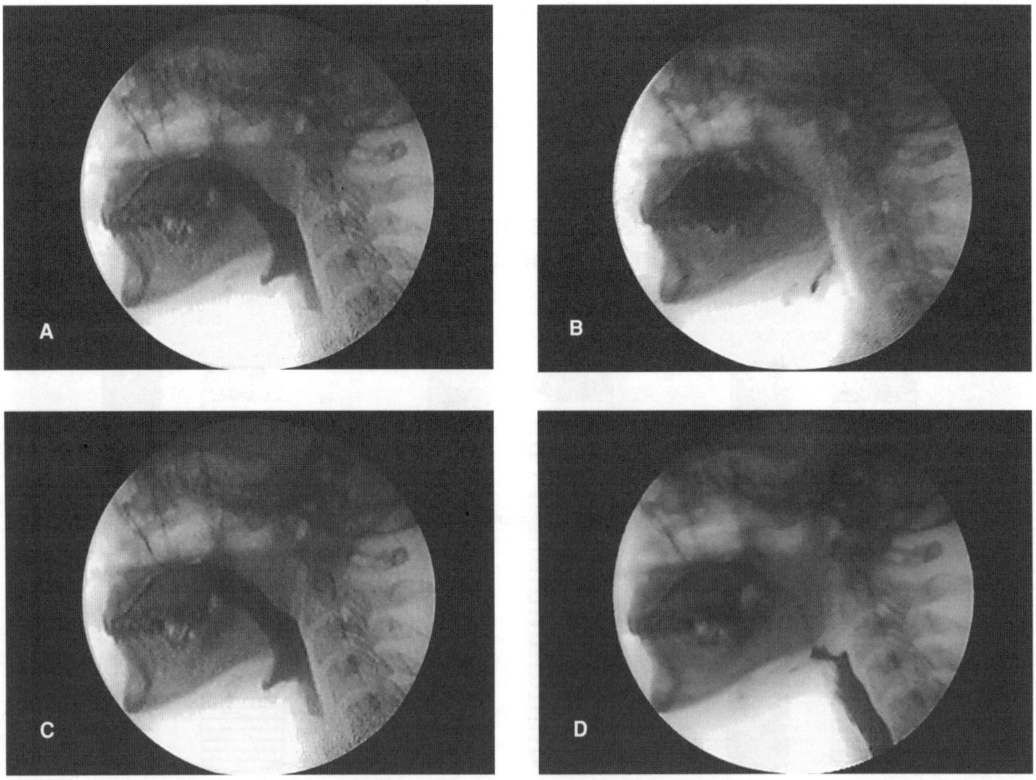

FIGURA 19.10 – Deglutograma mostrando as fases da deglutição. **A**) Fase preparatória oral. **B**) Fase oral. **C**) Fase faríngea. **D**) Fase esofágica.

Crianças com síndrome de Down apresentam uma grande incoordenação dos movimentos da língua, sendo esta a principal causa do distúrbio da deglutição. Quando associada a malformações cardíacas, a fadiga pode prejudicar ainda mais o problema.

A distrofia oculofaríngea é uma afecção autossômica dominante que começa a se manifestar por volta da 5ª década de vida com ptose e disfagia progressivas.

Também a epilepsia idiopática pode estar relacionada com distúrbios da fala e da deglutição.

Exames Subsidiários

Nasolaringoscopia – O desenvolvimento das fibras ópticas, com a diminuição do calibre e melhora da capacidade óptica, vem tornando o exame cada vez menos invasivo, permitindo sua realização em recém-nascidos e entrando na rotina dos consultórios de especialistas na área. O exame permite uma boa avaliação das vias aéreas superiores, integridade das suas estruturas e constatação de possíveis alterações na mobilidade do palato e da faringolaringe, favorecendo a identificação de possíveis afecções que possam estar relacionadas a um distúrbio da deglutição. Em relação ao palato, podemos observar a sua participação no fechamento da rinofaringe, assim como a constrição da musculatura faríngea, detectando uma possível regurgitação nasal.

Com uma boa visão da laringe, observamos sua função esfinctérica, avaliando a movimentação da glote e supraglote. A supraglote pode ser estimulada com o endoscópio e assim analisamos a sensibilidade, função esfinctérica da laringe e efetividade da tosse como proteção das vias aéreas. A sensibilidade também pode ser testada através de pulsos de ar na supraglote, que passam pelo canal de procedimento do fibroscópio; a intensidade de cada pulso pode ser medida favorecendo a reprodutibilidade

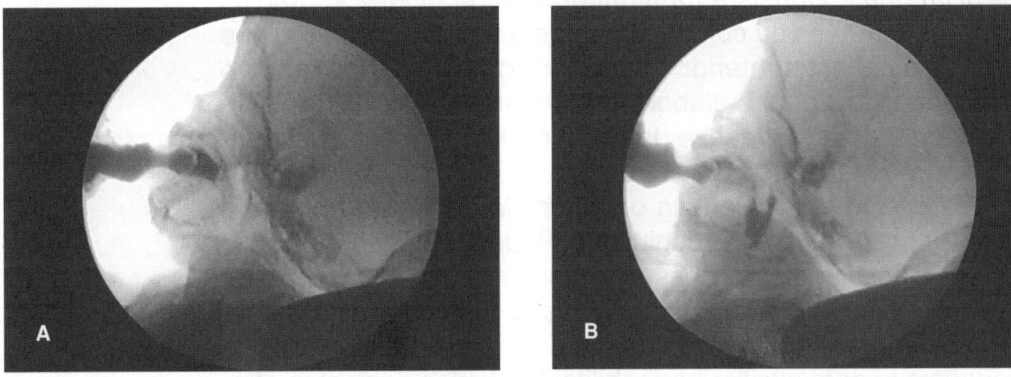

FIGURA 19.11 – Deglutograma. **A**) Fase oral. **B**) Fase faríngea com refluxo junto à rinofaringe.

do método. A estase salivar na região do seio piriforme sugere um obstáculo além deste ou a discinesia da fase faríngea. Sinais de refluxo gastroesofágico e malformações, como fístula traqueoesofágica, também podem ser observados. Por vezes, é necessária uma broncoscopia para avaliarmos anomalias na subglote e na árvore traqueobrônquica. A nasofibroscopia pode ser realizada testando alimentos com diversas consistências e avaliando possíveis acúmulos em valécula ou seio piriforme, e presença de aspiração. O alimento pode ser corado com azul de metileno ou anilina, permitindo um maior contraste com a mucosa.

Estudo radiológico – *Estudo antropométrico* – É de grande importância nas malformações faciais, pois permite mensurar a dimensão dos diversos ossos da face, identificando anomalias morfológicas.

Videofluoroscopia – É realizada pelo radiologista em conjunto com o fonoaudiólogo, ela nos dá informações sobre o tempo de cada fase da deglutição, além de mostrar possíveis obstáculos e todo o movimento das estruturas envolvidas, detectando eventuais aspirações. O exame é realizado através de uma radiografia continuada, em visão lateral e ântero-posterior, acompanhando a deglutição de alimentos com diferentes texturas misturados com bário (FIG. 19.12).

É importante para detectar em que fase ocorre o retardo ou a incoordenação da deglutição. Através deste exame podemos avaliar a textura alimentar ideal para o indivíduo, assim como analisar a efetividade de algumas manobras na deglutição. Este exame permite a avaliação da motilidade esofágica e a presença de refluxo gastroesofágico, assim como a presença de refluxo alimentar junto à rinofaringe (ver FIG. 19.11). É de fácil realização, podendo ser feito até mesmo com recém-nascidos.

Cintilografia – Consiste na ingestão de substância radioativa e, após 1h, realização de um mapeamento corporal com o paciente em diversas posições, que predisponham ao refluxo gastroesofágico, associadas ou não à compressão abdominal. Através deste exame podemos avaliar a efetividade do esfíncter inferior do esôfago.

pHmetria – Consiste na monitoração da acidez esofágica e faríngea através da colocação de uma sonda pelo nariz, que alcança o esfíncter inferior e superior do esôfago, captando o nível de acidez local e elaborando um gráfico do pH nas 24h. O exame é desagradável e de difícil realização, especialmente em crianças.

Eletromiografia – Permite o estudo da disfunção de toda a musculatura envolvida na deglutição. Pode auxiliar no diagnóstico e prognóstico de afecções neuromusculares. A utilização de agulhas, como eletrodos, para avaliação da musculatura intrínseca da laringe é de difícil realização na criança. Os eletrodos de superfície podem auxiliar na reabilitação destes pacientes através da terapia de “biofeedback”.

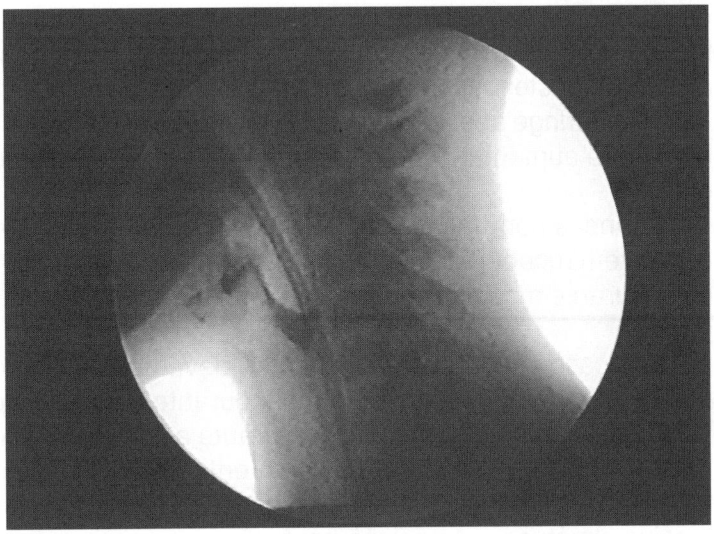

FIGURA 19.12 – Deglutograma mostrando estase de bário no seio piriforme após a fase faríngea.

TRATAMENTO

No tratamento dos distúrbios da deglutição, a criança deve ser sempre analisada individualmente, enfocando-se as particularidades de cada caso. Antes de iniciarmos qualquer tratamento, a idade cronológica e mental, o comportamento e perfil psicológico devem ser considerados. A meta é sempre solucionar a causa do distúrbio da deglutição, mas, frente a problemas em que a causa não pode ser resolvida, são necessárias alternativas alimentares temporárias ou definitivas.

O ideal é permitir a alimentação oral através de uma terapia de estimulação motora oral e de coordenação entre respiração, fonação e deglutição. A estimulação visa aumentar a sensibilidade, percepção e discriminação oral, podendo ser utilizados alimentos de diferentes texturas e temperaturas. A terapia motora oral visa um trabalho da mandíbula, lábios, bochechas, língua e palato. Mesmo em crianças com sonda, a estimulação motora, mesmo que não nutritiva, deve ser realizada a fim de manter um desenvolvimento adequado da musculatura envolvida.

O volume do bolo alimentar interfere na efetividade da deglutição. Pacientes com distúrbios neurológicos podem apresentar uma maior percepção do alimento, com volumes maiores, levando a uma diminuição da fase faríngea e aumentando sua efetividade. Em relação à consistência, quanto menor a viscosidade, maior é a necessidade de um controle motor elaborado.

A videofluoroscopia auxilia na determinação do volume e da consistência ideal. A introdução de alimentos sólidos deve ser precoce em pacientes com déficits neurológicos que apresentem incoordenação da fase oral. Estes alimentos têm uma maior informação sensorial, havendo uma maior ativação da língua, mandíbula, lábios e bochechas. O início deve ser feito mesmo antes dos movimentos mastigatórios estarem bem desenvolvidos. Crianças com incoordenação dos movimentos contráteis da faringe, com vetor cefalocaudal, têm maior tendência a aspirar alimentos pastosos, que por serem mais adesivos ficam impactados na faringe após a deglutição. O uso de alimentos frios também pode aumentar a sensibilidade da criança, auxiliando a deglutição.

Crianças com fatigabilidade por um problema cardiopulmonar devem receber dieta intercalada com períodos de descanso, pois, durante a deglutição, há uma diminuição da ventilação pulmonar.

Nos casos de hipotonia muscular, devemos auxiliar o fechamento da mandíbula com os dedos, durante a deglutição.

O posicionamento da criança durante a alimentação é fundamental. O ideal é haver bom alinhamento e simetria: flexão neutra da cabeça, pescoço e tronco alongados, ombros relaxados e a pelve simétrica em posição neutra.

Crianças com paralisia cerebral apresentam uma instabilidade do tronco e da cabeça. Nas alterações leves do tônus muscular devem ser usadas cadeiras com apoio impedindo que a criança caia para o lado e escorregue para baixo, além de se colocar um apoio para cabeça. Nas alterações moderadas, apenas apoios não são suficientes; são necessárias cadeiras ajustáveis reduzindo qualquer deslocamento do tronco da criança. Nas alterações severas associadas a alterações ortopédicas importantes, a cadeira deve ser desenhada exclusivamente para cada indivíduo.

Em relação às sondas para alimentação, temos diferentes possibilidades com suas vantagens e desvantagens. As sondas podem ser responsáveis por todo o aporte hídrico e calórico associado a uma estimulação oral de sabor ou podem complementar a ingestão via oral e as necessidades de hidratação. A sonda nasogástrica é muito utilizada em prematuros, porém prejudica o fechamento da rinofaringe, reduzindo a pressão negativa intraoral e dificultando a sucção, pode traumatizar as fossas nasais, deixando seqüelas de difícil correção como sinéquias e estenoses. Além disso, pode deprimir o reflexo de tosse e aumentar a salivação, predispondo o indivíduo à aspiração. A sonda orogástrica não coloca em risco as fossas nasais, mas por outro lado prejudica o fechamento labial e a movimentação da língua. O grande problema das sondas orais é o efeito negativo na estimulação motora oral. Após algumas semanas, estas sondas devem ser substituídas por uma sonda nasoenteral.

A gastrostomia está indicada nos casos em que é preciso manter dieta por sonda por um período maior que 3 a 5 meses. Além de ser menos estigmatizante que uma sonda oral ou nasal, sua grande vantagem é deixar livre toda a região facial, evitando que se crie uma resistência à automanipulação facial, prejudicando o descobrimento das sensações orais, que fazem parte do aperfeiçoamento da motricidade oral.

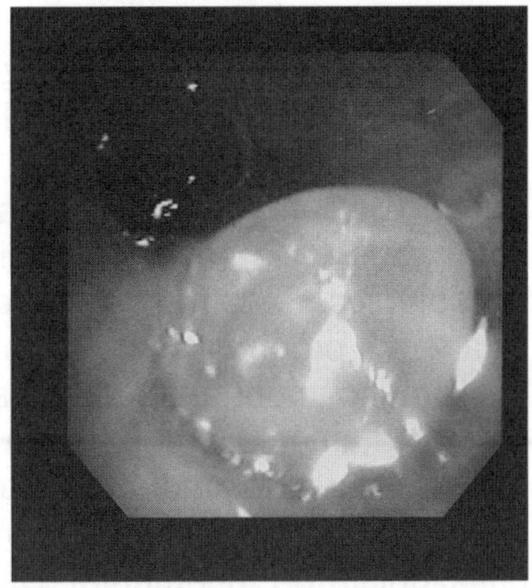

Figura 19.13 – Molde de Eliachar colocado no vestíbulo laríngeo para evitar aspiração.

Em recém-nascidos foi observado que a sucção, mesmo que não tendo fins nutritivos, tende a melhorar a oxigenação; portanto, devemos sempre estimular esta musculatura.

A dieta parenteral pode ser introduzida por períodos curtos, uma vez que é uma porta de entrada para microrganismos.

Nos casos mais severos, em que persiste uma aspiração de saliva, mantendo problemas de infecção pulmonar, mesmo na

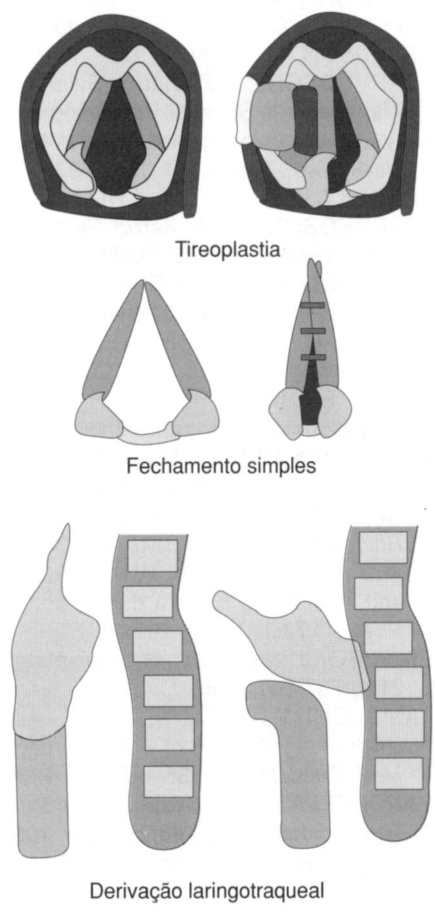

Figura 19.14 – Diversas técnicas utilizadas para tentar conter a aspiração faringotraqueal.

ausência de ingestão de alimentos via oral, alguns procedimentos cirúrgicos podem ser realizados, como a medialização das pregas vocais através da tireoplastia, colocação de moldes laríngeos (FIG. 19.13) que possam isolar a via aérea da digestiva, oclusão da supraglote aproximando a epiglote das aritenóides e, nos casos mais severos, realização de uma derivação laringoesofágica. Cada método deve ser empregado avaliando a gravidade e o prognóstico de cada paciente (FIG. 19.14).

É muito importante que seja dado um enfoque multidisciplinar ao tratamento, uma vez que diversos sistemas estão envolvidos. A figura do pediatra, otorrinolaringologista, gastroenterologista, neurologista, pneumologista, dentista, fonoaudiólogo e nutricionista é fundamental. Depende deste intercâmbio o progresso no tratamento dos distúrbios da deglutição.

Bibliografia

ARVEDSON, J. – Management of pediatric dysphagya. *Otol. Clin. North Am.*, **31**(3):453-476, 1998.

ARVEDSON, J. – Feeding with craniofacial anomalies. **In**: BRODSKY, L. & ARVEDSON, J. *Pediatric Swallowing and Feeding, Assesment and Management.* Singular Publishing Group Inc. San Diego. pp. 417-439.

ARVEDSON, J. – Management of swallowing. **In**: BRODSKY, L. & ARVEDSON, J. *Pediatric Swallowing and Feeding, Assesment and Management.* Singular Publishing Group Inc., San Diego. pp. 327-387.

ARVEDSON, J. & MACIE, D. – Tone and positioning. **In**: BRODSKY, L. & ARVEDSON, J. *Pediatric Swallowing and Feeding, Assesment and Management.* Singular Publishing Group Inc., San Diego. pp. 209-247.

AVIV, J. – Sensory discrimination in the larynx and hypopharynx. *Otol. Head Neck Surg.*, **116**(3):331-334,1997.

BRODSKY, L. & VOLK, M. – The airway and swallowing. **In**: BRODSKY, L. & ARVEDSON, J. *Pediatric Swallowing and Feeding, Assesment and Management.* Singular Publishing Group Inc., San Diego. pp. 93-122.

DARROW, D. & HARLEY, C. – Evaluation and swallowing disorders in children. *Otol. Clin. North Am.*, **31**(3):405-418, 1998.

DERKEY, C. & SCHECHTER, G. – Anatomy and physiology of pediatric swallowing disorders. *Otol. Clin. North Am.*, **31**(3):397-404, 1998.

KOHDA, E.; HISAZUMI, H.; HIRAMATSU, K. – Swallowing dysfunction and aspiration in neonates and infants. *Acta Otol. Suppl. (Stockh)*, **517**:11-16, 1994.

KOSKO, J. & MOSER, D. – Diferencial diagnosis of disphagya in children. *Otol. Clin. North Am.*, **31**(3):435-454, 1998.

LONGEMANN, J.A. – Multidisciplinary management of dysphagia. *Acta Oto-Rhino-Laryngologica Belg.*, **48**:235-238, 1994.

SAYED, L.E.; SCHRANK, W.I.; THACH, B.T. – Ventilatory sparing strategies and swallowing pattern during bottle feeding in human infants. *J. Appl. Physiol.*, **77**(1):78-83, 1994.

SHAPIRO, J. & HEALY, G. – Disphagia in infants. *Otol. Clin. North Am.*, **21**(4):737-741, 1988.

TANIGUCHI, M.H. & MOYER, R.S. – Assessment of risk factors in dysphagic children significance of videofluoroscopic swallowing evaluation. *Develop. Med. Child. Neurol.*, **36**:495-502, 1994.

VANDENPLAS, Y. – Dysphagia in infants and children. *Acta Oto-Rhino-Laryngologica Belg.*, **48**:201-206, 1994.

WEISS, M.H. – Dysphagia in infants and children. *Otol. Clin. North Am.*, **21**(4):727-735, 1988.

Capítulo 20

Desordens da Deglutição na Infância: Enfoque Fonoaudiológico

Ana Paola Forte
Renata M. Soneghet

Introdução

A deglutição é uma atividade complexa realizada pelo ser humano centenas de vezes por dia. Uma simples deglutição requer a coordenação de 6 nervos cranianos e 82 músculos (Felt & Anderson, 1994). Além disso, são necessários níveis de atenção e cognição satisfatórios, maturação fisiológica do sistema e desenvolvimento neurológico e motor esperados para a idade.

A disfagia pode ser definida como uma dificuldade de deglutição. Pode ocorrer em qualquer idade abruptamente ou piorar ao longo do tempo.

Muitas das habilidades de deglutição começam intra-útero e se desenvolvem na 1ª infância (Boner & Perlin, 1994). Este é um período de aquisições importantes, no qual a alimentação tem um papel fundamental. É por meio dela que a criança atingirá as condições necessárias para o desenvolvimento dos sistemas cognitivo, imunológico e físico. A ingestão adequada de nutrientes ricos em proteínas, vitaminas e minerais é essencial para o crescimento apropriado, particularmente do primeiro aos 3 anos de vida (Arvedson & Rogers, 1997).

A fim de evitar que as dificuldades de deglutição e suas repercussões no desenvolvimento de bebês e crianças se perpetuem, deve-se dar especial atenção à disfagia na infância.

Desenvolvimento das Habilidades da Deglutição

A deglutição fetal começa por volta da 11ª semana gestacional (WEISS, 1988), com o importante papel de manter o volume do líquido amniótico. Perto do final da gestação, estima-se que o feto degluta aproximadamente metade do total do volume de líquido amniótico por dia (450 ml/dia). Polidrâmnio, condição de gravidez caracterizada pelo aumento excessivo do líquido amniótico, pode ocorrer quando alterações anatômicas do feto, como a atresia de esôfago, interferem na deglutição (LOGAN & BOSMA, 1967; FISHER e cols., 1981).

Os bebês alimentam-se primeiramente por meio da sucção. Este método de alimentação, apesar de extremamente eficiente, envolve uma complexa interação com outros sistemas, como digestivo e respiratório (QUADRO 20.1). A coordenação dinâmica e a integração destes sistemas são essenciais para uma eficiente ingestão de nutrientes e para a prevenção da aspiração de alimentos.

A partir do nascimento deve ocorrer a maturação e integração de todos os componentes necessários para uma alimentação normal.

Nos primeiros 5 dias de vida, é comum se observar sucção arrítmica e pobre coordenação entre a sucção, deglutição e respiração. Aos poucos, o bebê vai adquirindo um padrão mais rít-

QUADRO 20.1 – Relação entre sucção, deglutição e respiração durante a alimentação do bebê.
Impacto da sucção na deglutição
• Sucção do líquido desencadeia a deglutição • Velocidade de sucção, o tamanho do bolo e a rapidez com que ele atinge os pilares amigdalianos afetam a freqüência e o tempo de disparo da deglutição
Impacto da deglutição na respiração
• Durante a deglutição, a respiração é suprimida, como um mecanismo de proteção • Freqüente supressão da respiração durante a sucção nutritiva leva ao decréscimo do ritmo respiratório e à respiração profunda
Impacto da respiração na sucção
• Decréscimo da saturação arterial de oxigênio hipoteticamente desencadeia a mudança do padrão de sucção contínua para intermitente • Função respiratória anormal resulta em padrões de sucção anormais, a fim de minimizar o comprometimento respiratório • Ritmo de sucção pode influenciar na velocidade e padrão respiratórios

Fonte – Functional Anatomy and Physiology of the Suck/Swallow/Breathy Triad by WOLF, L.S. & GLASS, R.P. 1992. p. 49. **In**: *Feeding and Swallowing Disorders in Infancy*. San Antonio: Therapy Skill Builders. Traduzido e adaptado pelas autoras.

mico e coordenado, realizando, no início da alimentação, uma sucção antes de cada deglutição e, no final, um aumento nesta relação: duas a três sucções por deglutição. A respiração ocorre entre as deglutições (KOENIG e cols., 1990; WILSON e cols., 1981). Aproximadamente 20% dos bebês neonatais normais podem apresentar episódios de apnéia e bradicardia durante a sucção contínua (MATHEW e cols., 1985).

Do nascimento aos 3 meses de idade, o bebê tem a habilidade para sugar somente líquidos, realizando-a com pouca aproximação dos lábios e, conseqüente, perda do conteúdo. Nesta fase, o padrão de sucção é caracterizado por movimentos ântero-posteriores da língua, sendo o posterior mais pronunciado, e por alguma abertura e fechamento da mandíbula. LOGEMANN (1990) descreve protrusão da língua e acúmulo de alimento em valécula antes do início do disparo do reflexo de deglutição, sem que sejam considerados parâmetros anormais, nesta idade. A respiração é nasal, pois a epiglote está em contato com o palato mole (WEISS, 1988).

A partir dos 4 a 6 meses começa a ocorrer uma mudança no padrão de sucção, caracterizada por forte elevação e abaixamento da língua, e pouca movimentação vertical da mandíbula. Não há mais perda de líquido durante a sucção. Neste período, a respiração deixa de ser estritamente nasal para se tornar uma combinação de nasal e oral (LAITMAN & REIDENBERG, 1993). Pode-se iniciar a introdução da colher e do copo para a alimentação, assim como de alimentos pastosos, já que há maior atividade dos lábios.

Por volta dos 6 meses, o bebê começa a se manter na posição sentada durante algum tempo. O controle adequado do tronco e cabeça propicia a habilidade de deglutição de dietas mais engrossadas. Alimentos mastigáveis devem ser introduzidos nesta fase, pois já começa haver alguma lateralização da língua e rotação da mandíbula (ILLINGWORTH & LISTER, 1964).

Os bebês se tornam gradativamente menos dependentes depois dos 6 meses, de acordo com a evolução do desenvolvimento cognitivo e motor. Segundo ARVEDSON & ROGERS (1997), o desenvolvimento do interesse visual por pequenos objetos (5 meses), do movimento de extensão para alcance e preensão dos mesmos (5 meses) e da preensão em pinça (9 meses), assim como o refinamento da coordenação de membros superiores (18 a 24 meses), permitindo o uso de utensílios para a alimentação, indicam maior prontidão para a auto-alimentação.

Ao redor dos 2 anos, a criança se torna mais ativa para a alimentação, preferindo se alimentar sozinha, mesmo que leve um tempo maior, a ser alimentada pelos pais. A maioria dos autores concorda que por volta de 2 anos e meio a 3 anos, a deglutição da criança é muito semelhante à do adulto. O processo de deglutição está estabilizado e permanece o mesmo por toda maioridade, ocorrendo apenas algum refinamento.

Existem diferentes opiniões entre vários autores sobre o número de fases em que o processo de deglutição é dividido e a terminologia utilizada para cada fase, mas há um consenso quanto ao que ocorre em cada uma delas. Segundo LOGEMANN, a deglutição pode ser dividida em:

Fase preparatória – Começa com a entrada do alimento na cavidade oral, onde ocorre o processo de preparação do bolo. Deve haver um selamento labial suficiente para assegurar que este não escape da boca. O alimento é, então, manipulado e/ou mastigado e misturado com a saliva. Enzimas digestivas especiais contidas na saliva auxiliam no início do processo digestivo e no preparo do bolo, tornando-o macio e de fácil passagem pela faringe. Na deglutição de líquidos, a preparação oral não é necessária.

Fase oral – O bolo alimentar está pronto para ser propulsionado através da cavidade oral. A língua pressiona o alimento contra o palato duro e com movimentos ântero-posteriores, direcionando-o para a hipofaringe. Esta fase tem duração de 1s, aproximadamente, e termina quando o bolo passa pelos arcos fauciais anteriores e a deglutição faríngea é desencadeada.

Em ambas as fases, a respiração se mantém normal.

Três nervos cranianos são responsáveis pelo controle motor nestas fases: lábios, bochechas, boca e músculos da expressão facial são inervados pelo nervo facial (VII par); a língua é inervada pelo nervo hipoglosso (XII par) e a mandíbula, pelo nervo trigêmeo (V par). Informações sensoriais relacionadas com sabor, pressão, dor e temperatura são transmitidas pelos nervos trigêmeo (V par), facial (VII par) e glossofaríngeo (IX par) (PERLMAN, 1991).

Fase faríngea – Começa quando o bolo passa pelos arcos fauciais e o reflexo da deglutição é eliciado. Dá-se início a uma série de atividades fisiológicas que ocorrem simultaneamente, com o objetivo de controlar a propulsão do bolo e proteger a via aérea. Neste momento, o véu palatino se eleva, fazendo contato com a parede posterior da faringe e fechando a cavidade nasal para prevenir o refluxo do alimento. Ocorre a elevação, a anteriorização e o completo fechamento da laringe, prevenindo a entrada de qualquer material na via aérea. Durante a deglutição, a respiração cessa brevemente após a inspiração. Iniciam-se os peristaltismos faríngeos e o relaxamento do esfíncter esofágico superior. O tempo de trânsito faríngeo é normalmente de 1s ou menos.

A inervação sensorial é dada pelo V, IX e X pares cranianos. Segundo MILLER (1986), os receptores sensoriais na orofaringe têm relação com o IX e X nervos cranianos, que transmitem sinais para o "centro da deglutição", na formação reticular da medula. Este centro age como um agrupamento neuronal que organiza o sinergismo necessário para a deglutição normal. A inervação motora dos componentes faríngeos da deglutição é dada pelo IX, X e XI pares cranianos, com possível contribuição do V, VII e XII pares.

Fase esofágica – Tem início quando ocorre o abaixamento da laringe, contração do músculo cricofaríngeo, para evitar refluxo de partículas de alimento para o sistema respiratório, e o retorno da respiração. Normalmente, é com a expiração que recomeça a respiração. Junto com a gravidade, o peristaltismo esofágico carrega o bolo por meio do esôfago cervical e torácico até o estômago, em aproximadamente 8 a 20s. O controle motor e sensorial, nesta fase, é dado pelo X par craniano.

Os problemas de deglutição e alimentação podem estar evidentes logo nas primeiras horas de vida ou surgirem gradualmente, à medida em que os déficits neurodesenvolvimentais e respiratórios se manifestam, ou ainda podem ter um começo abrupto. Além disso, alterações neste processo podem surgir como indesejáveis complicações de disgenesias do sistema nervoso central ou de desordens cardiopulmonares.

O grau de dificuldade depende da época em que o desenvolvimento normal foi interrompido, do local e severidade da lesão e da melhora espontânea. Algumas crianças com dificuldade de deglutição, porém sem déficit neurológico, apresentam padrão imaturo da alimentação ocasionado por uso prolongado de sonda de alimentação, perda da estimulação oromotora e/ou problemas comportamentais.

Apesar de crianças e adultos compartilharem algumas similaridades, os fatores de desenvolvimento podem fazer com que haja uma certa diferenciação entre eles no que se refere às desordens de deglutição e alimentação.

A disfagia na infância pode ter causas congênita ou adquirida, sendo as mais comuns a paralisia cerebral (espástica, atetóide ou atáxica), traumatismo cranioencefálico, prematuridade e baixo peso ao nascimento, anoxia, meningite, encefalite, tumor cerebral, AIDS, acidente vascular cerebral, síndrome de Down, entre outras (QUADRO 20.2).

Avaliação Clínica

Para diagnosticar a desordem da deglutição é realizada uma avaliação clínica à beira do leito, que inclui anamnese ou investigação de prontuário, exame físico, exame do sistema sensoriomotor oral e avaliação da deglutição propriamente dita.

Anamnese

Inicialmente, é realizada uma entrevista com os pais, a fim de que o examinador possa obter informações sobre a queixa,

Quadro 20.2 – Etiologia da disfagia na infância.

Local da patologia	**Etiologia aguda**	**Etiologia crônica**
Sistema nervoso central	Encefalopatia por hipoxia ou isquemia Infartos cerebrais Hemorragia intracraniana Meningite Encefalite Poliomelite Botulismo Sífilis Encefalopatias metabólicas Encefalopatias traumáticas	Malformação de Arnold-Chiari Desordens genéticas Seqüência de Moebius Paralisia cerebral Encefalopatia pós-*kernicterus* Tumores Leucemia Linfomas Doenças degenerativas das substâncias branca e cinzenta (por exemplo, encefalopatia por HIV e síndrome de Rett) Desordens espinhocerebelares Esclerose múltipla Esclerose lateral amiotrófica
Célula do corno anterior		Atrofia muscular espinhal infantil
Sistema nervoso periférico	Polirradiculoneuropatia	Polineuropatias
Junção neuromuscular	Hipermagnesemia	Miastenia grave
Músculos	Polimiosite Dermatomiosite	Miopatias metabólicas Distrofia muscular de Duchenne Miopatias congênitas Distrofia muscular congênita Distrofia fascioescapuloumeral infantil
Trato respiratório	Sinusite Faringite	Displasia broncopulmonar Anomalias estruturais do trato respiratório superior
Desordens cardiovasculares		Doenças congênitas do coração (por exemplo, cianose)
Trato gastrointestinal		Refluxo gastroesofágico Esofagite Úlcera péptica
Psicológico		Desordens de interação pais-criança

Fonte – Pediatric and Neurodevelopmental Evaluation by ROGERS, B. & CAMPBELL, J., 1993. pp. 58-59. **In**: ARVEDSON, J. & BRODSKY, L. *Pediatric Swallowing and Feeding: Assessment and Management.* San Diego, Singular Publishing Group. Versão traduzida e adaptada pelas autoras.

história pregressa, gestação, parto, intercorrências no pós-parto, doenças comuns na infância, alterações das funções vitais (comprometimento neurológico, cardiopulmonar, gastrointestinal, etc.), medicamentos utilizados, desenvolvimento global da criança (neuromotor, fala, linguagem e comportamento) e história alimentar. Algumas questões são essenciais para a caracterização da disfagia e devem ser investigadas detalhadamente. São elas:

- Alimentação oral e/ou enteral.
- Necessidade de outros para a alimentação ou certo grau de independência: crianças com bom controle postural e habilidade para levar a mão à boca têm uma maior coordenação para uma deglutição segura.
- Diferenças na performance de acordo com a consistência, sabor, temperatura ou tipo de alimento. Crianças com incoordenação das funções orais e faríngeas e com atraso no disparo do reflexo de deglutição, por exemplo, podem apresentar um risco maior de aspiração para líquidos.
- Recusa constante de alimento.
- Variações na performance no começo, durante ou no final da alimentação, como resistência, falta de apetite, agitação e fadiga, sendo esta última mais comum em crianças com déficits motores e da função cardiovascular.
- Duração da alimentação: refeições demoradas são fator de preocupação, pois quanto maior for o tempo para o consumo das calorias requeridas, maior será o risco de desnutrição. Em geral, uma refeição regular deve durar de 20 a 30min.
- Vômito, podendo ser um sinal de refluxo gastroesofágico e risco de aspiração.
- Mudanças de comportamento durante a alimentação: irritabilidade pode ser decorrente de RGE ou algum outro problema gastrointestinal, assim como problemas nas vias aéreas. Letargia durante as refeições pode decorrer de fadiga excessiva ou efeito de medicamentos, como sedativos, relaxantes musculares, anticonvulsivantes.
- Posicionamento da criança e suas variações durante as refeições: determinadas posturas, como hiperextensão de cabeça ou pescoço, lateralização de cabeça, elevação de ombros e pouco controle corporal, podem dificultar a deglutição, aumentando o risco de aspiração.
- Relação entre a criança e o alimentador: estresse e impaciência da pessoa que cuida podem ser transmitidos à criança e, assim, exacerbar dificuldades de alimentação já existentes, desencadeando uma série de complicações, e inadaptações comportamentais globais.

A percepção dos pais quanto à magnitude da dificuldade da criança também pode ser avaliada neste momento.

A anamnese é um instrumento essencial para auxiliar na busca do diagnóstico da disfagia e os possíveis fatores que nela interferem, direcionando a avaliação e a terapia.

Exame Físico

Consiste na observação física global, a fim de se obter uma primeira impressão sobre a criança. O fonoaudiólogo deve estar atento à presença de características dismórficas e aos padrões respiratório e nutricional.

A presença de traços dismórficos isolados, tais como pregas epicantais, hipertelorismo, baixa implantação e malformação das orelhas, distribuição anormal de cabelo e pêlos, fissura labiopalatina, assimetria corporal, entre outras, nem sempre interfere diretamente na alimentação, mas pode ser indicativa de uma síndrome genética, que acarreta dificuldades crônicas de deglutição.

Quanto ao padrão respiratório, observa-se a capacidade da criança de se manter estável em ar ambiente ou da necessidade do uso de máscara de oxigênio ou ventilação mecânica. O uso de cânula de traqueostomia também deve ser considerado.

Quando há necessidade da cânula de traqueostomia, é essencial saber se o seu uso é devido ao alto risco de aspiração ou a algum problema respiratório, por exemplo, estenose traqueal, apnéia periódica e respiração reversa. Outras informações sobre a cânula devem ser obtidas, como:

- tipo: metálica ou plástica;
- tamanho: dependerá do diâmetro da traquéia da criança;
- presença ou não de "cuff": usado para prevenir o escape de ar da via aérea inferior para a superior, especialmente durante a ventilação mecânica, e para reduzir o risco de aspiração de alimento da via aérea superior para traquéia. O volume de ar utilizado no "cuff" geralmente não deve exceder 20 mmHg (10 a 12 ml), para que não haja danos à traquéia. Não existe cânula de traqueostomia com "cuff" para bebês ou crianças muito pequenas, já que a cânula fica naturalmente ajustada à traquéia.

O estado nutricional da criança deve ser investigado, assim como a maneira pela qual ela é alimentada (dieta oral ou não oral). Na alimentação não oral, é importante verificar qual a sonda que vem sendo utilizada, os benefícios que ela proporciona e as possíveis desvantagens, no que se refere ao tempo de utilização, à dificuldade inerente ao quadro clínico, à presença de reações de desconforto e efeitos fisiológicos anormais.

As sondas oro e nasogástricas são o primeiro recurso utilizado para a alimentação não oral, por serem de fácil introdução e não submeterem a criança ao risco de anestesia e a um procedimento cirúrgico. Por outro lado, são usadas por um período curto (3 a 6 meses), do contrário podem acarretar hipersensibilidade intra-oral, pobre desenvolvimento da função oromotora para a fala, refluxo gastroesofágico, sinusites, aumento do reflexo de "gag" e implicações psicossociais.

Quando há necessidade de alimentação não oral por um período prolongado, a gastrostomia e a jejunostomia devem ser consideradas (Moore & Green, 1985). Estes procedimentos são reversíveis e sua indicação não implica no não retorno da alimentação via oral. Pelo seu próprio posicionamento, não são facilmente visíveis e, portanto, não geram, de imediato, curiosidades e questionamentos em relação à saúde da criança. Atualmente, já se realiza a gastrostomia endoscópica percutânea em crianças, com o uso de anestesia local, o que elimina os riscos potenciais de uma cirurgia convencional (BENKOV e cols., 1986). Apesar destes benefícios, também apresentam desvantagens como irritação na pele e/ou escape de conteúdo gástrico ao redor da incisão, presença de refluxo gastroesofágico, com risco de aspiração (HUTH & O'BRIEN, 1987).

Avaliação do Sistema Sensoriomotor Oral

É fundamental avaliar o aspecto, tônus, mobilidade e sensibilidade da face e dos órgãos envolvidos na deglutição (lábios, língua, mandíbula, palato duro e mole, faringe e laringe) para saber qual o efeito que cada um exerce nas funções de alimentação, como mordida, mastigação, propulsão do bolo, peristaltismo faríngeo, proteção de vias aéreas, etc. A presença ou ausência de reflexos primitivos deve ser considerada.

Aspecto – Observa-se basicamente a simetria, que é um importante indicador do tônus, controle muscular e anormalidades estruturais. A maioria dos órgãos fonoarticulatórios é avaliada por meio do exame clínico, com exceção da faringe e laringe que exigem uma avaliação objetiva.

Tônus – A força muscular é avaliada por meio de toques e movimentos com e sem resistência.

Mobilidade – São realizados movimentos isolados ou em seqüência sob comando. Em bebês ou em crianças com comprometimento cognitivo, essa avaliação pode ficar prejudicada por vários motivos, entre eles a diminuição na compreensão de ordens, incapacidade para imitar movimentos, dificuldade com movimentos motores isolados, etc. Nesses casos, a avaliação será informal por meio de observação e atividades lúdicas.

Sensibilidade – Utensílios variados, de diferentes texturas, temperaturas e materiais, são utilizados para avaliar a sensibilidade intra e extra-oral. São observadas as possíveis reações faciais ao toque, assim como questionados o local e o grau de força sentidos.

Reflexos primitivos – Bebês normais nascem com uma série de reflexos que são básicos para a sobrevivência. Muitos destes reflexos são assimilados quando a criança desenvolve maior controle sobre seu corpo e o meio ambiente. As crianças com comprometimento neurológico podem continuar a exibir estes reflexos além do tempo esperado. Sua persistência interfere no desenvolvimento da criança em todas as áreas, incluindo alimentação e deglutição (BONER & PERLIN, 1994). Os reflexos que podem ser avaliados são:

- *Reflexo de procura* – Quando a comissura labial é tocada, o bebê se vira na direção da fonte de nutrição. Este reflexo está presente do nascimento até os 3 meses, mas pode ser visto por mais tempo nos bebês que recebem amamentação natural.
- *Reflexo de lateralização* – É desencadeado pelo toque ou estímulo gustativo na porção lateral da língua, fazendo com que se mova em direção ao estímulo. Pode ser evidente do nascimento até os 6 meses.
- *Reflexo de mordida* – É uma série rítmica de movimentos de mandíbula para baixo e para cima, produzidos após a estimulação tátil dos dentes ou gengivas. Também está presente do nascimento até os 6 meses.
- *Reflexo de "gag"* – É desencadeado ao se estimular a metade posterior da cavidade oral, resultando em abertura de boca, extensão da cabeça e depressão do assoalho da boca (BAILEY & WOLERY, 1989). Está presente durante toda a vida, apesar de mais de 40% dos adultos não o apresentar (LOGEMANN, 1990).

Existem outros reflexos, como "Startle", tônico cervical assimétrico e preensão, que têm pouca importância para a sobrevivência ou para o desenvolvimento das habilidades oromotoras (MORRIS & KLEIN, 1987). No entanto, influenciam no desenvolvimento das habilidades de auto-alimentação. Todos estão presentes do nascimento aos 3 a 4 meses.

Avaliação da Deglutição

A avaliação começa com a observação da deglutição de saliva, sem a introdução de nenhum tipo de alimento, neste momento. Alguns aspectos devem ser observados antes da avaliação com alimento:

- Ocorrência de deglutição espontânea de saliva.
- Habilidade para lidar com as próprias secreções.
- Presença do reflexo de deglutição com elevação adequada da laringe.
- Tosse ou engasgo antes, durante ou após a deglutição de saliva.
- Voz ou choro com característica "molhada" após a deglutição.
- Postura da cabeça, pescoço e tronco, e movimentos associados.
- Padrões respiratórios (velocidade, esforço respiratório e apnéia durante a deglutição).
- Aspectos comportamentais (interação, temperamento, agitação, etc.).
- Estado de alerta e habilidade para manter a atenção para a tarefa.
- Resposta à estimulação sensorial.

Dependendo da performance da criança em relação aos aspectos anteriormente mencionados, será ou não iniciada a avaliação com alimento. Se os riscos de aspiração forem muito altos, deve-se realizá-la posteriormente ao treino de deglutição não nutritiva.

Para crianças com déficits de deglutição e que não estão recebendo alimentação por via oral, seria ideal que a primeira tentativa de introdução do alimento fosse realizada pelo fonoaudiólogo.

Sempre que se for avaliar uma criança, é importante lembrar que o sucesso da alimentação também dependerá do estado cognitivo, nível de atenção, comportamento e conforto, além dos comprometimentos inerentes à própria patologia envolvida.

O ambiente para a avaliação deve ser calmo, sem muitos estímulos externos, como aparelhos eletrônicos ligados, pessoas conversando, brinquedos, entre outros, que possam interferir na atenção da criança para a alimentação. Obtendo-se sucesso nesta situação, pode-se introduzir gradativamente os estímulos típicos do seu ambiente, tornando o momento da alimentação mais natural.

Para a avaliação da alimentação, o bebê deve estar com o tronco semi-reclinado e suporte adequado. Já com uma criança maior, o terapeuta deve, quando possível, posicioná-la de maneira simétrica, sentada a 90°, com pescoço reto, mantendo a estabilidade de quadril e com os pés apoiados na superfície. No caso de crianças com comprometimentos motores severos, a posição adequada propiciará a inibição de padrões reflexos, dando maior estabilidade para o funcionamento oromotor, orofaríngeo, respiratório e sensoriomotor (ALEXANDER, 1987). Porém, nem sempre posicionar a criança desta forma é ideal para a alimentação. Segundo MORRIS & KLEIN (1987), muitas crianças assumem posturas adaptativas durante a alimentação para controlar sua posição de cabeça e pescoço, compensar padrões de tônus, movimentos limitados e dificuldades respiratórias, além de proteger a via aérea de aspiração. Mudanças bruscas no posicionamento da criança podem comprometer seu sistema e aumentar a chance de aspiração (BEECHER, 1992).

Tão importante quanto a postura da criança, é o posicionamento da pessoa que a está alimentando. Esta deve estar no mesmo plano da criança, preferencialmente de frente para ela, aproximando a colher horizontalmente, sem introduzi-la na boca. A criança tem que buscar o alimento da colher com o movimento dos lábios. Todos os recursos que proporcionem maior conforto para ambos devem ser utilizados (travesseiros, rolos, cadeiras adaptadas, etc.).

Com bebês, a avaliação é inicialmente realizada com líquido, oferecido de forma natural ou na mamadeira. Quando alguma dificuldade é encontrada, pode-se utilizar como recurso a mudança da consistência para líquida engrossada ou da forma pela qual o alimento é introduzido (conta-gotas, chupeta adaptada, etc.). Na avaliação em crianças, é preferível utilizar alimento pastoso e gelado, por ser de mais fácil controle oral e mais rápido disparo do reflexo da deglutição, respectivamente. Deve-se levar em conta que pacientes com hipersensibilidade podem não tolerar o estímulo gelado, levando ao aumento de hipertonia geral.

Durante essa avaliação, pode-se incorporar a técnica de ausculta cervical, que efetivamente auxilia na detecção não só da presença ou ausência da deglutição faríngea, mas da possibilidade de comprometimento de via aérea, via sons respiratórios (HAMLET e cols., 1994; ZENNER e cols., 1995). Para realização desta técnica é preciso posicionar o estetoscópio contra o pescoço do paciente durante a deglutição. No indivíduo normal, ouve-se o ruído de inspiração, seguido de uma pausa durante a deglutição e o ruído da expiração. Um som característico de ar misturado com líquido, durante a expiração, sugere a passagem do conteúdo para via aérea. O posicionamento do estetoscópio pode ser mais difícil em pacientes traqueostomizados ou dependentes de ventilação mecânica, por interferência do aparato. Estudos estão sendo conduzidos para quantificar os "sons" da deglutição e para aumentar a objetividade desta técnica (SELLEY e cols., 1994; TAKAHASHI e cols., 1994; ZENNER e cols., 1995).

A avaliação clínica inicial é de grande valia para identificar as possíveis habilidades de deglutição do paciente e determinar se ele é candidato à ingestão oral de alimento (GROHER, 1992). Contudo, apresenta uma certa limitação de informações, uma vez que 40% dessas avaliações não identificam a presença de aspiração, sendo importante sua complementação com exames objetivos (LOGEMANN, 1983).

Avaliação Objetiva

Videofluoroscopia – Estudo radiográfico dinâmico que permite a observação das fases preparatória, oral, faríngea e esofágica, antes, durante e após a deglutição, assim como fornece uma estimativa qualitativa da aspiração e presença ou ausência de refluxo gastroesofágico.

Pode ser realizado com diferentes consistências, inclusive com o alimento habitual da criança, misturado a um contraste.

Cintilografia – Consiste na ingestão de um material radioativo juntamente com o alimento, com o objetivo de quantificar precisamente o volume do bolo alimentar acumulado na faringe, assim como aspiração para a região traqueobrônquica, além do refluxo gastroesofágico.

Nasofibroscopia – Permite a visualização direta da faringe e laringe e suas funções, por meio de um endoscópio com fibra óptica flexível. Observa-se estas estruturas antes, durante e após a deglutição de alimentos, com diferentes consistências e quantidades. Deve-se ter especial cuidado com pacientes com história de laringospasmos ou broncospasmos durante o procedimento de ingestão, o que poderia indicar uma predisposição a problemas durante a avaliação com fibra óptica (LANGMORE, 1993).

Manometria – Avalia as mudanças de pressão na faringe e no esfíncter esofágico superior resultantes da deglutição.

Ultra-sonografia – Exame que permite a visualização da cavidade oral e a hipofaringe durante a deglutição.

Terapia

A terapia fonoaudiológica deve se basear na avaliação subjetiva (clínica) e objetiva (exames) para melhor elaboração do tipo de tratamento a ser realizado. É fundamental considerar se a disfagia é congênita ou adquirida. Nas disfagias adquiridas, em que o desenvolvimento estava previamente normal, a terapia irá se basear na busca ou retomada das habilidades de deglutição já existentes anteriormente. Porém, nas disfagias congênitas, a reabilitação implicará na promoção de novas habilidades e modificação dos padrões anormais existentes (CHRISTENSEN, 1989).

A terapia pode utilizar os métodos indireto e direto.

• Método Indireto

Envolve a realização de técnicas, para diminuir os déficits que contribuem para a disfagia, sem utilizar alimentos. Este tipo de intervenção é usualmente recomendado para o paciente que não apresenta uma deglutição segura e adequada no início do tratamento, mesmo com o uso de dietas modificadas, mudanças posturais e estratégias compensatórias. É considerado pré-requisito para a ingestão de alimentos por via oral e, portanto, não deve ser subestimado. O método de terapia indireta pode incluir:

Exercícios de controle oromotor – Dificuldades de controle motor da língua, lábios, bochechas e mandíbula podem afetar significantemente as habilidades de alimentação e deglutição. Dependendo da alteração observada, o enfoque terapêutico será diferente.

- *Hipotonia* – Acarreta pouca estabilidade orofacial, dificultando o controle dos lábios, língua, bochechas e mandíbula. Os exercícios mais utilizados são "tapinhas", uso de vibrador e massagens rápidas sobre esses órgãos para aumento do tônus.
- *Hipertonia* – Resulta em padrões de movimentos anormais da língua, mandíbula e/ou lábios e, eventualmente, pode alterar o alinhamento das estruturas orofaciais. Realiza-se manipulações na cabeça, pescoço e ombros para diminuir

a hipertonicidade e melhorar o alinhamento corporal. Além disso, a pressão digital firme nos lábios e a vibração rápida com pouca força em bochechas e lábios auxiliam na diminuição do tônus.

- *Retração da língua* – Dificulta o contato entre a língua e o instrumento pelo qual o alimento será oferecido (mamadeira, colher, etc.) e, conseqüentemente, a preparação do bolo para deglutição. Em muitos casos, apenas o adequado posicionamento já é o bastante para trazer a língua para região anterior da boca. Quando isso não é suficiente, movimentos digitais rápidos e contínuos na língua e adaptação de um utensílio de alcance mais longo podem ser eficazes.
- *Protrusão da língua* – Interfere na atividade labial e adequado selamento para apreensão do alimento. Movimentos firmes na língua, na direção ântero-posterior e forte pressão no centro da língua, digital ou por meio de utensílios de alimentação côncavos, promovem maior estabilidade da língua.
- *Excessiva elevação da língua* – Dificulta a introdução do alimento na cavidade oral, uma vez que a língua se mantém elevada contra o palato duro. Nos bebês, pode haver a falsa impressão de sucção do bico da mamadeira, quando na verdade este se encontra em baixo da língua, bloqueando a passagem do líquido. A vibração na ponta da língua, seguida de abaixamento digital da mesma, assim como leve pressão sobre a mandíbula facilitam a retirada deste padrão anormal.
- *Falta de abertura espontânea da boca* – Impossibilita a colocação de qualquer utensílio na cavidade oral, dificultando o início da alimentação. Eliciar o reflexo de procura, tracionar a mandíbula para baixo e realizar movimentos de pequena amplitude lateralmente na mandíbula auxiliam na abertura da boca.
- *Movimentação excessiva da mandíbula* – Resulta em movimentos anormais da língua, devido à instabilidade da mandíbula. Apoio externo por meio de pressão digital firme abaixo da mandíbula, além do aumento da flexão de pescoço, em direção ao peito, permitem o controle da amplitude dos movimentos.
- *Pobre selamento labial* – Desencadeia a redução da sucção e a perda excessiva de alimento pelo lábio inferior ou comissuras labiais. Suporte direto nas bochechas promovem uma pressão para aproximação lateral dos lábios. As técnicas utilizadas para hipotonia orofacial e para excessiva movimentação da mandíbula também podem ser úteis.
- *Insuficiência velofaríngea* – Acarreta na diminuição das pressões orais e faríngeas, interferindo na sucção e deglutição, respectivamente, assim como, no refluxo nasal de alimentos. Esses problemas não são facilmente tratáveis na in-

fância, uma vez que é necessária a maturação para mudança da função velar. Podem ser utilizadas diferentes próteses ou obturadores palatinos, para ajudar no fechamento velofaríngeo durante a deglutição.

Adequação da sensibilidade – Alteração na integração da informação sensorial pode causar reações exacerbadas ou diminuídas em resposta aos estímulos externos. A hipersensibilidade é comum em crianças que não receberam alimentação oral e que apresentam limitada habilidade física para auto-estimulação oral. A criança hipersensível apresenta os reflexos de "gag" e vômito exacerbados e pode ter aversão à comida. Já a hipossensibilidade geralmente é vista em crianças que receberam altos níveis de medicação anticonvulsivante, que podem reduzir ou inibir o reflexo de "gag", e em crianças com tônus postural extremamente baixo combinado com estado de alerta reduzido (MORRIS, 1994). Além disso, é freqüente se observar redução no paladar, olfato e sensibilidade intra-oral ao toque, além de indiferença à alimentação.

Segundo MÜELLER (1975), toques firmes, rápidos e curtos na gengiva, língua e palato beneficiam o paciente hiper-responsivo, enquanto que toques suaves, lentos e amplos auxiliam o paciente com diminuição de reflexos, sensibilidade e tônus.

Exercícios para proteção da via aérea inferior – Diminuição na elevação laríngea e/ou na coaptação glótica pode aumentar o risco de aspiração. Exercícios de modulação vocal, com variação de "pitch", e sustentação de tons hiperagudos promovem a elevação e anteriorização da laringe, respectivamente. Emissão de fonemas plosivos com esforço, ataque vocal brusco, tosse e pigarro são exercícios úteis para pacientes com fechamento glótico incompleto. Segundo LOGEMANN (1983), a deglutição com esforço, manobra de Mendelsohn, deglutição supraglótica ou deglutição supersupraglótica são técnicas que facilitam a elevação e fechamento laríngeos. Na terapia indireta, essas manobras são utilizadas apenas com deglutição de saliva.

Nos bebês, esse aspecto da terapia limita-se à elevação digital da laringe e estimulação de tosse pelo terapeuta, uma vez que as outras técnicas exigem a participação ativa da criança.

Estimulação térmica – Atraso ou ausência do disparo do reflexo pode levar à aspiração antes da deglutição, uma vez que porções do bolo alimentar caiam na laringe ainda desprotegida. A estimulação térmica dos pilares amigdalianos anteriores, com espelho laríngeo, propicia o disparo do reflexo durante o treino de deglutição (LOGEMANN, 1983). Esta técnica pode não ser benéfica para crianças menores de 5 anos, já que são muito jovens para cooperar totalmente e seguir consistentemente as instruções necessárias para sua realização (JELM, 1994).

• Método Direto

Envolve as técnicas utilizadas no método indireto combinadas à introdução da alimentação por via oral. É recomendado para pacientes que podem tolerar a ingestão de alimentos, porém em quantidades limitadas e com acompanhamento fonoaudiológico. Durante o treino, são determinadas algumas condutas que facilitam a deglutição, como:

- Adequação da postura do corpo: manter a criança posicionada de forma confortável e segura para alimentação.
- Mudanças na postura da cabeça: iniciar o treino com a postura da cabeça que ofereça maior proteção da via aérea inferior, já observada na avaliação.
- Adequação da consistência, gosto e temperatura do alimento às capacidades de deglutição e condições clínicas da criança. Inicia-se o treino com alimento de melhor aceitação pela criança, observado durante a avaliação, que é geralmente o pastoso. As demais consistências serão gradativamente oferecidas, à medida em que o paciente reunir os pré-requisitos para sua deglutição segura. A preferência gustativa da criança deve ser levada em consideração, pois sua recusa por um determinado alimento ou eventual insucesso na deglutição não implica necessariamente numa dificuldade. Incrementar o sabor pode facilitar a formação e propulsão do bolo.
- Utilização do utensílio de melhor aceitação observado na avaliação.

À medida em que o paciente reunir maior habilidade de deglutição, vão se introduzindo algumas modificações na oferta do alimento via oral, ou seja, aumenta-se a quantidade, utiliza-se consistências variadas, reduz-se a ingestão de dieta enteral, usando-a apenas como complemento nutricional e incentiva-se cuidadores e familiares para o momento da alimentação, orientando-os quanto ao modo correto.

Considerando-se que o principal objetivo de qualquer tratamento de disfagia é restabelecer a alimentação oral, conservando uma nutrição adequada (AGUILAR e cols., 1979; AMERICAN DIETETIC ASSOCIATION, 1980) quando a criança consegue manter um suporte protéico-calórico, hidratação e ingestão de medicamentos satisfatórios, encerra-se a abordagem terapêutica.

Bibliografia

ALEXANDER, R. – Oral-motor treatment for infants and young children with cerebral palsy. *Seminars in Speech and Language*, **8**(1):87-100, 1987.

ARVEDSON, J.C. & ROGERS, B.T. – Swallowing and feeding in the pediatric patient. **In**: PERLMAN, A.L. & SCHULZE-DELRIEU, K. *Deglution and its Disorders*. San Diego, Singular Publishing Group, 1997. pp. 419-448.

BAILEY, D. & WOLERY, M. – *Assessing Infants and Preschoolers with Handicaps*. Columbus, OH: Merrill, 1989.

BEECHER, R. – *Pediatric Feeding Problems* (from Inside Out). Paper presented at the 5th Annual Neuro-developmental Treatment Association Conference. Denver, CO, 1992.

BENKOV, K.; KAZLOW, P.G.; WAYE, J.D.; LELIEKO, N.S. – Percutaneous endoscopic gastrostomies in children. *Pediatrics*, **77**:248-249, 1986.

BONER, M.M. & PERLIN, W.S. – Oral-motor and swallowing skills in the infant and child: an overview. **In**: CHERNEY, L.R. *Clinical Management of Dysphagia in Adults and Children*. Chicago, An Aspen Publication, 1994. pp. 29-48.

CHRISTENSEN, J.R. – Developmental approach to pediatric neurogenic dysphagia. *Dysphagia*, **3**:131-134, 1989.

FELT, P. & ANDERSON, C. – Nutricional management of dysphagia. A therapist's guide. **In**: TUCSON, A.Z. *Therapy Skill Builders*, 1994.

FISHER, S.E.; PAINTER, M.; MILMOE, G. – Swallowing disorders in infancy. *Ped. Clin. North Am.*, **28**:845-853, 1981.

GROHER, M.E. – *Dysphagia: Diagnosis and Management*. 2ª ed. Stoneham, MA: Butterworth-Heinemann, 1992.

HAMLET, S.; PENNEY, D.G.; FORMOLO, J. – Stethoscopy acoustics cervical auscultation of swallowing. *Dysphagia*, **9**:63-68, 1994.

HUTH, M.M. & O'BRIEN, M.E. – The gastrostomy feeding button. *Pediatr. Nurs.*, **13**:241-245, 1987.

ILLINGWORTH, R.S. & LISTER, J. – The critical or sensitive period, with special reference to certain feeding problems in infants and children. *J. Pediatrics*, **65**:840-848, 1964.

JELM, J.M. – Treatment of feeding and swallowing disorders in children: an overview. **In**: CHERNEY, L.R. *Clinical Management of Dysphagia in Adults and Children*. Chicago, An Aspen Publication, 1994. pp. 29-48.

KOENIG, J.; DAVIES, A.M.; THACH, B.T. – Coordination of breathing, sucking and swallowing during bottle feedings in infants. *J. App. Phisiol.*, **69**:1623-1629, 1990.

LAITMAN, J.T. & REIDENBERG, J.S. – Specializations of the human upper respiratory and upper digestive systems as seen through comparative and developmental anatomy. *Dysphagia*, **8**:318-325, 1993.

LANGMORE, S. – *Integrating fiberoptic endoscopy (FEES) into the assesment, treatment and management of dysphagia*. Paper presented at Annual Convencion of The New York Speech-Language-Hearing Association, Lake Kiamesha, NY, 1993.

LOGAN, W.J. & BOSMA, J.F. – Oral and pharyngeal dysphagia in infancy. *Pediatric Clin. North Am.*, **14**:47-61, 1967.

LOGEMANN, J. – *Evaluation and Treatment of Swallowing Disorders*. Austin, Pro-ed, 1983.

LOGEMANN, J. – *Infant Swallowing*. Miniseminar presented at the meeting of the Illinois Speech-Language-Hearing Association, Chicago, Illinois, 1990.

MATHEW, O.P.; CLARK, M.L.; PRONSKE, M.L.; LUNA-SOLARZANO, H.G.; PETERSON – Breathing pattern and ventilation during oral feeding in term newborn infants. *J. Pediatrics*. **106**:810-813, 1985.

MILLER, A.J. – Neurophysiological basis of swallowing. *Dysphagia*, **1**:91-100, 1986.

MOORE, M.C. & GREEN, H.L. – Tube feeding of infants and children. *Pediatric Clin. North Am.*, **32**(2):401-417, 1985.

MORRIS, S.E. & KLEIN, M. – Pre-feeding Skills. **In**: FELT, P.; ANDERSON, C.; TUCSON, A.Z. *Therapy Skill Builders*, 1987.

MORRIS, S.E. – Development of oral-motor skills in the neurologically impaired child receiving non-oral feeding. *Dysphagia*, **3**:135-154, 1994.

MÜELLER, H. – Feeding. **In**: FINNIE, N.R. *Handling the Young Cerebral Palsied Child at Home*. New York, E.P. Dutton, 1975. pp. 113-132.

SELLEY, W.G.; ELLIS, R.E.; FLACK, F.C.; BAYLISS, C.R.; CHIR, B.; PEARCE, V.R. – The synchronization of respiration and swallow sounds with videofluoroscopy during swallowing. *Dysphagia*, **9**:162-167, 1994.

TAKAHASHI, K.; GROHER, M.E.; MICHI, K. – Symmetry and reproducibility swallowing sounds. *Dysphagia*, **9**:168-173, 1994.

WEISS, M. – Dysphagia in infants and children. *Otolaryng. Clin. North Am.*, **21**(4):727-735, 1988.

WILSON, S.L.; THACH, B.T.; BROUILLETTE, R.T.; ABU-OSBA, Y.K. – Coordination of breathing and swallowing in human infants. *J. App. Phisiol.*, **50**:851-858, 1981.

ZENNER, P.M.; LOSINSKI, D.S.; MILLS, R.H. – Using cervical auscultation in the clinical dysphagia examination in long-term care. *Dysphagia*, **10**:27-31, 1995.

Capítulo 21

Corpo Estranho na Laringe

Luciane de Paula e
Silva Freitas

Introdução

A aspiração de corpos estranhos (CE) alimentares é a sexta causa de mortes acidentais nos EUA. Crianças de 6 meses a 4 anos de idade formam o grupo de maior risco (55% das aspirações de CE). Em geral, sementes e grãos formam o maior grupo de alimentos aspirados, seguido de fragmentos de alimentos e de objetos metálicos. Deve-se dar atenção especial para a salsicha, pois é um alimento muito consumido por crianças pequenas e tem um diâmetro que se encaixa perfeitamente na traquéia, sendo então a principal causa de morte por aspiração nesta faixa etária (Fig. 21.1).

Crianças menores de 5 anos, em sua maioria, aspiram itens alimentares. Já nas maiores de 5 anos, encontramos itens não alimentares, tais como objetos escolares e partes de brinquedos. Hoje em dia, a legislação brasileira já regulamenta a fabricação de brinquedos, para que eles sejam mais seguros, isto é, não soltem peças pequenas que possam ser facilmente aspiradas e tenham avisos em suas caixas quanto a melhor idade para manuseá-los.

Já nos indivíduos idosos, não podemos esquecer da grande incidência de aspiração de próteses dentárias (Fig. 21.2).

Dos CE encontrados em vias aéreas superiores (VAS), apenas 2 a 12% estão localizados na laringe, talvez porque um CE

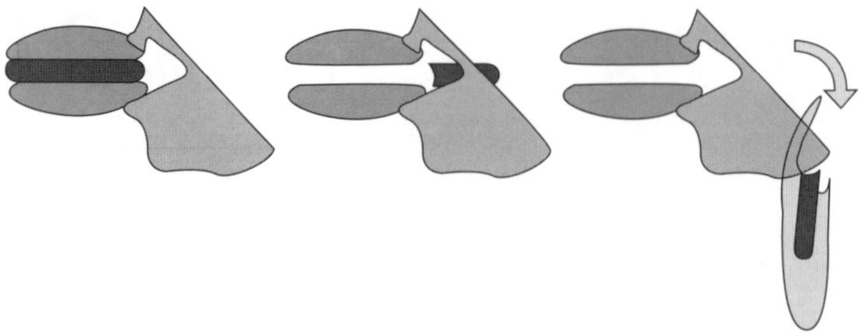

Figura 21.1 – Esquema de criança comendo uma salsicha. Quando o sanduíche está cheio de ingredientes como mostarda e maionese, a salsicha escorrega e acaba por impactar na laringe ou traquéia.

grande o suficiente para impactar neste órgão, causaria a morte imediata e a maioria dos indivíduos é capaz de colocá-lo para fora espontaneamente, através do reflexo da tosse. Já CE menores localizam-se preferencialmente em regiões mais baixas do trato respiratório (passando principalmente através do brônquio fonte direito), e CE maiores e pontiagudos ficariam impactados preferencialmente na faringe.

Curiosamente, a aspiração de CE é encontrada principalmente em indivíduos do sexo masculino, em até 2:1.

Sinais e Sintomas

Uma resposta inicial a um CE laringotraqueal inclui tosse, respiração ruidosa, dispnéia, estridor, disfonia, dor e crises de cianose.

A tosse, num primeiro momento, é voluntária (no sentido de expelir o CE), seca e de alta intensidade; depois de algumas horas mantém-se seca, mas torna-se involuntária e em salvas (principalmente ao decúbito dorsal horizontal), evoluindo depois de dias para uma tosse produtiva, resultado de um processo inflamatório.

A pressão exercida pela coluna aérea sobre um CE durante o reflexo da tosse é a principal proteção do organismo a um CE.

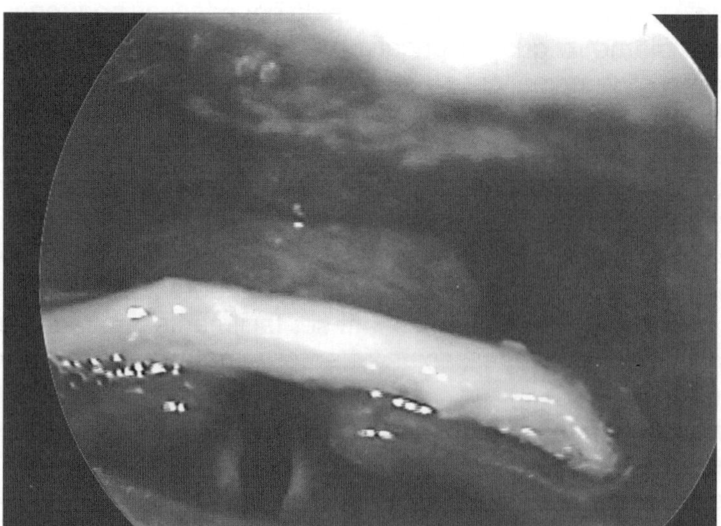

Figura 21.2 – Laringoscopia de pedaço de prótese dentária impactada no vestíbulo laríngeo.

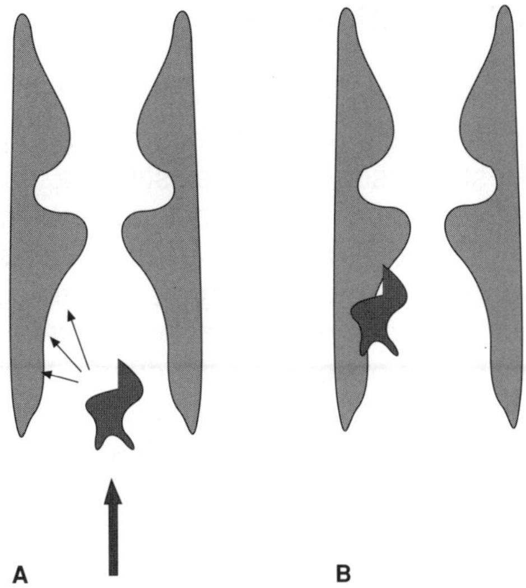

FIGURA 21.3 – A pressão do fluxo aéreo proveniente dos pulmões (**A**) pode causar impactação dos corpos estranhos pulmonares na região da subglote (**B**).

Este reflexo pode ser o principal responsável pela localização de CE pequenos e pontiagudos na região da subglote (FIG. 21.3).

Quando existe aspiração de CE para as vias aéreas, normalmente a respiração torna-se ruidosa. Se notarmos ruído inspiratório e expiratório, podemos desconfiar da presença de CE na região da subglote; com ruído inspiratório, estes localizam-se principalmente na glote; e com ruído expiratório, nas vias respiratórias mais baixas, como traquéia.

A dispnéia pode ser dividida em três fases bem definidas, isto é, na primeira, a criança encontra-se muito agitada e com uma freqüência respiratória aumentada, depois apresenta uma fase de fadiga, onde a respiração torna-se profunda e mantém-se ainda com a freqüência elevada, só então evoluindo para uma aparente fase de acalmia, onde a criança apresenta uma respiração superficial e de baixa freqüência. Esta última fase representa um perigo, pois a criança aparenta estar entrando em equilíbrio, quando, na realidade, está apresentando uma depressão respiratória.

A disfonia acontece em geral em uma fase mais tardia e é secundária ao processo inflamatório.

As crises de cianose são conseqüência de laringospasmo.

A dor não é um sintoma comum quando trata-se de CE na laringe, a não ser que ele esteja localizado na região da cartilagem cricoaritenóide, mais sensível à dor. Quando o CE localiza-se na base da língua, a dor é bem localizada e pode ser refletida nas orelhas, mas se este encontrar-se na epiglote ou seios piriformes, a dor é mais difusa e de difícil localização.

Estes sintomas podem ser seguidos por um período assintomático (com duração de horas a semanas), onde geralmente deixa-se de fazer o diagnóstico. Após este período de sossego, os sintomas podem reaparecer, algumas vezes, associados a respostas inflamatórias locais (formação de tecido de granulação) ou mesmo a complicações mais sérias, como formação de abscessos.

Diagnóstico

Baseado na história clínica, deverá ser feito por endoscopia. Mas em até um terço dos casos, o paciente vem sem história. Nestes casos, deverá existir uma forte suspeita clínica para que se comece a investigação do problema.

O raio X cervical, nas incidências ântero-posterior e lateral, auxilia em muito o diagnóstico etiológico e topográfico. Este deverá ser sempre realizado em pelo menos duas incidências e com uma penetração adequada. Uma vez que se tenha certeza da presença de um CE, pode-se pedir ao radiologista uma maior ou menor penetração, tornando a maioria dos CE visíveis ao raio X. Numa criança, a visualização radiográfica do CE torna-se mais fácil, pois o seu corpo tem uma menor densidade do que o corpo de um adulto. Deve-se lembrar que os CE de origem alimentar, em geral, podem ser radiotransparentes, e que alguns CE radiopacos, como ossos de frango e dentes, podem tornar-se radiotransparentes após reação inflamatória local. Daí a importância de uma boa integração com a equipe de radiologia. Este exame ainda nos dá uma idéia da localização e do tamanho do CE, auxiliando na programação cirúrgica.

Devemos lembrar que uma calcificação da cartilagem cricóide ou artefatos de técnica podem nos levar a um falso diagnóstico de CE.

Levando-se em conta que um CE pode ficar sem diagnóstico durante semanas, a tomografia computadorizada poderá ser útil na diferenciação com outras patologias inflamatórias.

Diagnóstico Diferencial

Deverá ser feito com outras causas de obstrução aguda das vias aéreas. A causa mais freqüente é a laringotraqueobronquite aguda. Esta é uma doença de origem viral ou bacteriana, comum no inverno, onde o clima encontra-se seco, frio e poluído, e vem sempre acompanhada de febre e mal-estar. A supraglotite, também conhecida como edema de glote, é uma afecção causada pelo *Haemophilus influenzae* do Tipo b que apresenta, além dos sintomas obstrutivos, febre alta e sialorréia. Esta patologia, antes mais comum em crianças, está apresentando um aumento da incidência em adultos. Temos também que descartar a possibilidade da obstrução respiratória ser causada por edema supra ou subglótico alérgico. O diagnóstico diferencial também pode ser feito com a laringite espasmódica, que é uma patologia rara, recidivante, de origem familiar, causada por uma diminuição na quantidade de cálcio no organismo, que acomete uma faixa etária compreendida entre 1 e 6 meses de idade. Ainda mais rara é a difteria, mas ainda assim não pode ser esquecida.

Complicações

Em apenas 40 a 50% dos casos, o diagnóstico é feito nas primeiras 24h, fato que contribui para um aumento do número de complicações e um conseqüente aumento da morbidade, muitas vezes desnecessário.

Das complicações, a mais comum é o edema subglótico. Este pode ser secundário à manipulação cirúrgica ou a um trauma nesta região quando da passagem deste CE através da glote, vindo das vias respiratórias baixas pelo reflexo da tosse. O edema subglótico na maioria das vezes cede apenas com oxigenação e uso de corticóides.

A segunda complicação mais freqüente é o broncospasmo, logo seguido por edema e febre secundários à manipulação cirúrgica e à laringotraqueobronquite. Uma vez que haja lesão mucosa (por manipulação ou CE pontiagudos), poderemos encontrar a pericondrite da cartilagem aritenóide e abscesso de seio piriforme, valécula, ventrículo ou mesmo da região retrofaríngea. A pneumonia é secundária à contaminação por CE em vias aéreas baixas.

As complicações aparecem em geral no período pós ou intra-operatório.

Algumas vezes, podemos encontrar um paciente estável e, se não tivermos o preparo e o material adequado, levá-lo a um quadro de descompensação por excesso de manipulação e prolongamento do tempo cirúrgico, causando edema, lesão de mucosa ou impactação distal do CE.

Tratamento

A remoção endoscópica é o tratamento de escolha, mas para que se tenha sucesso, alguns cuidados devem ser tomados. Um dos principais, é um bom entrosamento entre as equipes cirúrgica e anestésica, para que o risco de arritmias, acidose respiratória, hipoxia ou hipercapnia por obstrução mecânica ou defeito no equipamento seja reduzido. Deve-se escolher o menor broncoscópio possível para remover aquele tipo de CE com menor trauma, evitando-se o edema.

As pinças também devem ter tamanho e forma adequados para cada tipo de CE.

Para uma ventilação adequada, o broncoscópio deverá estar diretamente alinhado com a coluna aérea. Precauções com a hiperextensão da cabeça são um princípio básico, especialmente em crianças muito pequenas. A hiperextensão faz com que o broncoscópio fique localizado anteriormente e faz com que a ventilação se torne difícil ou mesmo impossível. Arritmias cardíacas, bradicardia e assistolia podem ser prevenidas por atropinização adequada antes do relaxamento muscular.

Falhas no equipamento, como desconexão do sistema ventilatório ou extubação, deverão ser prontamente reconhecidas pelo endoscopista através da mudança de coloração da mucosa, que aparece antes de qualquer alteração no monitor cardíaco.

Outro grande problema na fase intra-operatória é a remoção de CE grandes localizados nos brônquios, que poderão impactar na traquéia ou na laringe, impossibilitando a ventilação. Então este deverá ser prontamente empurrado para o brônquio, possibilitando novamente a ventilação de um dos pulmões. Então, deve-se tentar a fragmentação deste CE, que poderá ser retirado com um mínimo de lesão possível.

Já na fase pós-operatória, pode ocorrer um laringospasmo que é prevenido com um relaxamento adequado, anestesia local com xylocaína, hidratação intravenosa, umidificação do ar e epinefrina racêmica, se necessário.

A criança poderá ser imobilizada com um lençol e deverá ser mantido um acesso venoso. Após uma pré-oxigenação, o CE poderá ser removido enquanto um alto fluxo de oxigênio é fornecido através de um cateter colocado pela boca. Não se deve usar medicação pré-anestésica, sob o risco de criar hipoventilação ou de interferir nos reflexos de proteção respiratórios durante o período pós-operatório.

Bibliografia

BANERJEE, A. *et al.* – Laryngo-tracheo-bronchial foreign bodies in children. *J. Laryngol. Otol.*, **102**(2):1029-1032, 1988.

BARR, G.D. & BARR, J. – Early marked arytenoid calcification in a case of suspected foreign body. *J. Laryngol. Otol.*, **106**(12):1089-1090, 1992.

BATHIA, P.L. – Problems in the management of aspirated foreign bodies. *West Afr. J. Med.*, **10**(2):158-167, 1991.

COHEN, S.R.; HERBERT, W.I.; LEWIS Jr., G.B.; GELLER, K.A. – Foreign bodies in the airway. Five-year retrospective study with special reference to management. *Ann. Otol. Rhinol. Laryngol.*, **89**:437-442, 1980.

DARROW, D.H. & HOLINGER, L.D. – Aerodigestive tract foreign bodies in the older child and adolescent. *Ann. Otol. Rhinol. Laryngol.*, **105**(4):267-271, 1996.

DAVISON, F.W. – Acute laryngeal obstruction in children. A fifty-year review. *Ann. Otol. Rhinol. Laryngol.*, **87**:606-613, 1978.

ESCLAMADO, R.M. & RICHARDSON, M.A. – Laryngotraqueal foreign bodies in children. A comparison with bronquial foreign bodies. *Am. J. Dis. Child.*, **141**(3):259-262, 1987.

HALVORSON, D.J. *et al.* – Management of subglottic foreign bodies. *Ann. Otol. Rhinol. Laryngol.*, **105**(7):541-544, 1996.

LIMA, J.A. – Laryngeal foreign bodies in children: a persistent, life-threatening problem. *Laryngoscope*, **99**(4):415-420, 1989.

ROTHMANN, B.F. & BOECKMAN, C.R. – Foreign bodies in the larynx and tracheobronchial tree in children. A review of 225 cases. *Ann. Otol. Rhinol. Laryngol.*, **89**:434-436, 1980.

SINGH, B. *et al.* – Complications associated with 327 foreign bodies of the pharynx, larynx and esophagus. *Ann. Otol. Rhinol. Laryngol.*, **106**(4):301-304, 1997.

Capítulo 22

A Criança Cantora/ A Voz Cantada na Infância

MARTA ASSUMPÇÃO DE ANDRADA E SILVA

Geralmente, quando cantamos estamos felizes e quando criança parece que somos felizes, por esta razão não consigo imaginar uma infância sem música ou uma criança que não canta. O canto infantil não depende de inteligência ou de uma técnica apropriada, na minha opinião depende apenas de liberdade e da ausência de preconceitos. Quando uma criança diz que não sabe cantar, fico surpresa com a precocidade de parâmetros taxativos e idealizados, tolhendo a liberdade das experiências vocais musicais naturais que toda criança possui. O canto infantil não obedece regras sem se preocupar com a afinação, é um canto de liberdade expressiva e de comunicação. Em muitas situações é através do canto que a criança pode viver algumas emoções que no campo da linguagem verbal ainda não encontra vocábulos para expressar.

A criança parece nascer musical, nos primeiros meses de vida já demonstra sinais de prazer quando escuta a música do canto materno. Ao meu ver, quando nascemos estamos aptos para desenvolver as habilidades da fala e do canto. Este desenvolvimento dependerá de vários fatores, como o ambiente social, ambiente familiar e características anatômicas e fisiológicas das estruturas do trato vocal. O desenvolvimento do canto dependerá tanto da forma de produção da emissão quanto de recepção. Podemos, como exemplo, imaginar uma criança que viveu em um ambiente onde sempre se escutou muita música, este fato, com certeza, contribuirá para seu desenvolvimento na área do canto. Em contrapartida, existem crianças que não escutaram música na infância, mas que nasceram com determinadas características no seu trato vocal que permitem a existência de uma enorme gama de sons, caracterizando uma ampla tessitura vocal. Todos os fatores positivos e negativos, que interferem na produção da voz cantada, devem ser pensados sempre na sua totalidade e não reduzidos de forma excludente, como se algumas crianças nascessem com "dom" para cantar e outras não.

BLOCH (1982) relembra que para uma criança adquirir e desenvolver linguagem é preciso ter um aparelho fonatório normal, um sistema nervoso com certo grau de maturação, audição boa e meio ambiente que lhe forneça modelos adequados. O autor afirma, também, que a criança é motivada pelas etapas que vai vencendo, pelas pequenas vitórias que vai alcançando.

Quando reprimimos uma criança com intervenções do tipo: "você está desafinando!; você está cantando mal; você não tem ritmo para cantar; você está fora do tom; você está cantando esta letra errado", devemos lembrar que mesmo que a criança não compreenda o que está de fato acontecendo de errado com seu canto, existe a partir deste momento uma tendência à formação da imagem de um indivíduo que não sabe cantar. Internamente, muitas vezes, a criança vai se reprimindo sem de fato saber o porque deve cantar desta ou daquela maneira, cessando progressivamente suas incursões nesta área do canto. Convencendo-se que de fato ela não possui aptidão ou "dom" para cantar, bloqueando uma de suas expressões artísticas e emocionais fundamentais para seu desenvolvimento intelectual.

A criança possui, como se já nascesse com, uma memória musical para ouvir e/ou reproduzir a música que lhe agrada. Parece ter ritmo próprio, criando melodias e readaptando as harmonias. A criança possui ritmo próprio, o que a faz dançar, movimentar-se ao mais estranho som. Existem de fato habilidades individuais, mas de forma geral a criança tendo menor senso crítico, mais desinibição, mais liberdade de expressão, possui um caminho livre e aberto para desenvolver seus potenciais musicais.

Sabemos que quando o bebê emite sons balbuciando, esta é uma ação prazeirosa para ele, neste caso especificamente a função comunicativa se torna secundária, o prazer principal é poder produzir sons através da movimentação de algumas estruturas do trato vocal como língua, bochechas, lábios. A criança se acalma com determinadas músicas não porque compreende o sentido da letra, mas porque o som da melodia, seja da voz ou do instrumento, é agradável ao seu ouvido e de alguma forma lhe soa familiar.

Segundo Mário de Andrade, organizador do I Congresso da Língua Nacional Cantada, realizado em 1937 na cidade de São Paulo, o canto deve ser valorizado como aprendizado essencial para uma melhor produção da voz falada. Outra monção interessante, para refletirmos, seria a obrigatoriedade do ensino sistematizado do canto em todas as escolas do país. "*O canto é útil à saúde*". Reinteirando, ainda, que a música deveria fazer parte da formação educacional de qualquer criança, pois esta trabalha o raciocínio, concentração, inteligência e criatividade.

Podemos refletir sobre a importância do canto para o desenvolvimento infantil sem pensarmos apenas na questão da diversão. Muitas vezes, associamos a música ou o canto apenas a situações de festa, celebração ou comemoração, podemos ver a formação musical além disso. Sua contribuição para a criança vai além destas situações e se refletirá na vida de forma inovadora e em muitas situações diferentes.

PERELLÓ (1975) esclarece que nunca é demasiadamente tarde ou cedo para se começar a estudar canto. O interesse pelo canto deve ser incentivado e desenvolvido à medida que ele aconteça. O tipo e a forma de canto, repertório, técnica vocal e interpretação serão adequados para cada pessoa de acordo com cada realidade social e cultural, além das características físicas individuais.

Podemos pensar no desenvolvimento do canto não simplesmente como uma ação divertida e alegre, mas também como um desenvolvimento de outra forma de percepção do mundo. A música, assim como o conhecimento musical formal, desenvolve uma forma distinta de raciocínio que, logicamente, terá relação com outros aspectos neurológicos relacionados à comunicação humana. Com isto, não estou querendo afirmar que as pessoas que têm o hábito de escutar música apresentam um melhor desempenho na voz falada, mas que provavelmente terão riqueza melódica na voz falada.

HERSAN (1992) refere que na avaliação fonoaudiológica de uma criança disfônica muitos dados são obtidos através da observação do comportamento vocal através de estratégias complementares, como a dramatização, canto e jogo. O comportamento vocal na voz cantada revela dados importantes da voz falada e muitas vezes deixamos este valioso instrumento de avaliação em segundo plano, quando não se trata de uma queixa da criança ou família.

Na minha opinião, o canto deve fazer parte da infância de qualquer criança, o canto para "ninar" não deve nunca acabar e sim se transformar de acordo com o amadurecimento. Toda vez que o canto ocupa um espaço importante na vida da criança, a vida adulta também será contemplada por este enorme prazer que é cantar.

Bibliografia

ANDRADE, M. – *I Congresso da Língua Nacional Cantada.* ANAIS. São Paulo, PMSP, 1938.

BLOCH, P. – *A Conquista da Fala: Voz, Fala, Interpretação da Criança ao Adulto.* Rio de Janeiro, Bloch Editora, 1982.

HERSAN, R.C.G.P. – Terapia de voz para crianças. **In**: FERREIRA, L.P. *Um Pouco de Nós sobre Voz.* São Paulo, Pró-Fono Divisão Editorial, 1992.

PERELLÓ, J. – *Canto-Dicción* (Foniatría Estética). Barcelona, Editorial Científico-Médica, 1975.

Capítulo 23

Cistos e Fístulas Cervicais Congênitas

José Speck Filho

Apesar de não estarem completamente relacionados com os distúrbios do aparelho deglutofonatório, o especialista que lida com a laringologia freqüentemente é solicitado a dar conselhos quanto a malformações referentes aos arcos e fendas branquiais. Este capítulo tem por objetivo dar uma pequena idéia sobre cada uma destas afecções.

Cistos e Fístulas Branquiais

A origem da maioria dos cistos e fístulas cervicais laterais pode ser melhor entendida através da história do desenvolvimento do aparelho branquial, durante a vida embrionária. O aparelho branquial inicia seu desenvolvimento com 15 dias de gestação. Consiste de cinco barras mesodérmicas transversais (arcos branquiais), que são separadas por fendas. As fendas branquiais estão em contato com uma bolsa externa da faringe, a bolsa faríngea, e as duas são separadas por uma fina membrana. Essas estruturas vão dar origem a músculos, ossos, ligamentos, nervos e vasos sangüíneos da cabeça e do pescoço.

A freqüência de anomalias da primeira fenda branquial é baixa, o que em geral leva a erros de diagnóstico, falha no tratamento cirúrgico, infecção e recidiva das lesões.

São duas as anomalias da primeira fenda branquial:

- *Lesões do Tipo I* – São os cistos epidermóides, localizados medialmente e póstero-inferiormente ao pavilhão auricular e têm como característica clínica a possibilidade de drenagem em qualquer local de seu trajeto, seja na face ou pescoço, principalmente na região anterior ao lobo da orelha. Geralmente, estas lesões terminam em fundo de saco numa placa óssea próxima ao mesotímpano.
- *Lesões do Tipo II* – São anormalidades de duplicação das porções membranosas e cartilaginosas do conduto auditivo e, portanto, contêm pele e cartilagem. São freqüentemente diagnosticadas após infecção e drenagem de um abscesso num ponto abaixo do ângulo da mandíbula. Estas lesões passam sobre o ângulo e ramo horizontal da mandíbula e continuam para cima, através da glândula parótida, passando lateral ou medialmente ao nervo facial, podendo, em casos raros, dividir seu tronco. No final do trajeto, pode apresentar-se como uma fístula, inferior ao conduto auditivo externo, que drena na junção osteocartilaginosa (FIG. 23.1).

O tratamento dessas lesões é cirúrgico, através da remoção completa de todo o seu trajeto, para que seja evitada a recidiva.

As duas anomalias da primeira fenda devem ser diferenciadas das fístulas auriculares congênitas e dos apêndices auriculares.

Em relação aos cistos e fístulas branquiais, apresentam-se abaixo do músculo esternocleidomastóideo, ao longo de sua borda anterior, geralmente no nível do ângulo da mandíbula. A abertura externa da fístula branquial ocorre geralmente ao longo da borda ântero-inferior desse músculo, pouco acima da clavícula. O tra-

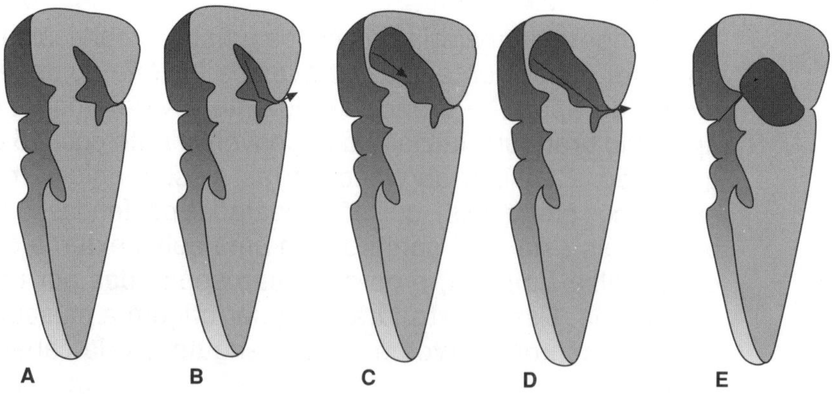

FIGURA 23.1 – Esquemas de diversas possibilidades de formação de cistos e fístulas no pescoço. **A**) Normal. **B**) Cisto abrindo para a pele. **C**) Fístula abrindo para a faringe. **D**) Fístula aberta na faringe. **E**) Pele e cisto fechados.

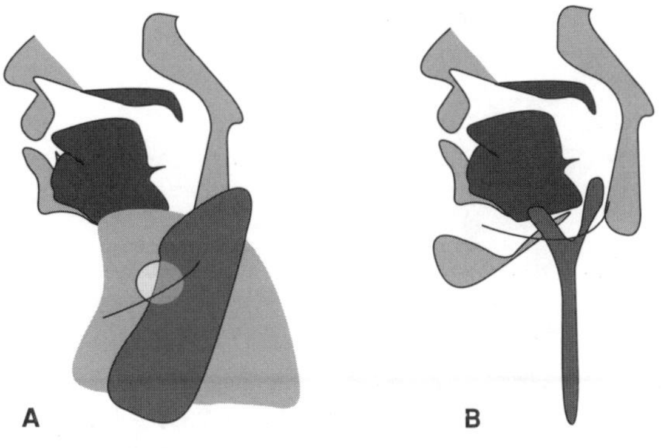

FIGURA 23.2 – Esquemas do tratamento cirúrgico de cistos e fístulas branquiais. **A**) A incisão deve importar a porção anterior da borda do músculo esternocleidomastóideo. **B**) A dissecção deve procurar a bifurcação da artéria carótida comum e o nervo hipoglosso.

jeto que predomina é aquele que se estende do local da abertura até a região da bifurcação da carótida, onde perfura a bainha carotídea e penetra nos planos profundos, passando superficial e medialmente ao nervo hipoglosso, na altura do osso hióide, profundamente ao músculo digástrico, terminando na faringe, na base da loja amigdaliana (FIG. 23.2).

Clinicamente, os cistos branquiais apresentam-se como massas indolores, amolecidas ou elásticas, móveis em relação ao feixe vasculonervoso, situados abaixo do ângulo da mandíbula, ao longo da borda anterior do músculo esternocleidomastóideo. Podem ocorrer em qualquer idade, mas predominantemente surgem entre a 1ª e 2ª décadas da vida.

Os cistos podem infectar e manifestar-se como um abscesso cervical, que acaba por ser drenado sem um diagnóstico da afecção. Geralmente, os cistos são preenchidos por um líquido rico em cristais de colesterol.

O sintoma mais comum da fístula branquial é a pequena abertura pouco acima da clavícula, através da qual há a saída de um líquido leitoso. O orifício cutâneo está, na maioria das vezes, sobre a borda anterior do músculo esternocleidomastóideo. A extremidade interna tem uma grande tendência em aparecer na faringe, junto ao pólo inferior da loja amigdaliana. Este fato deve ser sempre lembrado para que, na hora do tratamento, seja feita uma exérese completa.

Os defeitos da 3ª e 4ª fendas branquiais são muito raros, havendo poucos casos relatados na literatura.

CISTOS E FÍSTULAS DO DUCTO TIREOGLOSSO

A glândula tireóide inicia o seu desenvolvimento na 3ª semana de vida embrionária, junto à base da língua, no chamado *foramen cecum*. Com o crescimento embrionário, a glândula tireóide desce para o pescoço, mantendo sua conexão com a língua, por um estreito canal, o ducto tireoglosso. No indivíduo normal, esta conexão é obliterada ainda na vida embrionária. Podemos encontrar, ao longo de qualquer local da extensão deste

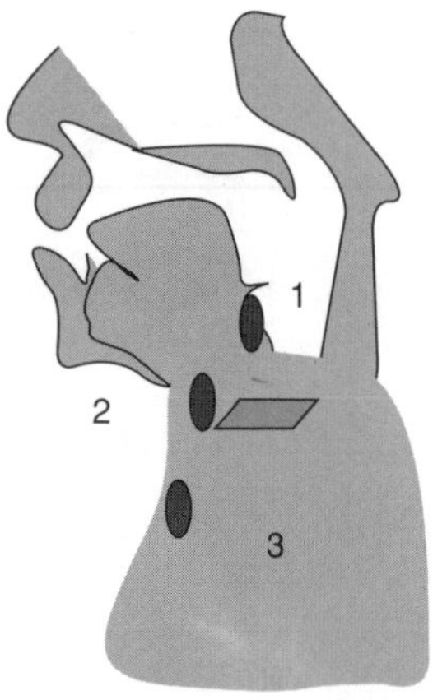

FIGURA 23.3 – Localização dos três tipos de cistos do ducto tireoglosso. Supra-hióideo (1). Hióideo (2). Infra-hióideo (3).

ducto, não somente fístulas e cistos, mas também tecido tireóideo acessório e mesmo neoplásico. Ao descer, o primórdio tireóideo passa na frente do osso hióide, e ventralmente às cartilagens tireóide e cricóide. O ducto pode passar bem próximo ao corpo do osso hióide, podendo estar a sua frente ou atrás dele.

A maioria das fístulas estão na linha média do pescoço, junto ao osso hióide. Os cistos, de acordo com sua localização, podem ser classificados (FIG. 23.3) em: *a*) supra-hióideos (20%); *b*) hióideos (15%); e *c*) infra-hióideos (65%). Em sua maioria são subcutâneos.

As fístulas podem permanecer assintomáticas por algum tempo; entretanto, na grande maioria das crianças, uma infecção das vias aéreas superiores é suficiente para desencadear um quadro inflamatório ou infeccioso da fístula que acaba por drenar na pele ou abaular um cisto, levando ao diagnóstico.

As fístulas, em geral, são simples e localizadas na linha média, mas podem ocorrer ramos situados lateralmente entre o osso hióide e o forame cego. Os cistos, geralmente, ocorrem na faixa etária abaixo dos 10 anos.

O tratamento é cirúrgico, sendo essencial a remoção do tecido mais próximo ao forame cego, na base da língua, como também é fundamental a inclusão da porção central (corpo) do hióide, assim como o seguimento do trajeto fistuloso até a base da língua (FIG. 23.4).

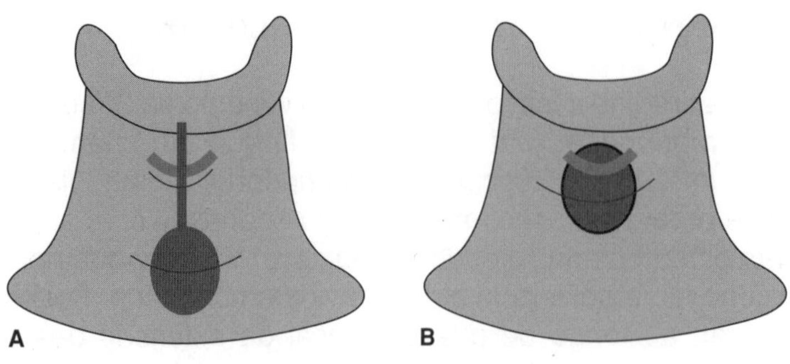

FIGURA 23.4 – Esquemas do tratamento cirúrgico de cisto do ducto tireoglosso. **A**) Quando há fístula, a incisão dupla pode ser útil. **B**) Na cirurgia de Sistrunk, o corpo do hióide é removido.

Higroma Cístico

O higroma cístico corresponde a um dos linfangiomas. É uma massa de tecido linfático que parece originar-se de sacos linfáticos seqüestrados do saco linfático jugular em desenvolvimento. Estes brotos posteriormente formam prolongamentos, mas falham na recanalização do sistema venoso, levando à formação de cistos e posteriormente ao crescimento do higroma.

A maioria dos higromas císticos origina-se no pescoço (85%), principalmente em seu triângulo posterior. As massas têm tamanho variável, podendo estender-se além do músculo esternocleidomastóideo em direção à região cervical anterior e, freqüentemente, cruzam a linha média.

O higroma pode alcançar a região mentoniana, superiormente, e pode chegar ao mediastino e axila, inferiormente.

Em 50% dos casos, a massa já está presente ao nascimento e em 75 a 90% das vezes se manifesta até os 3 anos de idade.

Os higromas císticos podem crescer progressivamente, regredir e até desaparecer espontaneamente. Os sintomas estão relacionados à pressão do crescimento da massa sendo, em geral, indolor à palpação, de consistência cística e amolecida.

O diagnóstico diferencial deve ser feito com os hemangiomas, lipomas, cistos branquiais e neoplasias onde haja degeneração cística.

O tratamento dos higromas pode variar da observação até a ressecção completa da lesão, através de cuidadosa dissecção por planos do pescoço, para alcançar as bainhas vasculonervosas da cadeia jugulocarotídea.

A invasão do parênquima parotídeo é muito freqüente, gerando apreensões quanto à ressecabilidade da massa, sem provocar alterações estéticas irreversíveis, tais como paralisias do nervo facial.

A extensão da cirurgia deve ser ponderada exaustivamente, pois, quando a massa é muito grande, a cirurgia deve ser realizada em etapas para evitar danos às estruturas vitais da região.

A recidiva após tratamento cirúrgico parcial é alta, dependendo da extensão e localização da lesão.

Bibliografia

APPAIX, A. *et al.* – *La Chirurgie du Corps Thyroid.* Paris, Librairie Arnette, 1975.

BAILEY, B. & BILLER, H. – *Surgery of the Larynx.* Philadelphia, Saunders Co., 1985.

BARBOSA, J.F. – *Surgical Treatment of the Head and Neck Tumors.* New York, Grune & Straton, 1974.

Capítulo 24

Anestesia em Procedimentos de Laringe na Criança

WAGNER KENJI KOUNO
HERMAN LIND

Os problemas relacionados às microcirurgias de laringe em pediatria, no que se refere ao acesso à via aérea, ocorrem devido às diferenças anatômicas e fisiológicas da criança e do adulto, além da patologia existente. Os cuidados tomados antes do início da anestesia e a permeabilização da via aérea, além de conhecimento prévio da anatomia e da patologia, podem influenciar no resultado positivo do ato anestésico/cirúrgico. A seguir abordaremos as principais características de cada região anatômica e suas alterações fisiológicas.

CAVIDADES NASAIS, MANDÍBULA, BOCA E OROFARINGE

Muitos recém-nascidos (RN), porém nem todos, respiram obrigatoriamente pelo nariz e, por volta dos 2 a 6 meses de idade, a criança passa também a ter respiração oral. A língua relativamente grande no RN preenche a cavidade oral e a grande proximidade da epiglote longa com o palato mole dificultam a respiração oral. Os RN prematuros têm probabilidade muito menor de manter a respiração oral na vigência de obstrução nasal quando comparados aos RN de termo. Esta referência pode ser de suma importância na fibroscopia nasal, em que o RN pode não conseguir adequada ventilação simplesmente pela obstrução ocasionada pelo fibroscópio. O fornecimento de oxigênio através de cateter nasal contralateral à fossa nasal por onde é introduzido o fibroscópio ameniza esta dificuldade ventilatória.

A mandíbula é relativamente hipoplásica no RN e a língua proporcionalmente grande em comparação ao tamanho da cavidade oral. Com o amadurecimento e crescimento da criança, as margens alveolares ficam mais proeminentes com a dentição, e o crescimento para fora da mandíbula excede a velocidade de crescimento da língua.

A base da língua fica muito próxima da abertura laríngea e esta inserção é denominada glossoptose. A associação da glossoptose com a mandíbula hipoplásica grave ou epiglote longa e flácida pode obstruir a laringe e dificultar a laringoscopia.

Pescoço, Glote e Estruturas Laríngeas

O pescoço dos RN é curto em relação ao das crianças e dos adultos (RN < criança < adulto). Nos RN, a glote está situada cranialmente no nível vertebral C3 a C4, a uma pequena distância entre a base da língua e o osso hióide e este muito próximo da cartilagem tireóide, podendo ser necessário o deslocamento da cartilagem tireóide posteriormente para ampliar a abertura laríngea. Com o crescimento do RN, a glote move-se no sentido caudal até o nível de C5 e C6, sendo acompanhada pela cartilagem tireóide e cricóide.

No RN, a epiglote tem formato de "ômega " quando vista por trás, sendo muito longa e flácida, projetando-se posteriormente e fazendo um ângulo de 45° com a base da língua (no adulto este ângulo é de 15° a 25°). Esta característica faz com que a laringe seja mais bem visualizada quando a epiglote é elevada junto com a base da língua pela lâmina do laringoscópio.

As pregas vocais do RN são anguladas e arqueadas, tendo a comissura anterior caudalmente situada em relação à comissura posterior e, portanto, a ponta do tubo endotraqueal (TET) pode colidir com a comissura anterior e não avançar mais (especialmente nas intubações às cegas). Pode-se aliviar este problema com a flexão do pescoço à medida que se avança o tubo.

O anel cricóide é a única cartilagem sólida e circunferencial em crianças com menos de 8 a 10 anos, e é o ponto mais estreito da via aérea. É revestido de epitélio colunar pseudo-estratificado, que cobre uma submucosa com estroma frouxo sendo vulnerável à inflamação e ao edema quando traumatizado ou irritado.

A resistência ao fluxo gasoso turbulento é proporcional à 4ª potência do raio da via aérea e, portanto, um pequeno edema circunferencial pode levar a um aumento da resistência ao fluxo de ar e a uma inesperada insuficiência respiratória. Podem surgir lesões agudas na laringe depois de cerca de 1h da intubação. A via aérea superior da criança amadurece por volta de 10 a 12 anos de idade, ficando com dimensões iguais às do adulto.

Traquéia, Vias Aéreas e Tórax

A traquéia fica entre as pregas vocais verdadeiras e a carina. No RN mede cerca de 4 a 5 cm e tem angulação posterior entre a laringe e a carina. Após o crescimento, a angulação posterior desaparece e os eixos longitudinais e do tronco ficam alinhados. O crescimento da traquéia pode ser interrompido em algumas síndromes, como a DiGeorge, displasias esqueléticas, brevicolo, rubéola intra-uterina e algumas síndromes congênitas cardíacas, levando a uma traquéia incomumente curta e provocando intubação brônquica inadvertida.

O pulmão neonatal, em nível celular, apresenta um pequeno conteúdo de elastina intersticial explicando, em parte, a maior capacidade de fechamento, a grande complacência do pulmão e a menor pressão intrapleural (0 a -2 cm de água) no RN, em comparação ao adulto. Esta maior capacidade de fechamento aumenta o "shunt" intrapulmonar de sangue e os gradientes (A-a) de oxigênio em RN, e também a possibilidade de hipoxia.

Os músculos intercostais e o diafragma do RN e dos lactentes estão pouco desenvolvidos e contêm menos fibras Tipo I, de alta oxidação, do que aqueles de crianças com mais de 2 anos de vida. Predispõem, portanto, à fadiga precoce e pode contribuir para a insuficiência respiratória, em especial nos RN pré-termo e a termo. O ângulo agudo formado pelo diafragma e parede abdominal, associado ao abdome protuberante, empurra o diafragma no sentido cranial aumentando a carga contra a qual este precisa trabalhar, podendo levar à insuficiência respiratória.

Estas desvantagens anatômicas das vias aéreas inferiores e da parede torácica em neonatos requerem grandes esforços com consumo maior de oxigênio em comparação ao adulto.

Anestesia para Microcirurgia de Laringe em Pediatria

Existe uma grande variedade de técnicas anestésicas para cirurgia endoscópica microlaríngea, sendo o objetivo comum destas técnicas proporcionar ao cirurgião uma visão clara, um campo imóvel e, se possível, sem traumatismo e com espaço suficiente para operar. O anestesiologista precisa proteger a traquéia, garantir a ventilação e oxigenação adequadas, e minimizar as secreções e reflexos. Em muitos centros já é rotineira a presença de dois anestesiologistas para o início da anestesia em RN, lactentes e crianças, em que sejam previstas dificuldades na hora do acesso da via aérea.

Nada pode ser pior para o anestesiologista do que encontrar obstrução grave das vias aéreas depois da indução anestésica e paralisia em uma criança, cuja mandíbula está anquilosada. A melhor conduta para não ser pego de surpresa seria a história pregressa e atual cuidadosa, exame físico e laboratorial. Uma história de intubação difícil, piora da dispnéia, posição do paciente em repouso e doenças associadas somadas aos dados fornecidos pelo cirurgião (patologia a ser operada, grau de comprometimento, fenda glótica pérvia e em que grau, etc.) podem nos alertar quanto às dificuldades para o procedimento anestésico.

A medicação pré-anestésica pode ser mudada de modo a se ajustar à situação, mas em geral deve ser administrada por via intravenosa e ser cuidadosamente titulada. A atropina (0,01 a 0,02 mg/kg) é indicada para a maioria das situações para evitar reflexos vagais autônomos indesejáveis e bloquear as secreções excessivas. Não é prudente administrar drogas sedativas, pois pode provocar uma súbita dificuldade ventilatória.

A monitoração do paciente deve ser a mais completa possível, como cardioscópio, saturômetro, pressão arterial não invasiva, capnometria, estetoscópio precordial e manutenção da temperatura corporal.

Técnicas e Equipamentos para Controle da Via Aérea

Tubos Traqueais

Os tubos endotraqueais (TET) estão disponíveis em vários tamanhos com ou sem balonete ("cuff"), sendo difícil calcular o tamanho exato, pois estão em jogo não só as diferenças anatômicas entre cada um, mas também a patologia existente, a que poderá alterar a glote ou subglote quanto ao seu diâmetro. A fórmula proposta a seguir oferece uma estimativa quanto ao tamanho, mas deve-se ter em mente a necessidade da existência de TET de vários tamanhos para uma eventualidade.

$$DI\ (mm) = [idade\ (anos)/4] + 4$$

Devemos lembrar que em crianças menores de 8 a 10 anos geralmente usamos uma sonda endotraqueal sem balonete ("cuff"), pois a cartilagem cricóide é a porção mais estreita e impede o vazamento do gás fornecido quando o TET está bem adaptado. Exceção se faz naquelas crianças, cuja patologia causa uma obstrução no nível da glote impedindo a passagem de um TET mais adequado. Nestes casos, deve-se dar preferência à utilização de uma sonda com "cuff", pois impedirá vazamento dos gases no momento em que o cirurgião estiver manipulando esta região.

Máscara Laríngea

A máscara laríngea (ML) pode ser um importante instrumento nas situações onde não conseguimos visualizar a abertura laríngea pela laringoscopia direta para se proceder a intubação orotraqueal. A segurança é que a ML nos permite manter uma boa ventilação, oxigenação e profundidade anestésica adequada, enquanto arquiteta-se como realizar a intubação traqueal.

A incidência de complicações associadas à colocação da ML em RN é maior do que a observada em adultos. Elas são atribuídas a reflexos laríngeos em resposta a níveis inadequados de anestesia no momento da colocação ou a diferenças anatômicas da via aérea superior. Os eventos mais observados são tosse, laringospasmo, broncospasmo e apnéia.

O índice de fracasso na colocação da ML chega a 33% na primeira tentativa e seu percentual global é de 2%. A ML de tamanho número 1 apresenta maior dificuldade do que as maiores. Chegou-se a um índice maior de sucesso na colocação da ML quando esta estava em equilíbrio com a pressão atmosférica (FIG. 24.1), e a utilização da geléia de lidocaína ao balonete diminui a gravidade da tosse durante o despertar da anestesia. A dificuldade mais comum na colocação da ML é o dobramento da epiglote que, às vezes, pode levar a uma obstrução parcial ou completa da via aérea, ao nível da abertura laríngea.

Na TABELA 24.1 mostramos as características da ML para uso em crianças.

A máscara laríngea tornou-se parte da seqüência para a intubação difícil ou fracassada em adultos e crianças, sendo que, após sua colocação, podemos utilizar um fibroscópio flexível encapado com uma sonda traqueal adequada, e passando esta pela ML, podemos visualizar a fenda laríngea, procedendo-se assim a intubação traqueal por visualização direta (FIG. 24.2).

Broncofibroscópio Flexível

A broncofibroscopia flexível é mais fácil de ser realizada no RN ou criança anestesiada que está respirando espontaneamente e por via nasal no decúbito dorsal. Os anestésicos locais de uso

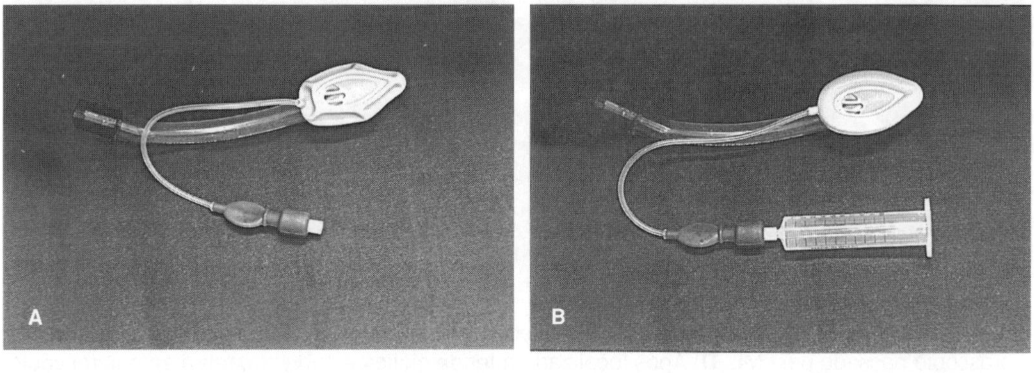

FIGURA 24.1 – Máscara laríngea com o balonete vazio (**A**) e em equilíbrio com a pressão atmosférica (**B**).

TABELA 24.1 – Características da ML para uso em crianças.

N° máximo da máscara laríngea	Uso (kg)	Volume (ml)
1	Até 5	Até 4
1,5	5 – 10	Até 7
2	10 – 20	Até 10
2,5	Crianças de 20 a 30	Até 14
3	Crianças acima de 30	Até 20

tópico e o uso generoso de lubrificantes no broncoscópio facilitam a intubação pela via nasal ou oral. Caso opte-se pela via nasal, devemos usar fenilefrina, um vasoconstritor, em gotas a 0,25% nas passagens nasais de ambos os lados para retrair a mucosa do nariz e reduzir a possibilidade de complicações durante a colocação do fibroscópio.

O posicionamento da criança na mesa cirúrgica pode dificultar a visualização pelo fibroscópio. Pacientes colocados em decúbito dorsal horizontal devem ter sua língua tracionada para fora da boca por uma gaze para melhorar o campo de visão da hipofaringe. A posição de decúbito lateral esquerdo facilita a visualização, pois há queda da língua e da epiglote para a esquerda, mantendo a hipofaringe livre.

Pode-se manter a criança sob anestesia inalatória pura ou combinada (uso de hipnótico e/ou analgésico mais um halogena-

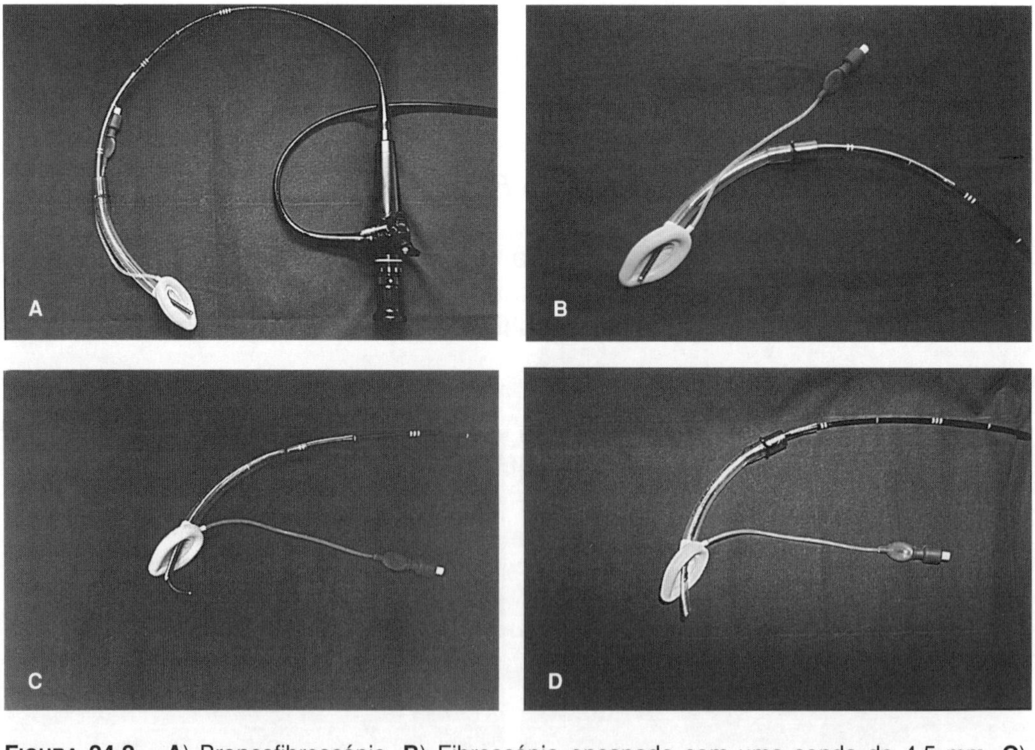

FIGURA 24.2 – **A**) Broncofibroscópio. **B**) Fibroscópio encapado com uma sonda de 4,5 mm. **C**) Fibroscópio passado pela ML. **D**) Após localizada a fenda glótica e subglote, retira-se o fibroscópio deixando a sonda posicionada.

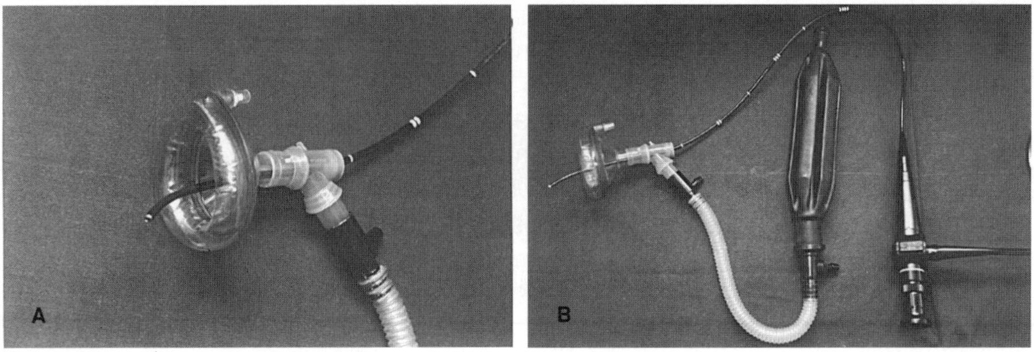

FIGURA 24.3 – Broncofibroscópio. **A**) Passando através de um cotovelo. **B**) Faz parte do sistema de ventilação tipo Baraka.

do) em ventilação espontânea sob máscara em sistema de ventilação tipo Baraka e utilizar um cotovelo com entrada para o broncofibroscópio, mantendo assim uma boa ventilação, oxigenação e profundidade anestésica (FIG. 24.3).

Laringoscópio de Bullard

O laringoscópio de Bullard (Circon acmi, Stamford, CT) é um produto que oferece iluminação e visualização com fibra óptica e um laringoscópio rígido. As vantagens deste laringoscópio incluem sua passagem e do tubo traqueal pela cavidade oral com movimento mínimo da coluna cervical ou da articulação temporomandibular e uma abertura da boca menor do que a laringoscopia direta convencional. Para sustentação da criança anestesiada, devemos fornecer a mistura gasosa em concentrações e volumes adequados pelo canal secundário do laringoscópio de Bullard.

Intubação Acordada

A intubação com o paciente acordado, com ou sem o uso de anestésico local de uso tópico, continua sendo uma das técnicas mais seguras para controlar a via aérea de um RN ou lactente. Porém, o método limita-se a lactente com menos de 2 meses de idade ficando impraticável numa faixa etária maior.

A intubação acordada tem a vantagem de manter o tônus, reflexos e esforços respiratórios da via aérea de crianças, caso a laringoscopia ou a intubação fracassem.

Uma desvantagem alegada da laringoscopia e intubação acordadas são as potenciais respostas fisiológicas. Pode haver aumentos de pressão arterial sistólica e da pressão intracraniana durante a laringoscopia do RN acordado, embora STOW e cols. (1988) relatassem que a pressão máxima da fontanela anterior dos RN intubados acordados fosse semelhante à medida do choro espontâneo. Um aumento da pressão intracraniana é provavelmente secundário à obstrução ao efluxo venoso como resultado do choro e do esforço, em vez do aumento do fluxo sangüíneo cerebral. Isto baseia-se em dados recentes, nos quais a velocidade do fluxo sangüíneo não aumentou durante a laringoscopia acordada em comparação com a laringoscopia em RN que receberam anestesia geral.

Uma variante da lâmina padrão é o "oxiscópio", uma lâmina de laringoscópio com um canal secundário através do qual insufla-se oxigênio durante a laringoscopia. Pode-se manter assim tensões de oxigênio consideravelmente maiores em comparação ao uso de lâminas convencionais.

Cricotireotomia Percutânea e Ventilação com Jato Transtraqueal e Traqueostomia

A utilização da cricotireotomia percutânea em RN, lactente e crianças deve ser restrita, pois apresenta limitações quanto aos efeitos colaterais (barotrauma, pneumotórax, pneumomediastino e enfisema subcutâneo) e dificuldade na localização da membrana cricotireóidea. Outra dificuldade é manter a via aérea superior pérvia cranialmente ao ponto de penetração da membrana cricotireóidea. Os pulmões não esvaziarão durante a expiração e sobrevirão o barotrauma grave e pneumotórax na primeira ou segunda tentativa de ventilação, caso a via aérea superior esteja obstruída por tumor, papiloma ou abscesso.

Na dificuldade de acesso, a via aérea pelos métodos existentes deve-se aventar a hipótese de traqueostomia.

Intubação Retrógrada

As técnicas de intubação retrógrada podem ser usadas como medida secundária para controlar a via aérea quando outras técnicas falharam ou quando não há pronta disponibilidade do broncofibroscópio nem do laringoscópio de Bullard. Esta técnica requer passagem de um cateter ou de um guia no sentido cranial através de uma punção percutânea da membrana cricotiróidea.

Os riscos associados a essa técnica (hematoma, traumatismo pela agulha, punção venosa e lesão nervosa) diminuem à medida que a idade do paciente e a membrana cricotireóidea aumentam. Em RN e lactentes com menos de 2 a 3 anos de idade existe um potencial de dano nas cartilagens imaturas da laringe, resultando em obstrução laríngea e prejuízo do desenvolvimento da fala.

Condutas Frente a Algumas Patologias para Acesso à Via Aérea

Algumas patologias, como tumores, papilomas, cistos, nódulos de prega vocal, etc., têm um potencial grande para desenvolver insuficiência respiratória por obstrução mecânica. Elas devem ser abordadas através de indução anestésica inalatória progressiva sob máscara facial. A indução lenta é necessária para que não ocorra relaxamento das estruturas laríngeas que sustentam o tumor, impedindo, então, a obstrução total da fenda glótica. Permite também uma maior ação dos músculos que participam da respiração.

Após indução, devemos proceder à laringoscopia com broncoscópio flexível para visualizar a região glótica e evitar traumatismo e sangramento; analisamos a possibilidade de intubação com laringoscópio de lâmina rígida e a melhor sonda a ser utilizada. Caso não seja possível a passagem por laringoscopia direta, poderemos proceder com a intubação via endoscópica.

Nestes casos não deve ser usada a máscara laríngea, pois pode provocar traumatismo, sangramento e/ou levar a uma obstrução aguda da fenda laríngea.

Nos casos da não visualização da fenda glótica pela fibroscopia e havendo uma ventilação adequada, pode-se mudar a posição do paciente girando a cabeça ou o decúbito para que a estrutura patológica mude de posição e sob ação da gravidade (por exemplo, cistos), a fenda glótica torne-se visível. Nos casos de piora considerável da ventilação, que não melhora com mudanças de posição, podemos perfurar com broncoscópio rígido a massa tumoral nos casos de papiloma, utilizar lâmina rígida com melhor exploração da fenda glótica, traqueostomia ou simplesmente superficializar a anestesia para um melhor planejamento da abordagem laríngea.

Nas laringomalacias, epiglotites, estenose subglótica pós-intubação prolongada, paralisias de pregas vocais, etc., que apresentam alterações de fonação e respiração, mas não tenham potencial para causar obstrução da fenda glótica súbita, procedemos com a laringoscopia de lâmina rígida. Lembramos da necessidade de ter à mão TET de vários tamanhos.

Quando não podemos dispor de um broncoscópio, devemos proceder com a laringoscopia com lâmina rígida. Após a indução por hipnose, colocamos um cateter nasal, de tal modo que a ponta do cateter fique próximo à fenda glótica (distância aproximada entre a rima labial e o lóbulo da orelha homolateral). Conectamos à sonda uma mistura gasosa de oxigênio e halogenado em volume e concentrações adequados. Este método permite a visualização da região glótica com laringoscópio de lâmina rígida e a manutenção dos níveis anestésicos.

O sucesso de qualquer procedimento depende da perfeita integração entre o cirurgião/anestesiologista, do conhecimento das bases anatômicas, da existência de equipamentos para controle da via aérea e controle rigoroso no pós-operatório.

Bibliografia

BENUMOF, J.L. – Management of the difficult adult airway: with special emphasis on awake tracheal intubation. *Anesthesiology*, **75**:1087-1110, 1991.

BERRY, F.A. – Anesthesia for child with a difficult airway. **In**: BERRY, F.A. *Anesthetic Management of Difficult and Routine Pediatric Pacients*. New York, Churchill Livingstone, 1986.

COTTON, R.T. & O'CONNOR, D.M. – Evaluation of the airway for laryngotracheal reconstruction. *Int. Anesthesiol. Clin.*, **30**:93, 1992.

GOUDSOUZIAN, N.; DENMAN, W.; CLEVELAND, R. *et al.* – Radiologic localization of the laryngeal mask airway in children. *Anesthesiology*, **77**:1085-1089, 1992.

JOSHI, V.V.; MANDAVIA, S.G.; STERN, L. *et al.* – Acute lesions induced by endotracheal intubation: occurence in the upper respiratory tract of newborn infants with respiratory distress syndrome. *Am. J. Dis. Child.*, **124**:616-649, 1972.

KEENS, T.G.; BRYAN, A.C.; LEVISON, H. *et al.* – Developmental pattern of muscle fibers in human ventilatory muscles. *J. Appl. Phisiol.*, **44**:909-913, 1978.

KEENS, T.G. & IANUZZO, C.D. – Development of fatigue-resistant muscle fibers in human ventilatory muscles. *Am. Ver. Respir. Dis.*, **2**:139-141, 1979.

MILLAR, C. & BISSONNETTE, B. – Awake intubation increases intracranial pressure without affecting cerebral blood flow velocity in infants. *Can. J. Anaesth.*, **41**:281-287, 1994.

MILLER, M.J.; CARLO, W.A.; STROHL, K.P. *et al.* – Effect of maturation on oral breathing in sleeping premature infants. *J. Pediatr.*, **109**:515-519, 1986.

RODENSTEIN, D.O.; PERLMUTTER, N.; STANESCU, D.C. – Infants are not obligatory nasal breathers. *Am. Ver. Respir. Dis.*, **131**:343-374, 1995.

STOW, P.J.; McLEOD, M.E.; BURROWS, F.A. *et al.* – Anterior fontanelle pressure responses to tracheal intubation in the awake and the anaesthetized infant. *Br. J. Anaesth.*, **60**:167-170, 1988.

TODRES, I.D. & CRONE, R.K. – Experience with a modified laryngoscope in sick infants. *Crit. Care Med.*, **9**:544-545, 1981.

WELLS, A.L.; ELLS, T.R.; LANDING, B.H. *et al.* – Short trachea, a hazard in tracheal intubation of neonates and infants: Syndromal associations. *Anesthesiology*, **71**:367-373,1989.

WOOD, R.E. – Flexible bronchoscopy in infants. *Int. Anesthesiol. Clin.*, **30**:125, 1992.

Capítulo 25

Processamento Comunicativo Central

HENRIQUE OLIVAL COSTA
OSMAR MESQUITA NETO

A capacidade de uma criança entrar em contato com o seu universo social tem, em muito, a ver com a destreza inata e desenvolvida de criar imagens do mundo interior e exterior em seu cérebro e manipular os símbolos associados a elas.

O processo de reconhecimento do ambiente onde está inserido e onde vai reagir se fundamenta na representação neuroquímica e elétrica determinada pelos sistemas sensitivos neurovegetativos e sensoriais, dentre eles a audição, propriocepção e tato. De certa forma, todos se complementam e nos ajudam a produzir uma reação ao estímulo.

O reconhecimento das vias por onde trafegam os estímulos sonoros tem ajudado a Audiologia a repensar seu dia-a-dia quanto a investigação e terapia dos distúrbios auditivos. Também o advento de exames de imagem funcional cerebral, associados à verificação da ação do aparato fonatório durante a fala, tem trazido grandes avanços na compreensão dos aspectos ligados ao controle fonatório. No entanto, o desenvolvimento de ambas as áreas nos chama a atenção para a distância que as duas têm mantido quando do ponto de vista de estudo dos modos e alternativas de comunicação humana. Este capítulo pretende discutir as possibilidades apresentadas para as disciplinas envolvidas quando evitam a segmentação do conhecimento.

Para desenvolver nossas atividades como profissionais interessados nas ciências biológicas e naturais, de tempos em tempos somos compelidos a nos referir aos conceitos impostos pela anatomofisiologia humana.

O caminho da especialização, seguido tanto pela Medicina quanto pela Fonoaudiologia, fundamenta-se basicamente na visão segmentadora da natureza, determinada inicialmente por Demócrito, sistematizada por Bacon e que tomou corpo e dimensão com o "Discurso do método" de René Descartes.

Por este viés, procura-se reduzir o foco de estudo à menor fração conhecida para cada um dos temas das ciências naturais.

No que diz respeito ao ser humano, a prática da atomização e classificação levou ao conhecimento da capacidade funcional de cada uma das células corporais. A partir daí, com a satisfação quanto ao detalhamento específico, o foco de estudo se dirigiu para as qualidades funcionais de agrupamento celulares, órgãos e sistemas.

Do ponto de vista da fala, percebemos a mesma tendência, tanto na Otorrinolaringologia quanto na Fonoaudiologia. As disciplinas se preocupam com o estudo de setores, como voz, articulação, controle neural, linguagem e, competentemente, esmiúçam suas qualidades e potencialidades.

Entretanto, estaríamos desta maneira nos dirigindo para uma melhor compreensão do ato de falar?

Algumas perguntas interessantes se encontram na divisão solene estabelecida entre os estudos da audição, voz e linguagem:

Aonde estão as fronteiras do conhecimento entre estas disciplinas? Seria possível entender a voz emitida sem um aparato auditivo e cognitivo para manipulá-la? O nosso cérebro foi avisado de que estas funções são autônomas?

Considerações sobre o Viés Científico

Quando deitamos nossos olhos sobre o desenvolvimento dos conceitos sobre fisiologia, percebemos que há diferenças fundamentais entre as idéias desenvolvidas no Ocidente e Oriente. A guerra fria entre Leste e Oeste provocou imensas mazelas para a humanidade. No entanto, no campo científico, talvez encontremos uma pequena vantagem na separação das idéias e conceitos entre Oriente e Ocidente.

Na Rússia, seguindo o mesmo avanço tecnológico que o seu concorrente ocidental, houve grande evolução nos estudos de Neurofisiologia Humana. Começando por Pavlov, passando por Anokhim e chegando à Emylianov nos dias de hoje, os fisiologistas russos, incorporando uma forte influência das filosofias orientais, desenvolveram um conceito global de atividade orgânica baseado em sistemas.

Na prática, o que pretendiam era se desligar do sentido segmentar e especialista, e procurar uma razão de ser para o organismo. Em seus laboratórios, a investigação se preocupa com a função do sistema neural.

A partir de Pavlov e seus experimentos com o reflexo condicionado, seguiram para a observação do reflexo não condicionado e chegaram no que Anokhim denominou Teoria dos Sistemas. Nela, o pesquisador estabelecia 3 escalões de funcionamento para o cérebro e neurônios.

No primeiro escalão há a codificação. É aqui onde o estímulo é recebido. São os órgãos sensoriais. Neles, todos os estímulos externos ou internos são transformados em atividade elétrica.

No segundo escalão os impulsos elétricos são decodificados. Em geral, isto acontece em diversos níveis do SNC. Os estímulos passam a ter um valor orgânico e são compreendidos.

O terceiro escalão é o da reação. Segundo Anokhim, todo o estímulo percebido provoca uma reação neural. É esta reação que define o objetivo e função do Sistema. Ou seja, os órgãos sensoriais podem fazer parte de diversos sistemas ao mesmo tempo. Enquanto comemos, a visão passaria a fazer parte do sistema digestivo, pois esta seria sua função, comer.

Após este pequeno passeio pelo Oriente, retomemos o nosso tema.

Seriam a audição e a fala sistemas tão independentes? Qual seria o objetivo e função de cada um?

Segundo Anokhim para definirmos estas questões precisamos conhecer a reação do organismo ao estímulo.

No caso da audição, após o estímulo acústico qual seria a resposta aguardada?

Seria a função auditiva de um golfinho igual a do homem? E a do macaco, teria diferenças em relação à nossa?

Sem a fala, provavelmente, as funções auditivas dos animais se equivalem à nossa. É na fala que encontramos o principal diferenciador de nossa função auditiva.

Seguindo a concepção estímulo + reação = função, poderíamos, timidamente, dizer que a função auditiva humana teria como principal função a fala.

A avaliação da anatomofisiologia humana nos mostra que há muitos paralelos entre ouvir e falar.

O ato de falar depende de um controle hierarquizado que se inicia no córtex cerebral com a definição do símbolo a ser comunicado e termina no controle de qualidade auditiva do som emitido e, principalmente, na percepção, por parte do falante, da reação provocada no ouvinte. O ato de ouvir se inicia como estímulo acústico e termina na criação e manipulação do símbolo cognitivo percebido.

Cada ato tem suas vias e estações de tratamento do estímulo. Vamos tentar traçar um paralelo entre elas. Para isso, inicialmente, tentaremos discutir quais são os atributos fundamentais da fala, sem os quais ela seria apenas um apanhado de sons ininteligíveis.

Pistas Acústicas da Fala

Quando escutamos alguém falar, procuramos determinar os símbolos falados, a carga emocional contida na mensagem, as condições gerais do falante e, às vezes, o que há nas entrelinhas de cada fala.

Para reconhecermos os símbolos lingüísticos mínimos, fiamonos na identificação de fonemas compostos de consoantes e vogais. As consoantes são criadas através de modificações instantâneas do fluxo aéreo supraglótico (transiência, fricção, etc.). Estas modificações estabelecem os modos articulatórios, que somados aos pontos de contato (articulação) das diversas estruturas do trato vocal (língua, lábios, dentes, palato, etc.) – pontos articulatórios – vão determinar as consoantes faladas. Algumas consoantes são surdas, pois a sonorização glótica se dá algum tempo depois do som gerado na articulação, enquanto outras são acompanhadas de perto e por isso são denominadas sonoras.

Vale aqui, esmiuçar o conceito de formante. O fluxo aéreo iniciado nos pulmões, além da vibração das pregas vocais, provoca modificações mecânico-acústicas no restante do trato vocal. A relação das propriedades físicas das paredes do aparato fonatório – supraglote, hipofaringe, orofaringe e boca – com a energia cinética da passagem do ar expelido determina a intensidade e freqüência de vibração do trato vocal.

Todo e qualquer material vibra. A freqüência de vibração é dada pelo comprimento e massa do material. O corpo também vibra. O tubo formado pelo trato vocal tem largura e comprimento conhecidos e que podem ser modificados. Na criança de mais de 3 anos, a distância entre as pregas vocais e os lábios é de cerca de 13 a 16 cm, podendo ser encurtada em cerca de 1 cm com a elevação da laringe e aumentada em outro centímetro com a protrusão dos lábios (Fig. 25.1).

Para conhecermos quais são as freqüências de vibração deste tubo, basta dividir a velocidade do som por quatro vezes o comprimento do tubo. O número alcançado corresponderá ao primeiro formante (F1). Os formantes seguintes serão os múltiplos ímpares de F1.

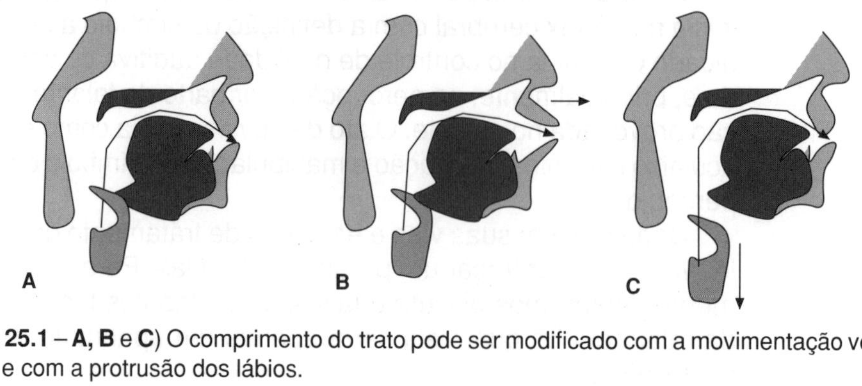

Figura 25.1 – **A, B** e **C**) O comprimento do trato pode ser modificado com a movimentação vertical da laringe e com a protrusão dos lábios.

Por exemplo:

Criança com trato vocal de 14 cm

$$F1 = \frac{340\ m/s}{14\ cm \times 4} = 607\ Hz$$

o F2 será 1.800 Hz; F3, 3.000 Hz e assim por diante.

Se ela esticar os lábios em 1 cm, o F1 será cerca de 560 Hz; o F2, 1.700 e o F3, 2.800 (FIG. 25.2).

A principal pista acústica usada para identificar o modo articulatório é a transição entre o primeiro formante e os sons de vogais adjacentes.

Quando falamos uma consoante plosiva, há uma interrupção da passagem de ar pela boca, seguida de sua liberação súbita. O som é de fato o de uma explosão. A interrupção do fluxo aéreo é feita por uma constrição total do trato vocal. Quando a interrupção ocorre na parte mais anterior da boca (por exemplo, língua e rebordo alveolar superior), como no /t/, o F1 é fortemente rebaixado (agrava) mas, na liberação, eleva-se rapidamente até se estabilizar em uma freqüência que vai depender da vogal subseqüente (se a vogal for fechada, /i/, o F1 vai ser mais baixo do que se a vogal for aberta, /a/) (FIG. 25.3).

Já o reconhecimento do ponto articulatório se dá pela transição entre o segundo e terceiro formantes e sua relação com os sons adjacentes de vogais precedentes e subseqüentes.

A distinção entre as consoantes sonoras e surdas acontece com a identificação da duração da vogal anterior a ela e pela percepção do tempo decorrido entre o fim do som articulado para a consoante e o início do som emitido para próxima vogal.

No caso das vogais, que são produzidas pela vibração glótica seguida da modificação das cavidades de ressonância do trato vocal, seu reconhecimento acústico ocorre pela duração do som e pelas distâncias entre o segundo e terceiro formantes.

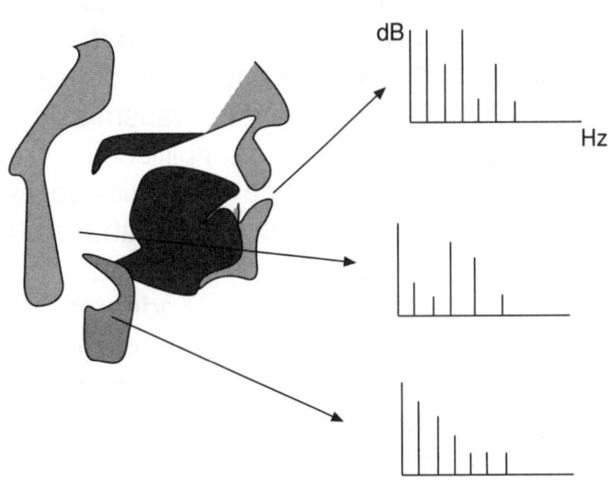

FIGURA 25.2 – Esquema mostrando os locais de produção sonora: laringe; trato vocal e, finalmente, o produto final.

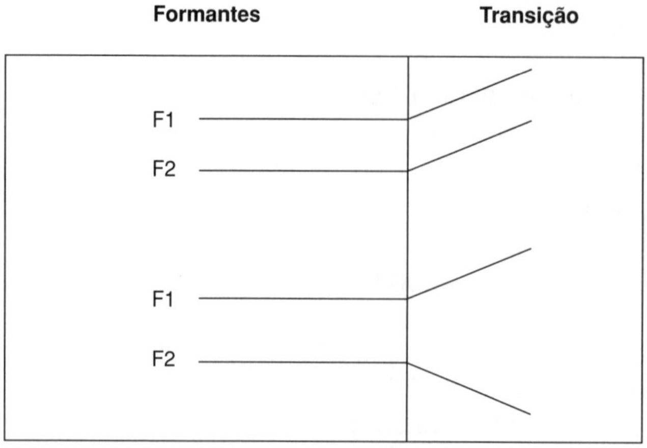

FIGURA 25.3 – Exemplo esquemático de duas consoantes no momento de sua articulação. *Acima*, vemos que os dois primeiros formantes sofrem uma elevação no momento de transição. *Abaixo*, tem o F1 elevado e o F2 agravado.

A identificação de sons co-articulados pode ser feita através do reconhecimento do seqüenciamento acústico de cada uma das pistas auditivas.

Além das chamadas pistas segmentares, sobre as quais acabamos de discorrer, existem as características supra-segmentares, referentes a prosódia e entoação, sendo definidas pela velocidade de articulação, modificação de freqüência em sons contínuos, modificação da duração de vogais e entre vogais e consoantes.

PROCESSAMENTO AUDITIVO DA FALA

Escalão de Codificação

O estímulo acústico (fala), depois de amplificado em sua energia mecânica pela cadeia ossicular, é transformado em atividade elétrica na cóclea.

É relevante salientar que, já neste momento, o som sofreu uma modificação no tocante ao seu conteúdo. A membrana timpânica e a cadeia ossicular, devido às suas propriedades mecânicas, vão transportar apenas algumas das informações físicas do estímulo sonoro que atingiu o conduto. Se imaginarmos o som como um grupo de pessoas empurrando um colchão d'água apoiado em uma parede, percebemos que há vetores de movimento em diversas direções, e não só na direção que os ossículos percorrem. O fato de não haver a transmissão da totalidade de movimentos pode significar uma simplificação do sinal sonoro (FIG. 25.4).

Por sua característica de atividade específica através das rampas (tonotópica), a cóclea acaba por fazer uma análise de Fourier no som que chega à orelha e desencadeia uma série de impulsos elétricos correspondentes às diversas freqüências componentes do estímulo complexo que chegou ao órgão. A produção de potenciais de ação acontece pela deflexão de uma membrana basilar dinâmica, que reage diferenciadamente dependendo da região atingida e do tipo de movimento ocorrido na janela oval.

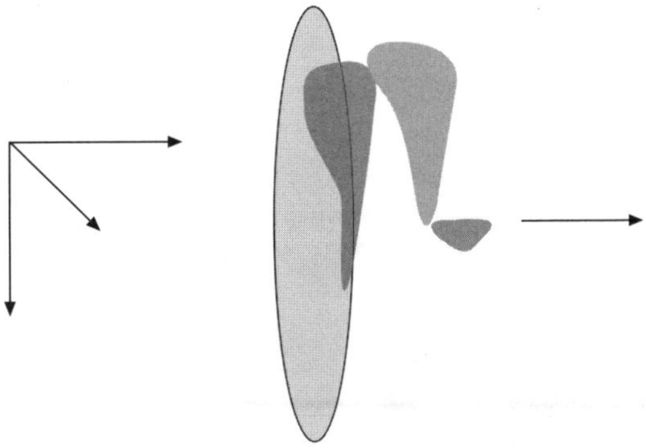

FIGURA 25.4 – A membrana timpânica é deslocada pela onda sonora nas três direções do espaço e, apesar de certa mobilidade em todas as direções, a platina acaba por fazer um movimento mais restrito no espaço, quase-unidirecional.

Como a maioria dos sons da natureza tem um grau de complexidade, sendo raros os tons puros, pobres em harmônicos, sempre que a membrana basilar é defletida, isto vai representar a somatória de movimentos vibratórios que compõe um tom e seus harmônicos.

O fato de haver deflexão em vários locais e intensidades ajuda a cóclea a identificar o "pitch" de um som emitido, mesmo quando a freqüência fundamental é de pequena intensidade. Este mecanismo também nos ajuda a distinguir duas fontes sonoras que tenham concorrência de freqüências, por exemplo, uma criança falando em uma freqüência fundamental (f0) de 480 Hz e um homem com a freqüência fundamental de 240 Hz e um F1 muito intenso, em torno de 500 Hz. Na prática, a diferença é tão nítida que nem nos preocupamos em saber como a percebemos, mas vamos avaliar o que ocorre acusticamente:

Criança f0 = 480 Hz e harmônicos de 960 Hz, 1.440 Hz e etc.
Homem f0 = 220 Hz e harmônicos de 440 Hz, 660 Hz e etc.

Nos dois casos a deflexão mostra padrões diferentes e específicos para cada f0. Porém, como o homem tem, associado ao som laríngeo, o F1 do trato vocal em torno de 500 Hz e muito intenso, poderia ocorrer confusão com a f0 da criança (480 Hz). Isto não ocorre porque, no segundo caso, a membrana só iria defletir nos 500 Hz, sem guardar o padrão encontrado na criança (FIG. 25.5).

Nesta fase, há, portanto, a transformação de um estímulo acústico extremamente complexo em uma série de ocorrências elétricas distintas. O código elétrico é estabelecido (FIG. 25.6).

Escalão de Decodificação

É o processo mais longo, mas não o mais demorado.

São várias as zonas de processamento. Os núcleos cocleares (NC) recebem os impulsos provenientes da cóclea ipsilateral. Nos núcleos, há o primeiro processo de reconhecimento do sinal. Como a atividade elétrica é basicamente uniforme, há a

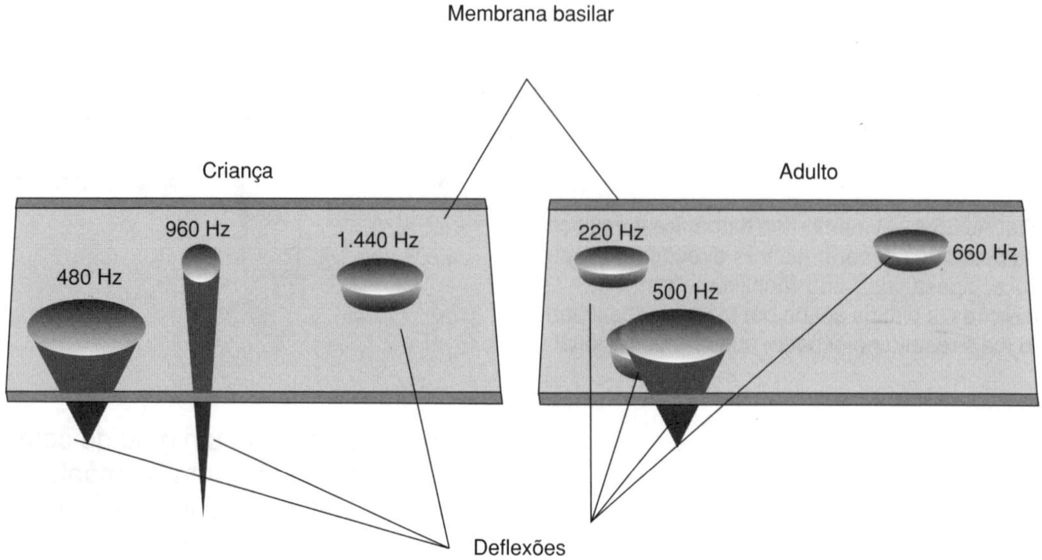

FIGURA 25.5 – O que mais importa na diferenciação de "pitchs" é o diagrama de deflexões e não somente o local específico de cada deflexão.

necessidade de reconhecer e distinguir o início e fim de cada um dos impulsos. Também nos núcleos se reconhece a intensidade de cada uma das freqüências ouvidas. Aqui encontramos a primeira monitoração e modelação das estruturas envolvidas na percepção do som. Como poderiam os núcleos cocleares saber que estímulo elétrico saiu primeiro das células ciliadas?

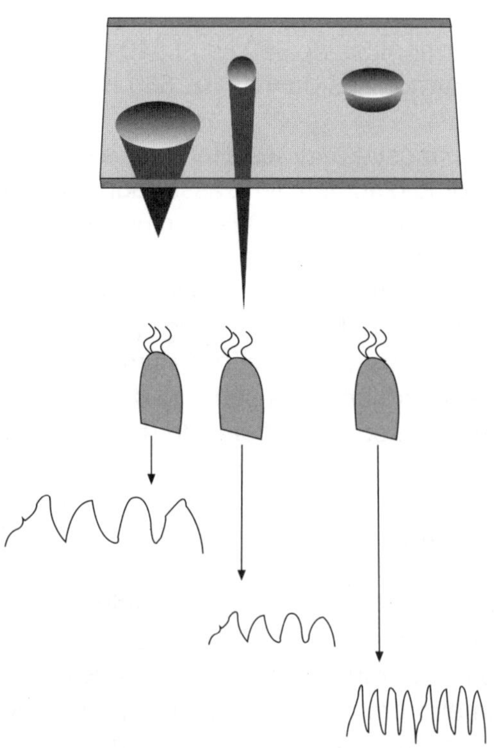

FIGURA 25.6 – A deflexão da membrana basilar provoca a ativação das células ciliadas internas que podem, de acordo com a magnitude do estímulo, despolarizar células nervosas do VIII par.

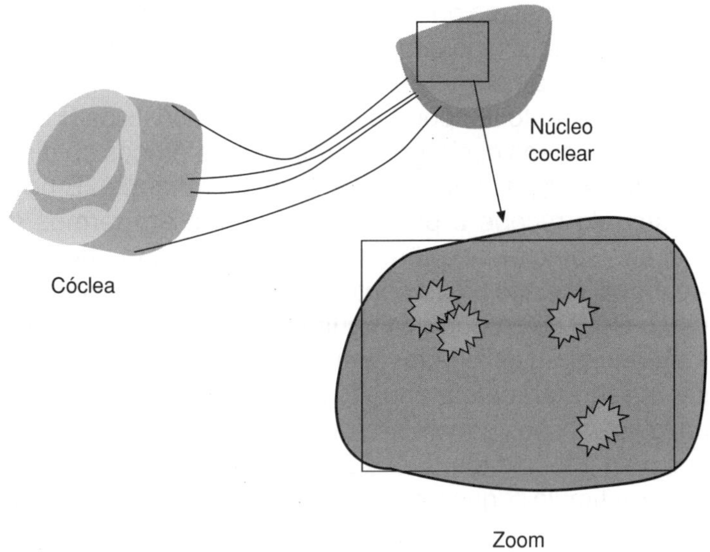

Figura 25.7 – Os potenciais de ação, que transitam pelo nervo auditivo, atingem o núcleo coclear desenhando um mapa que define o sinal como único e específico.

Imagina-se que nesta região haja uma espécie de mapa de padrões acústicos, como um tablado de xadrez, que representaria cada estímulo complexo, com seu conseqüente envelope de potenciais de ação neurais, como uma jogada da partida.

Cada vez que um estímulo acústico chega aos núcleos cocleares, é desenhado um mapa que vai definir modificações nas células ciliadas externas da cóclea (Fig. 25.7).

Este mapa pode servir de modulador da membrana basilar (MB), uma vez que há indícios de que as células ciliadas externas recebem informações estimulatórias e inibitórias do núcleo coclear e acabam por determinar uma nova configuração de forças de tensão na membrana. Desta forma, quando um novo estímulo alcan-

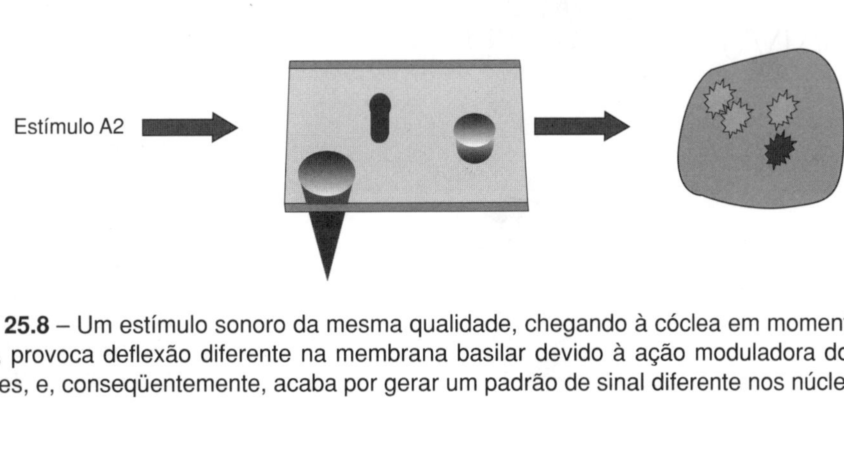

Figura 25.8 – Um estímulo sonoro da mesma qualidade, chegando à cóclea em momentos consecutivos, provoca deflexão diferente na membrana basilar devido à ação moduladora dos núcleos cocleares, e, conseqüentemente, acaba por gerar um padrão de sinal diferente nos núcleos.

ça a cóclea, mesmo que idêntico ao anterior, deverá provocar uma deflexão da MB, algo diferente da anterior, o que, por sua vez, vai gerar um mapa nuclear também diferente, favorecendo o seqüenciamento temporal dos estímulos acústicos (FIG. 25.8).

Dos núcleos cocleares os impulsos elétricos se dirigem para o complexo olivar superior (COS) bilateralmente. É no COS que o estímulo recebe o primeiro tratamento em termos de lateralização. Como as freqüências baixas demoram mais para rodear a cabeça, quando provenientes do lado oposto da orelha em questão, o COS consegue distinguir de que lado ele vem. Quanto às freqüências mais agudas, o COS percebe sua localização por ser mais fortemente atenuado na intensidade pela calota craniana, ou seja, sons graves são diferenciados pelo tempo, sons agudos pela intensidade (FIG. 25.9).

O estímulo segue pelos lemniscos laterais (LL) até os colículos inferiores (CI). Neste ponto, pela característica de grande integração entre os CI de cada um dos lados, dá-se a primeira conjunção dos estímulos bilaterais. O estímulo passa a se unificar em termos perceptivos.

Também é aqui que o som passa a ter percepção orgânica. Existe para nós, além disso, os colículos inferiores que recebem outras informações sensoriais, como tato, propriocepção e visão. Se há uma integração destes estímulos, provavelmente o envelope elétrico que parte daqui já tem um caráter mais complexo e holístico do que o que trafegava pelos lemniscos. Na verdade, como podemos observar, o estímulo provocado pela onda sonora não é apenas retransmitido de estação para estação, mas recebe tratamento e é interpretado a cada passo de seu processamento.

A viagem do estímulo continua pelos *brachia colliculi inferioris* até os corpos geniculados mediais (CGM). Nesta região peritalâmica, o estímulo continua a ser reconhecido em seus aspectos multissensoriais – estímulos de outros órgãos sensoriais (visual, tátil) são incorporados. Do CGM o estímulo se distribui para três

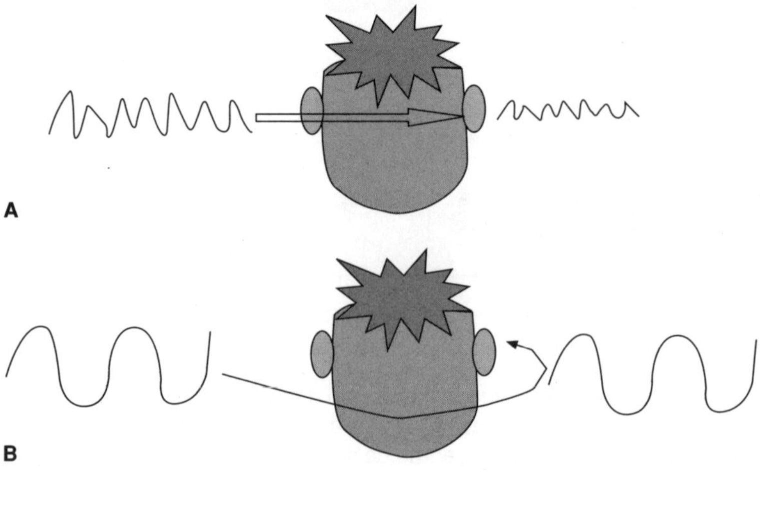

FIGURA 25.9 – Como as freqüências agudas são mais rápidas, sua diferenciação se dá pela atenuação de sua intensidade por meio do muro formado pelo crânio (**A**). Já as freqüências graves são mais lerdas e acabam por alcançar a cóclea contralateral com um tempo maior (**B**).

locais relacionados à audição. O córtex auditivo primário, o secundário e a região de Wernicke.

Cada uma destas regiões tem um modelo de atuação diferente. No córtex primário, há uma catalogação de cada estímulo sonoro, como em um índice de livro. Porém, a imagem mais próxima deste evento é a de uma sopa de letrinhas, ainda sem nexo. No córtex secundário, os estímulos são incorporados ao nosso conhecimento prévio e as palavras são reconhecidas e têm significado. Na região de Wernicke, o contexto é elaborado, baseado em todas as informações sensoriais recebidas, provenientes de outros órgãos e da nossa capacidade de elicitar a memória recente e longínqua. O estímulo é vivenciado.

Após a chegada de sinais no córtex, ele pode transitar de um hemisfério para outro através do corpo caloso (CC). Esta seria a principal via de integração entre os dois lados do córtex e entre as zonas de recepção dos sinais multissensoriais que alcançaram a região.

Apesar dos estímulos transitarem em direção aos dois hemisférios, ambos têm suas especializações. Enquanto o esquerdo é o grande almoxarife de palavras e sentidos cognitivos, o direito tem a responsabilidade pela imagem geral e grandiosa da realidade. O esquerdo é o pé no chão, e o direito o sonhador.

Escalão de Reação

Em cada uma das estações de tratamento do estímulo encontramos vias de retorno que fazem o controle e filtragem das estações no nível inferior. Este controle ocorre para reduzir o ruído de fundo captado pela cóclea, determinar a atenção dos olhos e postura corporal em relação ao estímulo acústico, e estabelecer os ajustes da atividade fonatória.

Estas questões serão melhor discutidas quando falarmos dos aspectos de controle neural da fala.

Controle Neural da Fala

Muito ainda há por ser definido quanto às formas de se constituir o ato mecânico de falar. O que vamos expor são as bases para esta atividade, sem qualquer pretensão de determinar seu controle mais complexo.

A fala se inicia com a escolha e definição do que se vai falar. Imagina-se que a área cerebral com a responsabilidade de estabelecer o ambiente cognitivo e gerar os símbolos articulatórios para que a comunicação seja a área de Broca, na parte mais látero-posterior do lobo frontal. Assim como a área de Wernicke, esta região se apropria de uma concepção multissensorial do universo cognitivo e transmite suas ordens para mais de um setor cerebral, como córtex pré-motor e tâlamo.

Uma vez estabelecido o tema, o cérebro provoca uma descarga elétrica junto ao córtex pré-motor, no giro cingulado anterior. Esta porção do córtex entra em ação cada vez que uma palavra vem à tona. Seria o preparador para o ato motor, a receita. Sua ação depende de aprendizado. Cada tarefa motora é aprendida previamente e codificada aqui. Quando há uma solicitação da área de Broca, apenas a região de armazenamento da função pedida é estimulada no córtex pré-motor (FIG. 25.10).

Daí o estímulo segue para o córtex motor, área 4, indo para cada um dos locais de controle de músculos específicos para a tarefa. Os estímulos elétricos partem para os interneurônios pré-motores, que trafegam pelos tratos corticoespinhais até o núcleo ambíguo (NA). Como o NA recebe ordens diferentes para cada grupo muscular, e estas ordens são provenientes tanto do trato corticoespinhal quanto do corticobulbar e tâlamo bulbar, acaba por hierarquizar e seqüencializar os estímulos para que as tarefas sejam cumpridas sem atropelo. Feito isto, emite sinais pelos motoneurônios dos respectivos músculos envolvidos na fala, ativando-os (FIG. 25.11).

Esta tarefa, entretanto, não é tão simples como expressamos anteriormente.

Há diversas estações de modulação do sinal no trajeto até os músculos, além de não ser apenas pelo trato corticoespinhal (TCE) que os músculos recebem ordens.

Vamos por partes.

O estímulo que sai do córtex pode se dirigir, via corpo caloso tanto para a medula (TCE), quanto para o tálamo – trato corticotalâmico (TCT). Por esta última via, o estímulo atinge a região do tálamo e gânglios da base, fazendo a conexão que faltava entre giro cingulado anterior e prosencéfalo para que o sistema límbico pudesse atuar. É neste ponto que acontece uma interação entre as regiões cortical e subcortical que vai fazer uma filtragem e modulação do estímulo elétrico. Acredita-se que nes-

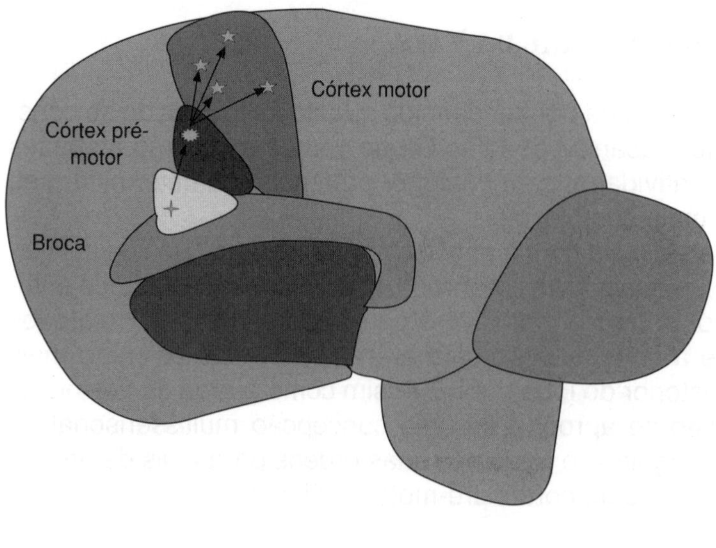

FIGURA 25.10 – Esquema mostrando o trajeto do estímulo motor a partir de seu desencadeamento na região de Broca.

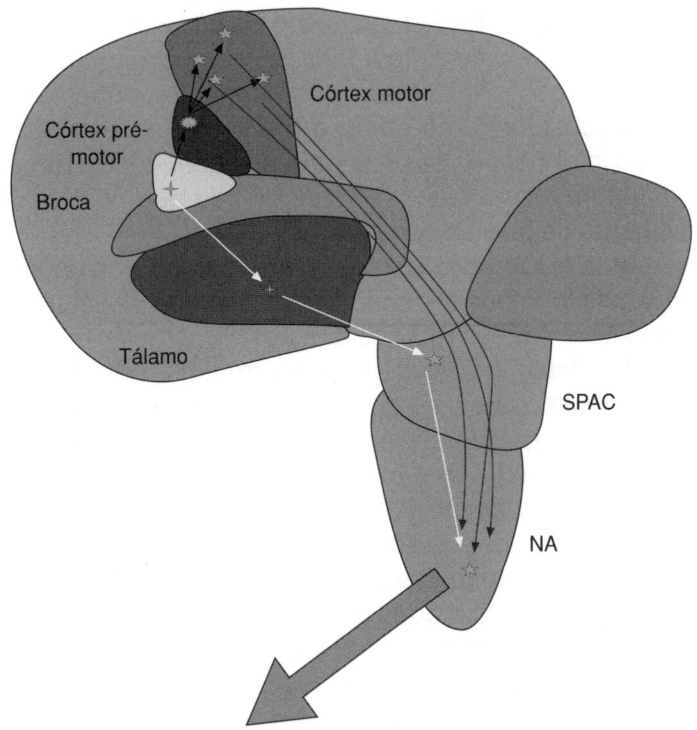

Figura 25.11 – Esquema mostrando duas possíveis vias de controle da fala. Uma passando pelo tálamo e indo em direção à substância periaquedutal cinzenta, via das emoções, que é responsável pela emissão das vogais. Outra corticoespinhal, que se dirige diretamente para o núcleo motor dos músculos interessados na fala, das consoantes.

te sistema se definam as características supra-segmentares da fala – velocidade, entoação, ênfase, etc.

O caminho seguinte para esta via seria a região da substância periaquedutal cinzenta (SPAC), na base do 4º ventrículo, entre o mesencéfalo e a ponte. A SPAC funciona como um distribuidor de estímulos para 2 regiões iniciais de interneurônios pré-motores, o núcleo retroambíguo (NRA) e a formação parvocelular (FPC). Cada uma delas tem conexão, através de interneurônios, com os motoneurônios interessados na fala e seus músculos (abdome, tórax, laringe, faringe, boca, pescoço e face).

Alguns estudiosos consideram que haja um sistema nervoso motor e um sistema nervoso emocional.

De interesse para nós seria o fato de que no sistema nervoso emocional (via corticotalâmica e talamoespinhal) ocorreria o controle das vogais, cujos valores sonoros são mais longos e de menor modificação com o decorrer do tempo, ou seja, sem necessidade de controle cortical muito veloz. Enquanto que no corticoespinhal encontraríamos o controle das consoantes, complexas e com transições muito rápidas, exigindo controle neural permanente e "feedback" refinado. Em suma, as vogais carreariam as emoções incluídas no ato de falar, enquanto as consoantes trariam as informações lingüísticas.

Todas as ações musculares corporais recebem um gerenciamento de atividade agonista e antagonista, além do controle de sua intensidade através do cerebelo. Não seria a fala diferente. No entanto, apesar dos estudos com tomografia com emissão de pósitrons (PET) mostrarem haver uma sistemática atividade no cerebelo durante a fala, as vias pelas quais o cerebelo exerce seu controle não são perfeitamente conhecidas. Alguns autores consideram-no como a memória ancestral do homem, onde as informações básicas para a sobrevivência das espécies estariam armazenadas, favorecendo seu aprendizado e desenvolvimento de tarefas complexas.

Após a elaboração e transmissão das ordens neurais e com a atividade fonatória em ação, há um sistema de controle de qualidade sobre o resultado desta ação.

O "feedback" do ato de falar ocorre em diversas frentes. Nos alvéolos pulmonares se distribuem receptores pressóricos que determinam o grau de distensão alveolar, deixando-nos conhecer o estoque de fluxo aéreo existente para a fonação. Há receptores de pressão na subglote que informam quanto às condições locais e dão uma boa idéia quanto à intensidade do som emitido. Nas articulações cricoaritenóideas existem receptores táteis que indicam a qualidade do ataque glótico. Todos os músculos possuem propriorreceptores que indicam suas condições de tensão e alongamento. E, finalmente, o sistema auditivo nos informa quanto às características segmentares e supra-segmentares da fala.

Todas estas aferências se dirigem para o núcleo do trato solitário (NTS), com exceção do "feedback" auditivo que segue as vias descritas anteriormente.

Do NTS os estímulos seguem para a SPAC e para a região diencefálica, que vão ser responsáveis pela modulação dos estímulos às vias eferentes espinhais (NA) e corticais (córtex motor), respectivamente

O setor de tratamento do estímulo que acontece no bulbo tem grande importância para as atividades fonatórias. A SPAC recebe aferências do cerebelo, núcleo do trato solitário e trato corticotalâmico. Isto faz desta região um excelente local de coordenação de atividades dinâmicas como a fala.

Enquanto conversamos, as condições iniciais são continuamente alteradas, como postura corporal, pressão subglótica, volume alveolar e tensão muscular na laringe, faringe e boca. A exata situação de todos estes fatores pode ser responsável pela qualidade e inteligibilidade da voz e fala.

Se o controle neural fosse exercido em níveis mais altos do cérebro, o tempo dispendido para fazer correções ou mudanças de estratégia seria grande o suficiente para provocar enormes dificuldades para a fala encadeada.

É interessante observarmos que a SPAC de animais, como o gato, age, quando estimulada em locais específicos, criando padrões comunicativos com etiquetas reconhecíveis, como ronronar carinhosamente e fazer trejeitos graciosos com o corpo simultaneamente ou hissar e eriçar os pêlos ao mesmo tempo.

Após sair do tronco, via motoneurônios, o estímulo chega aos órgãos efetores da ação.

É interessante observarmos o que acontece em nervos como o laríngeo recorrente. Um só nervo para diversos músculos que, por sua vez, agem de maneira independente e variada. Este fato pode ser relevante quando formos discutir as possíveis relações dos sistemas auditivo e fonatório.

Sistema Límbico

Apesar de pouco estudado no ser humano, o sistema límbico é um dos poucos fatos do conhecimento neurobiológico humano em que não se rotula um órgão e sim um grupo de regiões dedicadas a uma tarefa.

Este sistema é encontrado em todos os animais vertebrados e constitui uma de suas funções primordiais: a sobrevivência.

Mesmo os animais destituídos de um córtex mais desenvolvido, o chamado neocórtex, são portadores de um sistema límbico bem elaborado e ativo.

No homem, convencionou-se designar por sistema límbico as atividades relacionadas a um grupo de setores cerebrais que articula ações do giro cingulado anterior, e áreas do prosencéfalo e diencéfalo, como os gânglios da base, algumas zonas talâmicas e hipotalâmicas e as amígdalas (FIG. 25.12).

Como podemos perceber, estão agrupadas regiões que têm por responsabilidade uma variedade de tarefas, mas que estão unidas por um denominador comum: a memória.

Cada uma destas partes tem, de alguma forma, uma representatividade de fatos ocorridos e é armazenadora de experiên-

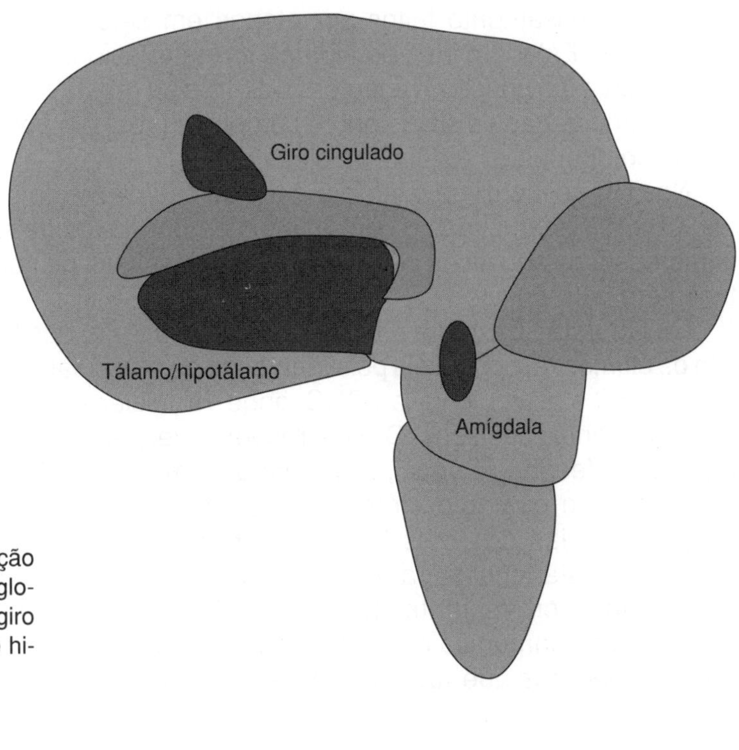

FIGURA 25.12 – Representação de três possíveis áreas englobadas pelo sistema límbico: giro cingulado anterior, tálamo e hipotálamo, e as amígdalas.

cia. O giro cingulado anterior guarda grande parte das receitas de bolo dos atos motores aprendidos. O tálamo guarda a memória volátil, de representação geral, onde cheiros e gostos elicitam sensações prazeirosas ou de desgosto, além de reconhecerem a situação imediatamente precedente de cada ajuste muscular e sensorial do corpo. A ínsula e as amígdalas são responsáveis pela memória de evocação de fatos recentes. E, finalmente, o hipotálamo que gerencia as atividades vegetativas de todo o corpo, reconhecendo sua situação a cada instante.

Esta vasta rede de informação se presta para conferir ao animal uma capacidade única de saber como está a cada momento e saber responder às suas necessidades de acordo com o seu conhecimento prévio do que pode ser "bom" ou "ruim" para sua sobrevivência.

A escolha entre aspectos satisfatórios ou não tem uma conotação toda especial no ser humano, ajudando-o na tomada de decisões de todas as facetas da economia vital.

Muito da percepção orgânica desta escolha pode ser referida como emoções. A definição orgânica por um determinado lado da moeda acaba por elicitar estímulos veiculados pelo hipotálamo para vísceras, glândulas, vasos sangüíneos e tegumentos, gerando o sentimento correlato de euforia, tristeza, raiva, etc. É por isso que sentimos um frio na barriga de medo ou ficamos ruborizados quando estamos com raiva.

Simbiose entre os Sistemas

Percebemos que tanto a audição quanto a fala tem seu controle e processamento feitos por etapas em setores cerebrais específicos. Estariam eles de alguma forma relacionados?

A cóclea é o principal receptor auditivo e se presta para fazer uma segmentação do sinal sonoro complexo (voz) em pequenas partes componentes (estímulos elétricos).

Nos NC se identifica o início e o fim de cada fluxo de estímulos. Quando produzimos o som o fazemos por fluxos de ar com características acústicas complexas, mas passíveis de segmentação em harmônicos.

Os NC estão bastante próximos, espacialmente, dos NA que são os últimos responsáveis pela inervação da musculatura vocal.

Dos NC o estímulo vai ao COS, onde vai iniciar a localização da proveniência dos sons. O NTS, responsável pela recepção de fatores de "feedback" vocal, está bem próximo do COS.

Pelo LL o estímulo elétrico vai para o CI que começa a integrar as vias dos dois lados. Também é nesta região do bulbo que está localizada a SPAC, responsável pela integração de sinais provenientes tanto do córtex quanto da medula. O colículo se comunica com o tálamo pelas fibras do *brachium colliculi inferioris* que faz parte do sistema peduncular do cerebelo. O cerebelo coordena as atividades musculares bilaterais durante a fala.

Ao chegar nos CGM, o estímulo é processado juntamente com estímulos provenientes de outros órgãos sensoriais e os remete para as amígdalas que identificam os aspectos suprasegmentares da voz. É nessa região que se dá a modulação da voz com ordens provenientes dos núcleos da base em direção ao córtex motor definindo velocidade e entoação que serão informados à SPAC.

O estímulo chega no córtex auditivo passando pela cápsula interna e externa, local de trânsito permanente entre os diversos núcleos da base e local por onde transitam as informações entre a zona de Wernicke e Broca.

Depois de processado no córtex temporal (giro de Heschl), a seqüência de sinais segue para a área de Wernicke e para o hemisfério contralateral pelo corpo caloso, via de acesso de atividade elétrica proveniente da área de Broca em direção ao giro pré-motor e córtex motor fonatório (área 4).

Para exemplificar esta relação, podemos imaginar o que acontece no cérebro quando palavras são ouvidas e faladas.

Tomemos a palavra porta. Ao escutá-la, o cérebro vai ter um aumento em sua atividade em diversas regiões. Quais seriam? O córtex primário se iluminaria em diversas regiões para receber o estímulo de cada envelope sonoro. O córtex secundário se acenderia no local da palavra "porta" e a área de Wernicke teria sua atividade determinada pela capacidade desta palavra criar imagens cognitivas. Se a palavra dita não tivesse correspondência lingüística apreciável como "spljft" em português, talvez a atividade local fosse menor.

Mas não é só no córtex auditivo que o cérebro percebe a ação, também a região de Broca espelha a atividade auditiva, na correspondência que ela ocorre na área de Wernicke, ou seja, quanto mais lá, mais aqui.

Agora vamos aumentar a complexidade da tarefa e solicitemos que o indivíduo quando ouvir a palavra "porta" repita um verbo relacionado à ela. Teremos os mesmos acontecimentos do exemplo anterior, mas o giro cingulado anterior se acenderá em alguns lugares referentes a verbos correlatos e muitos locais do córtex motor serão estimulados a iniciar as referências para os músculos envolvidos (FIG. 25.13).

Junto com toda esta atividade, tanto o cerebelo como os gânglios da base estarão ativos, dependendo da complexidade da tarefa e da carga cognitiva elicitada.

Como vemos, cada uma das estações de tratamento da audição tem um correspondente da via de controle da fala.

As atividades que cada uma das estações de tratamento e controle oferecem são muito semelhantes à via de duas mãos. Isto pode ser explicitado em uma visão global das duplas de processamento comunicativo:

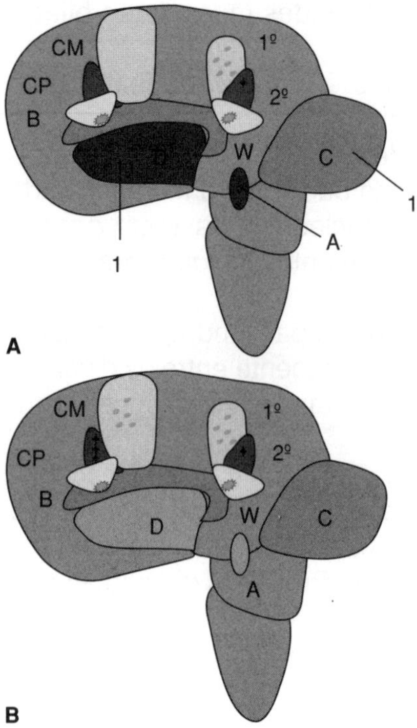

A

B

FIGURA 25.13 – O esquema representa duas situações comunicativas. **A**) O indivíduo escuta uma palavra qualquer e não tem que responder. As áreas (1) mostram os locais ativados no cérebro nesta situação. **B**) A mesma palavra é escutada e o indivíduo deve responder. Neste último caso, há solicitação e estímulo do restante do sistema comunicativo central. CM = Córtex motor; CP = córtex pré-motor; D = diencéfalo; C = cerebelo; W = Wernicke; B = Broca; A = amígdala.

Cóclea/nervo laríngeo recorrente superior – Na cóclea há a saída de um punhado de potenciais de ação em um grupo de feixes nervosos que representará uma onda sonora, determinada e específica. O inverso ocorre nos nervos laríngeos, onde um grupo de feixes nervosos transporta uma variedade de potenciais de ação que determinará uma configuração muscular capaz de gerar um som complexo determinado (no caso não é somente o nervo laríngeo o responsável, mas todos os nervos responsáveis pela resposta motora da fala).

Núcleo coclear/núcleo ambíguo – O NC percebe o início e o fim do grupo de potenciais e remete-o adiante como um novo envelope. No NA, as informações seqüenciais provenientes da SPAC, NRA, FPC e do córtex são hierarquizadas e repassadas para os feixes nervosos dos motoneurônios efetores.

Complexo olivar superior/núcleo do trato solitário – Com informações provenientes dos órgãos receptores/efetores determinam-se ações de modulação na sua ação através de células ciliadas externas na cóclea e musculatura antagonista na laringe.

Colículo inferior/substância periaquedutal cinzenta – Fazem a integração entre o diencéfalo e cerebelo, superiormente; e a medula e os receptores/efetores, inferiormente. São os elos entre o sistema nervoso central e periférico.

Corpo geniculado medial/tálamo – Estabelecem a natureza multissensorial do estímulo e correlacionam com a experiência anterior.

Córtex auditivo primário/córtex motor – Segmentam o sinal gerando representação de sons específicos ou estímulos musculoespecíficos.

Córtex auditivo secundário/córtex pré-motor – Tem a seqüência ideal para atingir cada tarefa específica, como reconhecer palavras ou produzi-las.

Área de Wernicke/Broca – Reconhecem todas as nuanças cognitivas do som ouvido e do conceito a ser pronunciado. Agem em grande comunhão, tendo suas ações veiculadas por um trato de substância branca especial para sua comunicação: fascículo arqueado. Muitas vezes, podem ser consideradas como um único setor cerebral.

Conclusões

Como vemos, o sistema auditivo e seu processamento central andam passo a passo com o sistema fonatório e seu controle central. Pouco se sabe de suas atividades conjuntas, mas percebemos uma enorme similaridade em suas zonas de controle e objetivos finais.

Entendemos que, de acordo com Anokhim, o que determina a função de um sistema é sua reação ao estímulo. No caso do sistema auditivo, consideramos que tenha como reação principal a comunicação falada. Estamos alertas para o fato de que a audição também causa reações diversas da fala, mas isto também se dá em animais que não têm comunicação vocal desenvolvida. Estamos aqui sugerindo que a audição, no ser humano, guarda uma função muito especial e única, que é a comunicação oral organizada.

Se tivermos isto em mente, podemos estabelecer vínculos de estudo cada vez mais próximos da realidade e com chances maiores de compreensão de atividade tão complexa, como a comunicação humana.

Bibliografia

BANDLER, R. *et al.* – Columnar organization of PAG neurons regulating emotional and vocal expression. **In**: DAVIES, P. & FLETCHER, N. *Vocal Fold Physiology Controlling Complexity and Chaos.* San Diego, Singular Publishing, 1996. pp. 137-152.

BELLIS, T. – *Central Auditory Processing Disorders in the Educational Setting.* San Diego, Singular Publishing, 1996.

BELUZZA, J. – *Neurônio, Sistemas, Sinapse.* São Paulo, Ed. Tomista, 1984.

BHATNAGAR, S. & ANDY, O. – *Neuroscience: for the Study of Communicative Disorders.* Baltimore, Williams & Wilkins, 1995.

BOONE, D. – Clinical relevance of controlling chaos and complexity: implications for the speech pathologist. **In**: DAVIES, P. & FLETCHER, N. *Vocal Fold Physiology Controlling Complexity and Chaos.* San Diego, Singular Publishing, 1996. pp. 347-358.

DAVIS, P. *et al.* – Midbrain and medullary regulation of vocalization. **In**: DAVIES, P. & FLETCHER, N. *Vocal Fold Physiology Controlling Complexity and Chaos.* San Diego, Singular Publishing, 1996. pp. 121-136.

DURRANT, J. & LOVRINIC, J. – *Bases of Hearing Sciences.* California, Williams & Wilkins, 1984.

HOLSTEGE, G. & EHLING, T. – Two motor systems involved in the production of speech. **In**: DAVIES, P. & FLETCHER, N. *Vocal Fold Physiology Controlling Complexity and Chaos.* San Diego, Singular Publishing, 1996. pp. 153-171.

KAWAHARA, H. & WILLIAMS, J.C. – Effects of auditory feedback on voice pitch trajectories: Characteristics responses to pitch perturbations. **In**: DAVIES, P. & FLETCHER, N. *Vocal Fold Physiology Controlling Complexity and Chaos.* San Diego, Singular Publishing, 1996. pp. 263-278.

KENT, R. & READ, C. – *The Accoustic Analysis of Speech.* California, Singular Publishing, 1992.

LARSON, C. *et al.* – Interactions between voluntary modulations and pitch-shifed feedback signals: implications for neural control voice pitch. **In**: DAVIES, P. & FLETCHER, N. *Vocal Fold Physiology Controlling Complexity and Chaos.* San Diego, Singular Publishing, 1996. pp. 279-291.

MUSIEK, F. – Neuroanatomy, neurophisyology and central auditory assesment. Part II. The cerebrum. *Ear. Hear.*, **7**:283-294, 1986.

PRICE, J. – Vocalization and the orbital and medial prefrontal cortex. **In**: DAVIES, P. & FLETCHER, N. *Vocal Fold Physiology Controlling Complexity and Chaos.* San Diego, Singular Publishing, 1996. pp. 171-186.

Glossário

A – Amígdala
ACTH – Hormônio adrenocorticotrófico
AVC – Acidente vascular cerebral
AP – Ântero-posterior
B – Broca
C – Cerebelo
CC – Corpo caloso
CE – Corpo estranho
CFFa – Conselho Federal de Fonoaudiologia
CGM – Corpo geniculado medial
CHARGE – Coloboma, cardiopatia, atresia das coanas, retardo no crescimento e desenvolvimento, genitália anormal e malformação otológica
CI – Colículo inferior
CM – Córtex motor
COS – Complexo olivar superior
CP – Córtex pré-motor
CPAP – Pressão positiva contínua das vias aéreas
CRH – Hormônio liberador de corticotrofina
D – Diencéfalo
DHA – Deidroepiandrostenediona
EIE – Esfíncter inferior do esôfago
f0 – Freqüência fundamental
F1 – Primeiro formante
F2 – Segundo formante

F3 – Terceiro formante
FPC – Formação parvocelular
FSH – Hormônio folículo-estimulante
GH – Hormônio do crescimento
GnRH – Hormônio liberador de gonadotrofina
HCG – Gonadotrofina coriônica humana
HCH – Hormônio controlador hipofisário
HCSR – Hormônio do córtex da supra-renal
HPV – Papilomavírus humano
17KS – 17-cetoesteróide
LATS – Estimulador tireóideo de longa ação
LL – Lemnisco lateral
LRH – Hormônio liberador luteinizante
MB – Membrana basilar
ML – Máscara laríngea
NA – Núcleo ambíguo
NC – Núcleo coclear
NK – "Natural killer"
NRA – Núcleo retroambíguo
NTS – Núcleo do trato solitário
PET – Tomografia com emissão de pósitrons
PPVV – Pregas vocais
PRP – Polirribosilribitol fosfato
PRR – Papilomatose respiratória recorrente
PRR-IA – Papilomatose respiratória recorrente de instalação adulta
PRR-IJ – Papilomatose respiratória recorrente de instalação juvenil
RGE – Refluxo gastroesofágico
RLF – Refluxo laringofaríngeo
RN – Recém-nascidos
SNC – Sistema nervoso central
SPAC – Substância periaquedutal cinzenta
T_3 – Triiodotironina
T_4 – Tireoxina
TA – Tireoaritenóideo (músculo)
TCE – Trato corticoespinhal
TCT – Trato corticotalâmico
TET – Tubo endotraqueal
TRH – Hormônio liberador de tireotrofina
TSH – Hormônio estimulador da tireóide
VAS – Vias aéreas superiores
W – Wernicke

Índice Remissivo

A

Abrasão mecânica, 155
Abscesso
  de seio piriforme, 275
  periamigdaliano, 91*f*
  retrofaríngeo, 92
  submandibular, 91
Acalasia cricofaríngea, 245
Acidose, 130, 135
  respiratória, 275
Acompanhamento fonoaudiológico, 83
Adenite cervical, 130
Adenoamigdalectomia, 96
Adenoidectomia, 96
Adenoidites agudas, 96
Adenoma eosinofílico, 37
Adenovírus, 133
Adequação da sensibilidade, 267
Adestramento, 76
Ádito da laringe, 61
Adolescente, 42
Adutores da laringe, 15
Afecções
  da boca, faringe e esôfago, 89
Afecções (*cont.*)
  da laringe, 100
  do mediastino, 90
  do nariz e rinofaringe, 94
  do pescoço, 98
  laríngeas, 62
Afonia, 105, 109
Agenesia dentária, 213
Aldosterona, 34
Alergia ao leite, 185
Alimentação
  Dificuldade, 117
  por sonda, 95
  por via oral, 228, 229
Alterações
  anatômicas adquiridas, 243
  da voz, 27, 37
  fonoarticulatórias, 212
  hormonais, 23, 27
  musculares, 245
  neurológicas, 245
  no choro, 63
  odontológicas e ortodônticas, 213
  otorrinolaringológicas, 211
  respiratórias, 186

A página seguida pela letra *f* significa figura.

Ambiente sonoro/vocal, 73
Amigdalite, 96
  aguda, 91*f*
Androgênio, 31
Androstenediona, 35
Anel
  cricóideo, 4*f*, 5
  vascular, 114
Anestesia em procedimentos de laringe, 287
Angina
  de Ludwig, 91, 92*f*
  epiglotídea, 127
Angiofibroma juvenil, 97
Angiomas cavernosos, 89
Angústia respiratória, 158
Anomalias
  da muda, 26
  de esôfago, coração ou SNC, 117
  dos grandes vasos, 114
Anorexia, 104, 137
Anormalidades do ânus, 160
Anoxia, 241
Antagonistas dos receptores H_2, 195
Antiácidos, 194, 196
Antibióticos, 135, 137
Antibioticoterapia, 91
  de amplo espectro, 92, 93
  e hidratação, 166
Antígeno viral, Identificação, 146
Antiinflamatórios não hormonais, 135
Antitoxina diftérica, 138
Aparelho
  deglutofonatório
    Anatomia comparada, 7
    Embriologia, 1
  fonatório, 25
Aplasia gonadal, 28
Apnéia, 116, 120
  Crises, 187
Arborização pulmonar, 61
Arcabouço laríngeo, 62
Arcos branquiais, 2*f*, 3
Área de Broca, 307, 308
Aritenóide, 4*f*, 61
Arritmias, 275
Articulação
  cricoaritenóidea, 14*f*
  cruzada, 14
Artrite reumatóide juvenil, 105
Asas do nariz
  Batimento, 160
  Movimentação, 212
Asma, 80
Aspiração, 119, 243
  da língua, 93
  de corpos estranhos, 271
  de líquidos, 161
  faringotraqueal, 251*f*
Assimetria, 241
  corporal, 260
Atividade muscular, 13
Atraso do desenvolvimento físico, 29
Atresia, 66
  bilateral das coanas, 94
  das coanas, 95
  do esôfago, 90
  laríngea, 102
Atrofia do ligamento, 63
Avaliação fonoaudiológica, 78

B

Baixa implantação, 260
Biópsia esofágica, 190
Bleomicina, 148
Bloqueadores H_2, 196
Bloqueio
  da rinofaringe no neonato, 94*f*
  da tuba auditiva, 97
Boca
  Falta de abertura espontânea, 266
  Malformações congênitas, 89
Brachium colliculi inferioris, 306, 312
Broncofibroscópio, 292*f*, 293*f*
  flexível, 291
Broncoscopia, 160
Broncoscópio, 64, 275
Broncospasmo, 275
  reflexo, 186
Bronquites, 80

C

Calafrios, 92
Cálcio, 274
Canal(is)
  faringotraqueal, 3*f*
  vestibulotraqueal, 3*f*, 4*f*
Candida albicans, 129, 135, 138
Candidíase, 139*f*
  refratária, 188
Cânula de traqueostomia, 260
Características vocais da infância, 73
Carcinoma
  de laringe, 109
  espinocelular, 109, 147
    do pulmão, 144
Cardiomegalia, 96, 114
Cáries, 213
Carotidoangiografia, 97
Cartilagem(ns)
  aritenóides, 5, 15*f*, 107
    Pericondrite, 275
  cricóide, 24, 61
  da laringe, 24

Cartilagem(ns) (*cont.*)
  laríngeas, 61
  septal, 170
  tireóide, 4
Castrados, 27, 28
Cefotaxima, 137
Cefuroxima, 137
Celulites faciais, 130
Choro
  e fala, Alterações, 117
  fraco ou ausente, 159
Cianose, 106, 116, 117, 120, 273
Cicatrização
  da úlcera, 155
  primária, 155
Cintilografia, 248, 264
  ou cintigrafia, 190
Cirurgia
  com laser CO_2, 148
  de secção dos ligamentos ariepiglóticos, 100
  reparadora definitiva, 95
Cisto(s), 55, 58, 62, 295
  aberto, 56
  congênitos, 102
  da valécula, 64*f*
  dermóides, 89
  do ducto tireoglosso, 89
    Tratamento cirúrgico, 284*f*
  ductais, 157
  e fístulas
    cervicais congênitas, 281
    do ducto tireoglosso, 283
  epidermóides das pregas vocais, 62
  epitelial, 56
  laringofaríngeos, 63
  mediano da valécula, 63
"Clearance" do ácido pela saliva, 184
Clindamicina, 137
Cloranfenicol, 137
Colapso
  circulatório, 130
  traqueal, 101
Colesteatomas, 211
Coloração da mucosa, 276
Complexo olivar superior, 306
Condiloma materno, 142
Condrodisplasia punctata, 96
Congestão da mucosa, 96
Consoantes labiodentais, 212
Convulsões, 110
Cor pulmonale, 96
Cordotomia, 121*f*
Cornagem, 105
Corpo(s)
  caloso, 307
  estranhos, 106
    na laringe, 271
    pulmonares, Impactação, 273*f*
Corte sagital
  das pregas vocais, 57*f*
  de embrião, 2*f*
Córtex adrenal
  Hiperfunção, 35
  Hipofunção, 35
Corticóides, 132, 147
Corticosteróides, 135
Corynebacterium diphteriae, 137
Coxsackie, 133
Craniofaringioma, 37
Crescimento
  da laringe, 27
  e desenvolvimento, Alterações, 214-216
Cretinismo, 32
Cretinos, 33
Criança
  cantora, 277, 279
  disfônica, Avaliação fonoaudiológica, 279
  portadora de cisto da prega vocal, 58*f*
Cricotireoidotomia, 175, 176*f*
Cricotireotomia percutânea, 294
Crupe
  diftérico, 128
  espasmódico, 132, 133, 135
  viral, 128, 132, 136

D

Deglutição, 92, 119, 236, 268
  Avaliação, 262
  Fases, 246*f*
  fetal, 254
  infantil, 12
  Mecanismos, 237
Deglutograma, 118, 246, 247*f*, 249*f*
Deidroepiandrostenediona, 35
Dentes supranumerários, 213
Depressão respiratória, 130, 160
Desconforto respiratório, 243
Descongestionantes nasais tópicos, 108
Desenvolvimento
  laríngeo, 26
  vocal, 73
    Influência da família, 76
Desordens da deglutição, Enfoque fonoaudiológico, 253
Desproporção palatofaríngea, 207
Desvios septais, 211
Dexametasona, 135
Diafragma, 67
Diástema laríngea posterior, 68
Dificuldade(s)
  às mamadas, 116
  respiratórias e alimentares, 124
Difteria, 93, 116, 138, 158, 274
Disfagia, 109, 161, 186, 243, 245, 253
  na infância, 257, 258

Disfonia, 23, 34, 43, 48, 62, 68, 70, 71, 109, 117, 273
  infantil, Abordagem
    fonoaudiológica, 73
    terapêutica, 82
Disfunção(ões)
  da adrenal, 34
  da pituitária, 36
  hormonal, 36
  pituitárias, 38
Disostose acrofacial, 89
Dispnéia, 71, 89, 93, 104-106, 109, 117, 130, 273
Distensão gástrica, 184
Distribuição anormal de cabelo e pêlos, 260
Distrofia
  adrenocortical, 29
  oculofaríngea, 247
Distúrbio(s)
  articulatórios, 212, 226
  da deglutição, 63, 68, 235, 241, 242, 249
  da mobilidade laríngea, 241
  da qualidade ou de eficiência vocal, 59
  do desenvolvimento laríngeo, 3
  gonadais, 27
  neurológico, 241, 246
  tireóideos, 32
  vocal, 80
Doença(s)
  cardíacas congênitas, 160
  de Graves, 34
  de Hashimoto, 33
  de origem viral ou bacteriana, 274
  de Von Recklinghausen, 109
  e malformações cardiovasculares, 114
  fúngicas, 158
  inflamatórias
    crônicas, 158
    da laringe, 128
  neurológicas, 115, 245
Drenagem
  cirúrgica, 93
  do abscesso, 91
Drogas
  antimalária, 116
  imuno-estimulantes, 135
Ducto
  arterioso, 114
  tireoglosso, 63, 283
Duplas de processamento comunicativo, 313

E

Echovírus, 133
Edema(s), 133, 161
  angioneurótico hereditário, 105
  da laringe, 109
  da úvula, 93
  de glote, 274
Edema(s) (*cont.*)
  dos tecidos moles do pescoço, 137
  inflamatórios, 160
  no pós-operatório, 68
  subglótico, 275
Eletrocardiograma, 96
Eletromiografia, 119, 210, 248
Embriologia laríngea, 61
Eminência hipobranquial, 2, 61
Emissão
  de sons agudos, 19
  fraca ou anasalada, 212
Encefalites, 116
Encefalocele, 96, 242
Endoderma, 3
Enfisema subcutâneo, 161
Engasgos, 68, 71
Enxerto
  anterior de cartilagem costal, 170
  livre de mucosa jugal, 168
Epidermite bolhosa, 158
Epidermólise bolhosa, 243
Epiglote, 5, 62, 104
  longa, 10
Epiglotite, 103, 128, 295
Epilepsia idiopática, 247
Epinefrina, 135
  racêmica, 276
    aerossolizada, 135
Epistaxes recorrentes, 97
Eritromicina, 138
Esboço laringotraqueal, 2*f*
Escalão
  de codificação, 302
  de decodificação, 303
  de reação, 307
Escape de ar nasal, 211, 226
Esfíncter
  com válvula de fechamento muscular, 9*f*
  inferior do esôfago, 181, 183
Esforço respiratório, 135
Esofagite, 186
Esôfago, 2*f*
  de Barret, 187
Esofagogastroplicatura, Técnicas cirúrgicas, 197
Esofagografia com bário, 189
Esofagoscopia, 189
Espaço de Reinke, 59, 62
Espasmos carpopedais, 110
Estações de modulação, 308
Estenose
  congênita, 158
  de laringe, 157
  do complexo laringotraqueal, 157
  laríngea, 66
    adquirida, 161
    congênita, 159

Estenose (*cont.*)
laringotraqueal, 153, 154, 162, 167, 188
subglótica, 135, 153, 154, 295
congênita, 101, 157
Estimulação térmica, 267
Estimulador tireóideo de longa ação, 34
Estomodeu, 2*f*
Estreitamento
da luz da laringe, Tipos de alterações, 66
esofágico, 188
Estridor, 109, 116, 117, 120, 134, 243
expiratório, 101
inspiratório, 93, 104, 110
e expiratório, 160
laríngeo, 144, 244
respiratório, 88, 109
Estroma vascular, 146
Estrutura(s)
facial, 211*f*
glóticas, 64
laríngeas, 62
Palpação, 118
Estudo tomográfico do sistema nervoso central, 119
Esvaziamento gástrico, 183
Eunucos, 28
Exame
estroboscópico, 58
laringoestroboscópico, 58
Exérese
cirúrgica, 106
de cisto do ducto tireoglosso, 100*f*
de sulco da prega vocal, 59*f*
do corpo estranho, 106
do tumor, 109
Expectoração sanguinolenta, 106
Exposição a tabaco, 147
Exsudato espesso e obstrutivo, 128
Extensão vocal, 75

F

Face e cavidades faríngeas, Crescimento e desenvolvimento, 204
Fadiga, 135
Fala
Controle neural, 307
e audição, 217
Pistas acústicas, 300
Processamento auditivo, 302
Falha
de coaptação velofaríngea, 203
na repermeabilização, 62
Faringe, Aumento da parede posterior, 218
Faringite, 137
Faringoplastia à Hynes, 218
Fatigabilidade, 250
Fator(es)
emocional, 41
liberadores das gonadotrofinas, 27
Febre, 93, 130
alta, 92
baixa, 137
elevada, 104
"Feedback" do ato de falar, 310
Fenda(s)
branquiais, 2*f*
Anomalias, 282
glótica, 1, 2
labiais, 243
Tipos, 69*f*
triangular posterior, 15*f*
Fibroscópio, 58, 292*f*
Fisiologia laríngea, 13
Fissura(s)
alveolar, 213
interaritenóidea, 3
labiais, 215*f*, 227
labiopalatina, 223, 260
palatinas, 208, 214, 230, 232
Fístula
laringotraqueoesofágica, 244
traqueoesofágica, Tipos, 245*f*
Fixação e sedação, 166
Flegmão séptico do assoalho da boca, 91
5-fluorouracil, 148
Fonastenia, 34
Fonoterapia, 43, 63, 124
Foramen cecum, 283
Fratura
bilateral dos côndilos, Posicionamento da mandíbula, 93*f*
de mandíbula, 94
do côndilo bilateral, 94
Redução, 94
Freqüência fundamental média, 74
Função respiratória, 87

G

Gasometria, 96
arterial, 134
Gastroenterites, 130
Gastrostomia, 119, 250
Gênese da lesão nodular, 46
Gengivites, 213
Gigantismo, 37
Glândula(s), 3
tireóide, Ligadura, 178
Glicocorticóides, 34, 35
Gliconato de sódio, 110
Gliomas, 96, 242
Glossopexia, 90
Glossoptose, 89

Gonadotrofina, 37
  coriônica humana, 31
Goteira
  laringotraqueal, 2*f*
  ventral, 61
Granulomatose de Wegener, 158
Gripes atípicas, 160

H

Haemophilus
  influenzae, 103, 104, 128, 129, 131, 132, 136, 274
  parainfluenzae, 129
Hamartoma laríngeo, 108
Hanseníase, 158
Hemangiomas, 69, 103, 108
Hematomas
  de pescoço, 161
  endolaríngeos, 162
Hemoptise, 161
Herbívoros, 11
Herniação
  da amígdala cerebelar, 115*f*
  de mucosa, 68
Herpesvírus, 133
Hidratação intravenosa, 276
Higroma cístico, 89, 99*f*, 100, 285
Hipercapnia, 130, 135
  por obstrução mecânica, 275
Hiperemia, 93, 155
Hiperpituitarismo, 37
Hiperplasia(s)
  amigdalianas, 242
  das glândulas mucosas, 157
  de adenóides e amígdalas, 96
Hipertelorismo, 160, 260
Hipertrofia
  exagerada de amígdalas, 93
  mesenquimatosa, 62
Hipoacusia, 97
Hipocalcemia, 110
Hipófise, Maturação, 29
Hipogenitalismos, 28, 37
Hipogonadismo, 27
  idiopático, 31
Hipopituitarismo, 37
Hipoplasia
  da mandíbula, 242
  de esmalte, 213
  dentária, 214*f*
  do maxilar inferior, 89
Hiposmia ou anosmia, 97
Hipospadia, 245
Hipotireoidismo, 32, 33, 34
  juvenil, 33
Hipotonia muscular, 250
Hipoxemia, 135
Hipoxia, 116, 130, 275
  e hipercapnia, 96
Hormônio(s)
  estimulador da tireóide, 32
  folículo-estimulante, 31
  liberador
    de corticotrofina-hormônio adrenocorticotrófico, 34
    de tireotrofina, 31
  sexuais, 35

I

Imitação, 76
Impactação distal, 275
Imunidade, Diminuição, 147
Imunodepressão, 92
Inadequação velofaríngea, 223, 225
Inalação com epinefrina racêmica, 133
Incisão da pele, 178
Infecção(ões)
  aguda, 92
  bacteriana, 133
  de pele da traqueostomia, 177
  de rinofaringe, 92
  de vias aéreas, 101
    superiores, 130
  genitais, 143
  laringotraqueais, 131
  por papilomavírus humano, 148
  respiratória(s), 143
    altas, 96
    de repetição, 135
    por papilomavírus, 147
  supurada no assoalho da boca, 91
  virais, 116
    do SNC, 116
Infiltrado inflamatório, 133
Inflamações
  agudas da laringe, 127
  das vias aéreas superiores, 186
Ingestão de substâncias cáusticas, 243
Inibidores da H^+, K^+-ATPase, 195, 196
Injeção de colágeno/gordura/gelfoam, 123
Inseticidas organofosforados, 116
Insuficiência
  cardíaca, 137
  respiratória, 93, 98, 105, 106, 124, 131, 137
    aguda, 101
    alta, 87
      Causas, 89
    em recém-nascidos, 114
    secundária, 94
  velofaríngea, 203, 207, 209, 210, 224, 226, 266
α-interferon, 148
Intestino primitivo, 2*f*, 3*f*

Intubação, 101, 132, 165
  acordada, 293
  criteriosa, 165
  endotraqueal, 107
  laringotraqueal, 163
  nasotraqueal, 128, 135
  orotraqueal, 64, 117, 120, 241
  retrógrada, 294
Investigação via nasal, 58
Isquemia, 155

L

Laceração, 162
  da mucosa, 161
Lâmina
  da cartilagem tireóide, 4*f*
  endodérmica, 3
  epitelial, 3
Laringe, 7, 23, 32*f*, 55, 62
  Anestesia, 287
  de recém-nascidos, 17
  Epitélio de revestimento, 3
  humana, Esquema, 9*f*
  infantil, 24, 74
  intubada, 154
  Malformações, 62
    congênitas, 61
  pediátrica, 154
  traquéia ou esôfago, Alterações
    congênitas, 243
Laringite, 128, 129, 132, 135, 138, 186
  aguda, 127
  de repetição, 133
  espasmódica, 274
  herpética, 105
  membranosa, 136
  na infância, 127
  tuberculosa, 139*f*
Laringografia, 118
Laringomalacia, 64, 65*f*, 100, 101, 144, 244, 295
Laringoscopia, 46*f*, 48, 49*f*, 50*f*, 62-65*f*, 130*f*, 131, 139*f*, 145*f*, 158*f*, 160, 161*f*, 192, 212*f*, 272*f*
Laringoscópio
  de Bullard, 293
  flexível, 118
Laringospasmo, 110, 273, 276
  reflexo, 186
Laringotraqueíte, 128, 132, 135, 160
  aguda, 133
  diftérica, 137
Laringotraqueobronquite, 128, 132, 133, 135, 275
  aguda, 104, 274
  viral, 104
Lateralização, 120
Lemniscos laterais, 306
Lepidosiren, 8*f*
Lesão(ões)
  da camada epitelial, 63
  de mucosa, 275
  estenóticas, 159
  histoestruturais das pregas vocais, 53, 56
  laríngea, 155
  papilomatosa, 144
  pela intubação, 154
Leucocitose com neutrofilia, 92
Leucograma, 131
Levamisol, 148
Ligamento
  ariepiglótico, Secção, 66
  frenoesofágico, 182
Linfadenite
  cervical, 137
  local supurada, 91
Linfadenopatia cervical, 93
Linfangioma, 99
Língua
  Excessiva elevação, 266
  Protrusão, 266
  Retroflexão, 89
  Retroversão, 94
Lues, 116
Lúpus eritematoso sistêmico, 158

M

Macroglossia, 89
Máculas flavas, 18
Mal-estar, 104
Malformação(ões)
  associadas ao esôfago, 91
  cardíacas, 115
    e esofágicas, 116
  congênita, 94, 100
    da laringe, 61
  das orelhas, 260
  de Arnold-Chiari, 70, 114
  do SNC, coração e esôfago, 124
  esofágicas, 160
  faciais, 241
  laríngeas, 62
  vasculares congênitas, 119
Manchas café com leite, 109
Mandíbula, Movimentação excessiva, 266
Manometria, 265
Máscara laríngea, 290
  Características, 292*t*
Massas
  congênitas de linha média no nariz, 96
  dermóides, 96
  mediastinais, 90
Medialização, 120, 121, 123

Medicação anticonvulsivante, 267
Membrana(s)
  bucofaríngea, 2*f*
  congênitas, 102
  glóticas, 144
  tireo-hióidea, 24
Meningites, 116
Metaplasia escamosa, 144
Microcirurgia
  de laringe, Anestesia, 289
  laríngea de suspensão, 68
Micrognatia, 242
Mineralocorticóides, 34, 35
Minociclina, 137
Miocardite, 137
Molde
  de Eliachar, 251*f*
  de Montgomery, 170
Mononucleose, 93
Moraxella catarrhalis, 136
Mordidas cruzadas, 213
Mucocele congênita do ducto nasolacrimal, 96
Muda
  precoce, 29
  vocal, 39, 41
    incompleta, 30
Mudanças laríngeas, 40
Musculatura
  abdutora da laringe, 15
  adutora da laringe, 13
  laríngea, 5
Músculo(s)
  cricoaritenóideos, 15, 16*f*
  cricotireóideos, 16
  elevadores do palato, Mobilizacão, 221
  esternoióideo, 170
  tireoaritenóideo, 16-18*f*

N

Nafcilina, 137
Narcose, 93
Nasalidade, 224
  nas vogais, 212
Nasofibroscopia, 134, 264
Nasolaringofibroscopia, 70, 71
Nasolaringoscopia, 247
Necrose
  de pressão, 155
  tubular aguda dos rins, 137
Neonatos prematuros, 153
Nervo laríngeo superior, 109
Neurite periférica, 137
Neurofibroma, 108
  plexiforme de laringe, 109
Nimesulida, 135
Nitrazepam, 243
Nódulo(s)
  das pregas vocais, 45, 46, 144, 295
  intermediário, 4*f*
Notocorda, 2*f*
Nutrição adequada, 119

O

Obstrução
  aérea severa, 160
  crônica, 96
  das vias aéreas, 96, 109
    superiores, 136
  laríngea, 107
  nasal, 97, 108, 137
  respiratória, 105, 117, 161, 274
Oclusão
  da glote, 93
  velofaríngea, 206
Odor fétido, 97
Osso hióide, 4, 24, 170
Osteíte do maxilar inferior, 91
Osteosclerose, 28
Otalgia, 97
Otite(s), 130
  média(s)
    crônicas, 211
    secretora, 226
    supurada, 97
  serosas de repetição, 211
Oxacilina, 137

P

Palato, 205
  Retroposição, 220
Papiloma, 295
  laríngeo, 142
    Corte histológico, 146*f*
Papilomatose
  laríngea, 105
  pulmonar, 144, 145*f*
  respiratória recorrente, 141, 142, 144, 146, 149
Papilomavírus, 106, 142, 143, 146, 148
  humano, 109, 142
Paralisia(s)
  bilateral, 115
    das pregas vocais, 115, 119, 121*f*
  cerebral, 250
  congênita(s)
    da prega vocal, 101
    laríngeas idiopáticas, 71
  das pregas vocais, 116, 295
    Causas congênitas, 114
  de palato, 137
  do nervo laríngeo, 107
  idiopáticas, 116

Paralisia(s) (*cont.*)
infecciosas, 116
laríngea, 70, 113, 116, 120, 124, 244
unilateral(is), 122
das pregas vocais, 144
Paratireóides ectópicas, 89
Parede(s)
laringotraqueais, Técnicas de ampliação, 169
posterior da faringe, Inclusão, 219
Parto
cesariana, 142
vaginal, 143
Peixe da lama da Amazônia, 7
Pênfigo, 158
Penicilina, 138
Perda(s)
auditivas neurossensoriais, 211
condutivas, 211
da função da prega vocal, 161
do epitélio, 155
Perfurações timpânicas, 211
Periósteo da clavícula, 170
Permeabilidade nasal, 241
Pescoço
curto, 160
glote e estruturas laríngeas, Recém-nascidos, 288
taurino, 137
pHmetria, 191, 248
Pinças, 275
Placa palatina, 231*f*
Pneumonia, 130, 136, 275
aspirativa de repetição, 68
de repetição, 188, 243
Podofilina, 148
Policondrites, 158
Poliomielite, 116
Pólipo, 45, 49, 50
Polirribosilribitol fosfato, 132
Pólo
acomodador, 76
assimilador, 76
Pontos articulatórios, 224
Prega(s)
ariepiglótica, 12, 62
epicantal, 260
vocal(is), 18, 19, 20, 25, 53, 54*f*, 118, 288
do recém-nascido, 54*f*
na criança, Anatomofisiologia, 17
na infância, Paralisia, 113
Paralisia congênita, 101
Relações membranosa/cartilaginosa, 47
Vibração, 62
Prematuridade, 242
Pressão positiva contínua das vias aéreas, 101
Problemas articulatórios, 80
Processamento comunicativo central, 297
Processo(s)
de deglutição, Fases, 256
de estenose, Desenvolvimento, 163
infecciosos
agudos distintos, 128
da cavidade bucal, 91
reparativo, 155
Procinéticos, 194
Projeção vocal, 211
Promiscuidade sexual, 142, 143
Proporção s:z, 75
Prostração, 93, 104
Protópteros, 8
Pseudomembranas na orofaringe, 93
Pseudomona aeruginosa, 163
Puberdade, 39, 40
espontânea, 31
precoce, Tipos, 29
"Push-back", 220

Q

Qualidade vocal, 225
Quebras e saltos sistemáticos, 59
Quimioterápicos, 116
tópicos, 148

R

Radiografia, 134, 136, 145*f*, 162
de abscesso, 131*f*
de tórax, 96
Radioterapia, 147, 148
Raio X
cervical, 274
de epiglotite, 92*f*
Rânulas, 89
Reconhecimento do ambiente, 297
Reconstrução laringotraqueal, 159
Refluxo
gastroesofágico, 101, 158, 181, 239
em crianças, Alimentação, 193
laringofaríngeo, 181
Regeneração do epitélio, 155, 156
Região de Wernicke, 307
Reinervação, 120, 122, 123
Remoção endoscópica, 275
Répteis, 10
Respiração nasal, 88
Ressecção e sutura, Técnicas, 172
Ressonância magnética, 119
Retalhos faríngeos, 219
Retardo
mental, 33
no relaxamento do esfíncter superior, 243
Retração
da língua, 266

Retração (*cont.*)
  e batimentos das asas das narinas, 117
  esternal e intercostal, 160
Retrognatismo, 89
Rinites alérgicas, 80
Rinofaringe, 96
Rinofaringite aguda, 93
Rinolalia fechada, 97
Rinorréia purulenta, 97
Rinossinusites, 97
Rinovírus, 133
Ronco, 97
Rouquidão, 104, 105, 161

S

Sarcoidose, 158
"Scintiscan gastroesophageal", 190
Seios piriformes, 3
  Passagem de alimento, 11*f*
Selamento labial, 266
Seqüência de Pierre Robin, 228
Sexo orogenital, 142
Sialorréia, 274
Sífilis, 158
Sigmatismo, 212
Simbiose, 312
Sinal(is)
  de Chvostek e Trousseau, 110
  do polegar, 131
Síndrome(s)
  cardiopulmonar, 96
  da morte súbita na infância, 187
  de Crouzon, 242
  de Cushing, 35
  de Down, 89, 247
  de Fröhlichs, 29
  de Kallman, 31
  de Optis-Frias, 244
  de Pallester Hall, 245
  de Pierre Robin, 89, 207*f*, 242
  de Sandifer, 188
  de Stevens Johnson, 243
  do hipertelorismo, 245
Sinusites, 80
Sistema(s)
  de proteção glótica, Tipos, 9*f*
  de ventilação tipo Baraka, 293
  deglutofonatórios, 10*f*
  límbico, 311
  nervoso central, Imaturidade, 242
  renina-angiotensina, 34
  sensoriomotor oral, 261
Sondas
  de Guedel, 95
  nasogástricas, 119, 228
  para alimentação, 250
Sons
  co-articulados, 302
  consonantais, 224
Staphylococcus aureus, 104, 129, 136, 163
Streptococcus, 136
  hemolytic, 129
  pneumoniae, 136
Sucção, Tipos, 236*f*
Sufocamento, 243
Sulco, 55, 58
  vocal, 56
Sulfa, 128
Supraglotite, 128, 274
  aguda, 130

T

Tabelas de Wilson, 74
Taquicardia, 130
Tecido
  de granulação, 156, 157
  mesenquimatoso, 3
  subcutâneo, Preparo, 178
Técnica
  cirúrgica, 59
  de intubação retrógrada, 294
  de Rethi, 169
Tensão cervical, 48
Terapia antiviral com aciclovir, 105
Teratomas, 97, 98
Teste
  de Bernstein, 189
  de Elek, 138
  de permeabilidade nasal, 95
  de Tuttle, 189
Testosterona, 35
Tetania hipocalcêmica, 110
Tétano, 116
Tetralogia de Fallot, 114
Timbre vocal, 34
Timpanoscleroses, 211
Tiragem, 105
Tireóides, 89
Tireoplastia, 122*f*
Tomografia computadorizada, 162, 210
  da laringe, 119
  do mediastino, 99*f*
Tônus da laringe, Musculatura modificadora, 16
Tosse, 123
  crônica, 186
  do crupe, 130
  Paroxismo, 106
  produtiva, 104
  relacionada à deglutição, 68
  seca, 133
Traquéia, 12*f*
  Incisão, 179
  vias aéreas e tórax, Recém-nascido, 289

Traqueíte bacteriana, 104, 136
Traqueomalacia, 101
Traqueostomia, 68, 70, 93, 99, 100, 101, 105, 109, 116, 117, 119, 120, 124, 138, 158, 165, 167*f*, 175, 177, 179*f*, 198, 294
  Técnica de realização, 166
Trato
  respiratório, 1
    Distribuição do HPV, 143
  vocal, 40
Trauma, 91
  cervical, 107
  cirúrgico, 114, 116
  da mucosa, 164
  de parto, 116
  laringotraqueal, 161
  nasal, 97
Trofinas hipofisárias, 37
Tuberculose, 158
  laríngea, Seqüela, 158*f*
Tubo
  endotraqueal, 155
  traqueal, 290
Tumores, 295
  benignos na infância, 98
  do pescoço, 98
  hipofisários, 31
  nasais dermóides, 242
  ou disfunções neurológicas, 114

U

Úlcera de densidade completa, 155
Ulcerações, 155
Ultra-som, 147, 190
Ultra-sonografia, 210, 265
Umidificação do ar, 276

V

Vacinas, 132, 147
Valécula, 275
Valores médios de freqüência fundamental, 74
Ventilação com jato transtraqueal, 294
"*Vergetures*", 55, 56, 58
Vestíbulo laríngeo, 12*f*
  Prótese dentária impactada, 272*f*
Via(s)
  aérea(s)
    Controle, 290
    inferior, Exercícios para proteção, 267
    Obtenção, 198
    Patologias para acesso, 295
    permeável, 132
  aerodigestivas superiores, Obstrução, 242
  de controle da fala, 309*f*
  de intubação, 165
Videoestroboscopia, 48, 62
Videofluoroscopia, 118, 210, 248, 249, 264
Viés científico, 298
Vírus
  do herpes simples, 105
  Epstein-Barr, 116
  parainfluenzae, 104, 129, 133
  sincicial respiratório, 133
Vômitos, 186
Voz(es), 123
  anasalada, 211
  cantada na infância, 277, 279
  da família, 73
  do adolescente, 26, 41, 42
  do cretino, 33
  infantil do menino, 25
  Reprodução, 77

X

Xerorradiografia, 160, 210
Xylocaína, 276

Z

Zona de Wernicke e Broca, 313

Impressão e Acabamento
Oesp Gráfica S.A. (Com Filmes Fornecidos Pelo Editor)
Depto. Comercial: Alameda Araguaia, 1.901 - Barueri - Tamboré
Tel. 7295 - 1805 Fax: 7295 - 1384